"十三五"全国卫生高等职业教育校院合作"双元"规划教材

供医药卫生类专业用

# 医学化学

### 第 3 版

主　编　方应权　赵桂欣　曾琦斐

副主编　蔡玉萍　宋煜伟　刘艳艳

编　委　（按姓名汉语拼音排序）

蔡玉萍（乌兰察布医学高等专科学校）　　宋煜伟（洛阳职业技术学院）

方应权（重庆三峡医药高等专科学校）　　王英玲（菏泽医学专科学校）

洪开文（安顺职业技术学院）　　　　　　曾琦斐（湖南环境生物职业技术学院）

刘江平（重庆三峡医药高等专科学校）　　赵桂欣（南阳医学高等专科学校）

刘艳艳（菏泽医学专科学校）

北京大学医学出版社

YIXUE HUAXUE

**图书在版编目（CIP）数据**

医学化学 / 方应权，赵桂欣，曾琦斐主编. —3版. —北京：北京大学医学出版社，2019.10

ISBN 978-7-5659-2082-0

Ⅰ. ①医… Ⅱ. ①方… ②赵… ③曾… Ⅲ. ①医用化学-高等职业教育-教材 Ⅳ. ①R313

中国版本图书馆CIP数据核字（2019）第248375号

## 医学化学（第3版）

主　　编：方应权　赵桂欣　曾琦斐
出版发行：北京大学医学出版社
地　　址：（100083）北京市海淀区学院路38号　北京大学医学部院内
电　　话：发行部 010-82802230；图书邮购 010-82802495
网　　址：http：//www.pumpress.com.cn
E-mail：booksale@bjmu.edu.cn
印　　刷：北京瑞达方舟印务有限公司
经　　销：新华书店
责任编辑：韩忠刚　毛淑静　　责任校对：靳新强　　责任印制：李　啸
开　　本：850 mm×1168 mm　1/16　印张：16.75　字数：475千字
版　　次：2019年10月第3版　2019年10月第1次印刷
书　　号：ISBN 978-7-5659-2082-0
定　　价：35.00元

# 修订说明

《国务院办公厅关于深化医教协同进一步推进医学教育改革与发展的意见》要求加快构建标准化、规范化医学人才培养体系，全面提升人才培养质量。《国家职业教育改革实施方案》指出要促进产教融合育人，建设一大批校企"双元"合作开发的国家规划教材。新时期的卫生职业教育面临前所未有的发展机遇和挑战。

本套教材历经4轮建设，不断更新完善、与时俱进，为全国高职临床医学类人才培养做出了贡献。第3轮教材入选教育部普通高等教育"十一五"国家级规划教材15种，第4轮教材入选"十二五"职业教育国家规划教材29种。

高质量的教材是实施教育改革、提升人才培养质量的重要支撑。为深入贯彻《国家职业教育改革实施方案》，服务于新时期高职临床医学类人才培养改革发展需求，北京大学医学出版社经过前期广泛调研、系统规划，启动了第5轮"双元"数字融合高职临床医学教材建设。指导思想是：坚持"三基、五性"，符合最新的国家高职临床医学类专业教学标准，结合高职教学诊改和专业评估精神，突出职业教育特色和专业特色，重视人文关怀，与执业助理医师资格考试大纲要求、岗位需求对接。强化技能训练，既满足多数院校教学实际，又适度引领教学。实践产教融合、校院合作，打造深度数字融合的精品教材。

**教材的主要特点如下：**

1. 全国专家荟萃

遴选各地高职院校具有丰富教学经验的骨干教师参与建设，力求使教材的内容和深浅度具有全国普适性。

2. 产教融合共建

吸纳附属医院或教学医院的临床双师型教师参与教材编写、审稿，学校教师与行业专家"双元"共建，使教材内容符合行业发展、符合多数医院实际和人才培养需求。

3. 知名专家审定

聘请知名临床专家审定教材内容，保证教材的科学性、先进性。

4. 教材体系优化

针对各地院校课程设置的差异，部分教材实行"双轨制"。如既有《人体解剖学与组织胚胎学》，又有《人体解剖学》《组织学与胚胎学》，便于各地院校灵活选用。按照专业教学标准调整规范教材名称，如《医护心理学》更名为《医学心理学》，《诊断学基础》更名为《诊断学》。

5. 职教特色鲜明

结合最新的执业助理医师资格考试大纲，教材内容体现"必需、够用，针对性、适用性"。以职业技能和岗位胜任力培养为根本，以学生为中心，贴近高职学生认知，夯实基础知识，培养实践技能。

6. 纸质数字融合

利用信息技术、网络技术和平台技术支撑融合教材立体化建设。利用二维码、增强现实（AR）技术打造融媒体教材，提供3D解剖模型、拓展阅读资料、音视频学习资料等，给予学生自主学习和探索的空间及资源。

本套教材的组织、编写得到了多方面大力支持。很多院校教学管理部门提出了很好的建议，职教专家对编写过程精心指导、把关，行业医院的临床专家热心审稿，为锤炼精品教材、服务教学改革、提高人才培养质量而无私奉献。在此一并致以衷心的感谢！

希望广大师生多提宝贵意见，反馈使用信息，以臻完善教材内容，为新时期我国高职临床医学教育发展和人才培养做出贡献！

# "十三五"全国卫生高等职业教育
# 校院合作"双元"规划教材审定委员会

# 前　言

　　本教材主要适用于高职药学、临床医学、护理及其相关专业的化学教学，在第2版《医学化学》的基础上进行修订，针对医学高职培养目标和培养对象的要求，以基础化学内容为中心，围绕药学、临床医学、护理等专业后续课程所需的化学知识点并结合实践编写而成。本教材在叙述基础理论知识时注重理论联系实际，同时也注重反映本学科领域的新进展，为医学高职学生进一步学习医学相关专业课程奠定必需的化学知识基础。

　　本教材共十七章，其中第一章为绪论，第二章至第六章为医学化学基础知识，第七章至第十六章为有机化学知识，第十七章为医学化学实验指导。第一章至第十六章由学习目标、正文、知识链接、自测题等部分组成。医学化学实验指导包括医学化学实验基础知识和8个实验。

　　本教材在编写过程中，充分参考了上一版教材，并对上一版教材的部分内容和图表加以引用，同时也参考了其他化学教材。在此，对第2版《医学化学》和其他有关教材的编者一并表示衷心的感谢。

　　本教材力图突破传统模式，加强知识的实用性，但由于学识水平有限，在知识内容的组织、取舍上难免存在诸多不足之处，敬请使用本教材的广大师生提出宝贵意见。

方应权　赵桂欣　曾琦斐

# 目 录

第一章 绪论 　　　　　　　　　　　1

第二章 溶液 　　　　　　　　　　　7

　　第一节 物质的量及其单位 7
　　第二节 摩尔质量 8
　　第三节 溶液的浓度 10
　　第四节 溶液的渗透压 15

第三章 物质结构与元素周期律

　　　　　　　　　　　　　　　　21

　　第一节 原子结构 21
　　第二节 元素周期律和元素
　　　　　　周期表 26
　　第三节 重要元素及化合物 29
　　第四节 化学键 34
　　第五节 分子的极性和氢键 37
　　第六节 配位化合物 39
　　第七节 氧化还原反应 41

第四章 化学反应速率和化学平衡

　　　　　　　　　　　　　　　　46

　　第一节 化学反应速率 46
　　第二节 化学平衡 49

第五章 电解质溶液 　　　　　　　55

　　第一节 弱电解质在溶液中的
　　　　　　解离 55
　　第二节 酸碱质子理论 58

　　第三节 水溶液的酸碱性及 pH 的
　　　　　　计算 60
　　第四节 缓冲溶液 65

第六章 胶体溶液 　　　　　　　　73

　　第一节 分散系 73
　　第二节 溶胶 74
　　第三节 高分子化合物溶液 78

第七章 烃 　　　　　　　　　　　82

　　第一节 有机化合物概述 82
　　第二节 烷烃 87
　　第三节 烯烃 90
　　第四节 炔烃 93
　　第五节 脂环烃 95
　　第六节 芳香烃 96

第八章 醇、酚、醚 　　　　　　102

　　第一节 醇 102
　　第二节 酚 109
　　第三节 醚 113

第九章 醛、酮、醌 　　　　　　119

　　第一节 醛和酮的结构、命名 119
　　第二节 醛和酮的性质 123
　　第三节 醌 130

第十章 有机酸 　　　　　　　　138

　　第一节 羧酸 138

第二节　羟基酸和酮酸　144

第十一章　对映异构　150

第十二章　酯和脂类　156

第一节　酯　156
第二节　脂类　158

第十三章　糖类　164

第一节　单糖　165
第二节　二糖　170
第三节　多糖　172

第十四章　含氮有机化合物　176

第一节　胺　176
第二节　酰胺　183
第三节　杂环类化合物　186
第四节　生物碱　192

第十五章　萜类、挥发油、甾体　198

第一节　萜类　198
第二节　挥发油　200
第三节　甾体　202

第十六章　氨基酸和蛋白质　207

第一节　氨基酸　207
第二节　蛋白质　213

第十七章　医学化学实验指导　220

第一节　医学化学实验基础知识　220
第二节　医学化学实验　228

自测题参考答案　243

中英文专业词汇索引　254

主要参考文献　256

# 第一章

## 绪 论

### 学习目标

1. 掌握医学化学的学习方法。
2. 熟悉医学化学的内容及其特点。
3. 了解化学与医学的关系。
4. 了解化学及其研究的对象。

化学（chemistry）是一门以实验为基础的自然科学，对人们认识和利用物质具有重要的作用。宇宙是由物质组成的，利用化学知识是人类认识和改造物质世界的主要方法和手段之一。化学是一门历史悠久而又富有活力的学科，它与人类进步和社会发展密切相关，它的成就是社会文明的重要标志。从原始社会到现代社会，人类都在享用化学成果。人类的生活质量能够不断提高和改善，化学功不可没。化学作为重要的基础学科之一，在与物理、生物、地理等学科的相互渗透中，得到了迅速的发展，同时，也推动了其他学科和技术的发展。

### 一、化学及其研究对象

自然界是由物质组成的，物质是人类生存和生活的基础。物质包括实物和场两种基本形态。人们通常所说的物质是指具有静止质量的实物，如分子、原子和电子等。自然科学就是研究物质及其运动之间相互关系的科学。化学是在原子和分子水平上研究物质的组成、结构、性质、变化规律及其应用的一门自然科学。

人类在长期的生产、生活实践中，逐步认识了化学现象，阐明了化学变化的本质和规律。从 17 世纪后半叶到 19 世纪末，科学元素论和经典原子分子论相继提出，门捷列夫（Mendeleev）发现了元素周期律，古尔德贝格（Guldberg）和瓦格（Waage）提出化学反应的质量作用定律，化学实现了从经验到理论的重大飞跃。20 世纪，化学取得了三大理论成就：一是化学热力学，可以判断化学反应的方向，提出了化学平衡和相平衡理论；二是量子化学，提出化学键理论，以及结构和性能关系的初步规律；三是化学动力学研究和分子反应动态学及合成化学的建立。进入 21 世纪，科学家又提出了化学面临的四大课题：化学反应理论、结构和性能的定量关系、生命现象的化学机制、纳米尺度问题。这些问题的解决，将给人们的生产、生活带来更加美好的前景。

化学学科从无到有、从不完善到比较完善，经历了一个漫长的发展过程，形成了不同的二级学科。化学的发展大致可分为三个时期：一是古代和中古代时期，人类在实践中获得初步的化学知识；二是近代化学时期，建立了无机化学（inorganic chemistry，研究无机物的组成、结构、性质及应用）、有机化学（organic chemistry，研究碳氢化合物及其衍生物）、物理

1

化学（physics chemistry，运用物理学原理和实验方法研究物质化学变化基本规律）和分析化学（analytical chemistry，研究物质的化学组成及含量）四大学科，实现了从经验到理论的飞跃，使化学成为一门独立科学；三是现代化学时期，随着科学的迅猛发展，化学衍生出许多新的分支，如高分子化学、结构化学、量子化学、核化学、放射化学和生物化学等。同时，在长期的发展过程中，化学与其他学科相互渗透、相互融合，形成了许多交叉学科和边缘学科，如医学化学、药物化学、农业化学、环境化学、地球化学、海洋化学、计算机化学等。因此，20世纪末，国际纯粹和应用化学联合会（IUPAC）提出："化学是21世纪的中心学科。"化学与其他所有学科分担着发展生命、材料、能源和环境科学等一系列高新技术的任务。

## 二、化学与医学的关系

化学是医学的基础，化学和医学密不可分，是医学专业的基础课程之一。医学的主要任务是通过研究人体生理、心理和病理现象及其规律，寻求预防和治疗疾病的有效途径，从而保障人类健康，而认识这些生理、心理和病理现象以及预防、诊断和治疗各种疾病都离不开化学。药物是人类战胜疾病的重要武器，利用药物治疗疾病是化学对医学和人类文明的重要贡献之一。现代化学的发展，为药物的发展开辟了一个崭新的天地，通过化学，可以研究药物的组成、结构及其代谢规律，从植物中提取药物，在工厂大规模地合成药物，更好地贮存药物并延长药物有效期。目前，合成药物已达几千种，其中95%来自化学合成。可见，没有化学就没有现代药物，就不会有现代医学。

1799年，英国化学家汉弗莱·戴维（Humphry Davy）发现了一氧化二氮（$N_2O$）的麻醉作用，医药化学家后来又发现了更多、更有效的麻醉药物，如乙醚、卡因等，使无痛外科手术成为可能。20世纪人类的平均寿命从40岁提高到70岁左右，主要功臣就是药物化学家，最重要的药物就是抗菌药。1932年，德国生物化学家格哈德·多马克（Gerhard Domagk）发现了一种能有效治疗细菌性感染的偶氮磺胺药物，使一位患细菌性败血症的孩子得以康复，他因此获诺贝尔生理学或医学奖。此后，化学家先后研究出许多新型的磺胺类药物，作为抗菌、抗病毒及抗肿瘤药物，使许多长期危害人类健康和生命安全的疾病得到控制。20世纪初，化学家开始研究糖、血红素、维生素等生物小分子，20世纪50年代又对核酸、蛋白质等生物大分子进行了深入研究，并取得重大突破。化学家对基因的研究为人类根治某些疾病、延长寿命带来了光明前景。1956年美国生物化学家科阿瑟·科恩伯格（Arthur Kornberg）发现了DNA聚合酶，为研究DNA的离体合成提供了重要条件。1959年他因此获得诺贝尔生理学或医学奖。

概括来说，化学与医学的关系主要表现在以下四个方面。

1. 化学是研究人体内一切生理现象和病理现象的基础　人体是一个复杂的化学系统，时时刻刻都在发生着各种各样的化学反应。人体各种组织是由蛋白质、脂肪、糖、维生素、无机盐和水等物质组成，这些物质由60多种化学元素构成。生命活动过程包含着极其复杂的化学变化，从出生、成长、繁衍到衰老，包括疾病和死亡等所有生命过程，都是化学变化的体现。人体的生命活动如呼吸、消化、循环、排泄及各种器官的生理活动，都是以体内的化学反应为基础的。人体的基本营养物质如糖、蛋白质、脂肪、维生素、无机盐等，在体内的代谢遵循化学基本原理和规律。生物化学（biochemistry）就是在化学和生理学的基础上发展起来的，运用化学的原理和方法，研究人体的物质组成、结构、功能及物质代谢和能量变化等生命活动。而化学生物学（chemical biology）是由化学与生物学、医学交叉融合而成的新兴前沿学科。化学生物学通过对生物机制特别是人类疾病发病机制的理解和操控，为医学研究提供严格的证据并使之成为有前景的诊断和治疗方法；通过分离和微型化的模拟手段，理解和探索生物医学中的一些特殊现象。该学科的研究具有深远的科学意义和广阔的应用前景。

2. 物质的化学结构及其性质决定药物的作用和疗效　疾病的预防和治疗需要药物，药物的作用就是调整因疾病而引起的机体的种种异常变化，抑制或杀死病原生物，帮助机体战胜疾病。药物的药理作用和疗效与其化学结构及性质密切相关。例如，氯化钾可治疗低钾血症；老人与儿童常需服用葡萄糖酸钙、乳酸钙等药物，预防和治疗钙缺乏疾病；碳酸氢钠在水溶液中水解呈碱性，是临床上常用的抗酸药，用于治疗糖尿病及肾炎等引起的代谢性酸中毒；多巴存在一对对映异构体，即右旋多巴和左旋多巴，右旋多巴对人无生理效应，而左旋多巴却被广泛用于治疗帕金森病；枸橼酸钠能把进入人体内的铅转变为性质稳定且无毒的 $[Pb(C_6H_5O_7)]^-$ 配离子，经肾排出体外，用于治疗铅中毒；顺铂［顺式 - 二氯·二氨合铂（Ⅱ）］能破坏癌细胞 DNA 的复制能力，抑制癌细胞生长，成为医学上第一代抗癌药物。

3. 药物的研制、生产、提纯、鉴定及保存都有赖于化学知识　化学药物是在 20 世纪才发展起来的。20 世纪初期发现的化学药物大多是在德国，因为德国这个时候化学非常发达。最早的化学药物，就是由德国科学家保罗·埃利希（Paul Ehrlich）1909 年发明的药剂"606"，用来治疗梅毒。1928 年，英国细菌学家亚历山大·弗莱明（Alexander Fleming）发现了青霉素，随后澳大利亚裔英国病理学家瓦尔特·弗洛里（Howard Walter Florey）、德国生物化学家钱恩·鲍利斯（Chain Ernst Boris）用化学方法提纯了青霉素，并于 1941 年成功用于疾病治疗，三人共享 1945 年诺贝尔生理学或医学奖。化学在药物研制、生产、提纯、鉴定及贮存等方面，都具有极其重要的作用。

4. 化学原理和方法是诊断疾病的重要手段　化学在诊断疾病方面起着日益重要的作用。临床上，经常运用化学原理和化学方法对各种人体组织和体液进行分析检验，为诊断疾病提供科学依据。血液和尿液的检查是体检中不可缺少的常规项目，这也是医药化学家发明的。例如，测定尿液中葡萄糖、丙酮等物质的含量可诊断是否患有糖尿病；测定血液中氨基转移酶活性的变化可判断肝和心肌的功能。磁共振成像技术的发明是磁共振光谱应用于化学研究的成果，利用该方法可得到人脑等部位的断层影像，帮助医生找到病变部位，指导手术操作。光纤化学传感器由于其体积小、生物兼容性好、化学和热稳定性好、无毒、绝缘等特性，在医学上常用来测量人体和生物体内部有关医疗诊断等的医学参量，为医疗诊断技术提供一个全新的角度。21 世纪以来，医学科学得到飞速发展，人造器官、血管、皮肤、血浆代用品等在临床上的使用，分子生物学、分子生理学、分子遗传学不断取得新进展，纳米金在纳米给药系统、疾病的检测与治疗、免疫学分析、基础医学研究等领域的应用，纳米银在抗菌、抗病毒、抗肿瘤治疗中的应用，这些都是化学在医学中的应用。

### 三、医学化学的内容及其特点

医学化学是医学院校开设的一门重要的基础课程，它的内容是根据医学专业的特点及需要选定的，主要包括医学院校学生必须掌握的无机化学、有机化学以及化学实验三部分。无机化学部分主要介绍化学的基本概念、基本理论和基本原理，重要元素及其化合物，化学基本计算等。有机化学部分主要介绍与医学密切相关的碳氢化合物及其衍生物的有关知识，包括有机化合物的基本概念、结构、分类、命名、同分异构现象、合成、性质、反应、鉴别及其应用等。实验部分包括无机化学实验和有机化学实验，是为了加强学生对理论知识的理解，培养学生的化学操作能力，而对其进行基本化学实验技能训练。

医学化学在内容上具有三个特点：一是在内容的选择上体现为医学专业服务，与医学人才培养目标相匹配，在深度、难度上坚持理论知识以必需、够用为度。二是医学化学知识与医学联系密切。例如，溶液的渗透压，电解质溶液，有机酸、糖、脂肪、核酸、氨基酸和蛋白质等化合物知识，它们是后续的生物化学、生理学及其他医学有关专业课程的基础。三是医学化学包括无机化学、有机化学和化学实验，知识涉及面广，理论性和规律性强，技能要求高，学习起来有一定的难度，必须下功夫，才能全面、扎实地掌握。

## 四、医学化学学习方法及要求

本书内容分为无机化学、有机化学和化学实验三部分。无机化学部分重点是基本概念、基本理论及基本化学计算等，这是化学学科的基本知识。学习无机化学之后，应具备运用化学语言表述有关化学问题的能力。有机化学包括有机化合物的概念、结构、分类、命名、性质及应用等，知识点比较多，必须掌握一定的学习规律，才能学好它。要学好有机化学，最根本的方法就是理解概念、学会命名，抓住有机化合物结构特点这个关键知识点进行归纳总结。只要掌握了物质结构、理化性质、化学反应之间的相互联系，就会达到事半功倍的效果。化学是以实验为基础的科学，化学实验是化学课程的重要组成部分。通过化学实验不仅可以消化、巩固理论知识，还将获得化学基本技能，提高观察问题、分析问题和解决问题的能力，培养实事求是的科学态度和严谨的工作作风。因此，实验中必须规范操作，仔细观察，认真记录，做好分析和总结。

大学学习与中学学习有很大的差别，主要是内容多，课堂授课容量大，要求学生有较强的学习能力和独立思考能力，学生需要尽快适应新的要求，选择灵活多样的学习方法，利用化学知识的逻辑规律，充分用好学习资源，积极主动地学习。

第一，抓好三个环节，养成良好的学习习惯。课前要搞好预习，了解课堂学习内容及其重点、难点，明确听课重点；上课要认真听讲，积极思考，做好课堂笔记，提高学习效率；课后要认真复习，加深理解，及时消化、巩固课堂所学内容，做到温故而知新。

第二，掌握学习方法，提高学习能力。学习化学，要注意归纳对比，找出各概念或物质性质的异同点，学会用列表法进行归纳总结，切忌死记硬背；要注意寻找、归纳、运用规律。

第三，用好学习资源，积极主动学习。大学学习不能局限于课堂、教师和书本，图书馆、网络、实验室、日常生活等，都有很好的学习资源。知识无处不在，关键是要善于利用各种资源，善于观察、善于分析，主动学习。

第四，重视实验课，在实验中掌握化学技能，理解理论知识。化学是一门以实验为基础的自然科学，实验对于化学学习至关重要。在实验课中，要遵守实验室规章制度和实验操作规程，避免安全事故；要及时做好课前预习，明确实验目的、要求及注意事项；要认真操作、仔细观察实验现象，如实记录实验数据和现象，认真分析实验结果，按时完成实验报告；要注重协作意识、科研意识及实事求是的工作作风的培养。

 **知识链接**

### 温室效应

温室效应（greenhouse effect），又称"花房效应"，是大气保温效应的俗称。大气能使太阳短波辐射到达地面，但地表向外放出的长波热辐射线却被大气吸收，使地表与低层大气温度增高，因其作用类似于栽培农作物的温室，故名"温室效应"。工业革命以来，人类向大气中排放的二氧化碳等吸热性强的温室气体逐年增加，大气的温室效应也随之增强，产生了全球气候变暖等一系列严重问题，引起了世界各国的关注。

温室效应的形成主要是由于现代化工业社会过多燃烧煤炭、石油和天然气，放出大量的二氧化碳进入大气造成的。二氧化碳具有吸热和隔热的功能。它在大气中增多的结果是形成一种无形的"玻璃罩"，使太阳辐射到地球上的热量无法向外层空间发散，其结果是地球表面变热起来。因此，二氧化碳又称为温室气体。

人类活动和大自然排放的温室气体主要有二氧化碳（$CO_2$），此外还包括甲烷（$CH_4$）、臭氧（$O_3$）、一氧化二氮（$N_2O$）、一氧化碳（$CO$）、二氧化硫（$SO_2$）等。地球上可以吸收大量二氧化碳的是海洋中的浮游生物和陆地上的森林，尤其是热带雨林。

## 自测题

### 一、单项选择题

1. 下列不属于化学研究对象的是
   A. 物质组成
   B. 物质结构
   C. 物质性质
   D. 物质变化规律
   E. 核反应

2. 提出元素周期表的科学家是
   A. 门捷列夫
   B. 多马克
   C. 瓦格
   D. 戴维
   E. 古尔德贝格

3. 最先发现了 DNA 聚合酶的是
   A. 门捷列夫
   B. 科恩伯格
   C. 弗莱明
   D. 戴维
   E. 埃利希

4. 最先发现青霉素的科学家是
   A. 门捷列夫
   B. 科恩伯格
   C. 戴维
   D. 弗莱明
   E. 古尔德贝格

5. 临床上常用于治疗低钾血症的是
   A. 氢氧化钾
   B. 硫酸钾
   C. 硝酸钾
   D. 氯化钾
   E. 碳酸氢钾

### 二、多项选择题

1. 化学研究物质的
   A. 组成
   B. 结构
   C. 性质
   D. 变化规律
   E. 应用

2. 下列属于化学基础学科的是
   A. 无机化学
   B. 医学化学
   C. 有机化学
   D. 分析化学
   E. 物理化学

3. 临床上可用作抗酸药的是
   A. 碳酸钠
   B. 氢氧化铝
   C. 氯化钠
   D. 硫酸钠
   E. 碳酸氢钠

4. 下列可用于预防或治疗钙缺乏疾病的是
   A. 硫酸钙
   B. 氯化钙
   C. 乳酸钙
   D. 氢氧化钙
   E. 葡萄糖酸钙

5. 为确诊糖尿病，需要测定其在尿液中含量的物质是
   A. 葡萄糖
   B. 胆红素
   C. 丙酮
   D. 蛋白质
   E. 尿素

### 三、填空题

1．化学是在原子和分子水平上研究物质的_____、_____、_____、_____及其_____的一门自然科学。

2．化学元素周期律是_____发现的。

3．1799 年，英国化学家戴维发现了_____的麻醉作用。

4．青霉素最初由英国细菌学家_____在 1928 年发现的，直到 1943 年，才正式用于临床。

5．要确诊糖尿病，需要测定尿液中_____、_____等物质的含量；测定血液中_____活性的变化，可判断肝和心肌的功能。

### 四、简答题

举例说明化学在医学上的应用。

（曾琦斐）

# 溶 液

第二章数字资源

## 学习目标

1. 掌握物质的量、摩尔质量的有关计算。
2. 掌握浓度的表示方法及其相关计算。
3. 熟悉渗透现象、渗透压的概念及影响渗透压的因素。
4. 了解渗透压在医学上的意义。

## 第一节 物质的量及其单位

### 一、物质的量

物质的量是表示含有一定数目基本单元粒子的集合体的物理量，用符号"$n$"表示。物质的量与长度、质量、温度和时间等物理量一样，是国际单位制（international system of units，SI）中 7 个基本物理量之一。通过它可以把物质的宏观量（如质量、体积）与原子、分子或离子等微观粒子的数量联系起来。书写物质的量 $n$ 时，应在 $n$ 的右下角或用括号形式标明微粒的基本单元。微粒 B 的物质的量记为 $n_B$ 或 $n(B)$。例如：

氢原子的物质的量记为 $n_H$ 或 $n(H)$；

氢分子的物质的量记为 $n_{H_2}$ 或 $n(H_2)$；

钠离子的物质的量记为 $n_{Na^+}$ 或 $n(Na^+)$；

氯化氢的物质的量记为 $n_{HCl}$ 或 $n(HCl)$。

### 二、物质的量的单位

1971 年第十四届国际计量大会通过决议，规定了物质的量的基本单位是摩尔（mole），简称摩，符号为 mol。摩尔是国际单位制的 7 个基本单位之一（表 2-1）。

表 2-1　国际单位制基本物理量及其单位

| 物理量 | 常用符号 | 单位名称 | 单位符号 |
|---|---|---|---|
| 长度 | $l$ | 米 | m |
| 时间 | $t$ | 秒 | s |
| 质量 | $m$ | 千克 | kg |

续表

| 物理量 | 常用符号 | 单位名称 | 单位符号 |
|---|---|---|---|
| 电流强度 | $I$ | 安（培） | A |
| 热力学温度 | $T$ | 开（尔文） | K |
| 物质的量 | $n$ | 摩（尔） | mol |
| 发光强度 | $I_v$ | 坎（德拉） | cad |

摩尔的定义：摩尔是一系统的物质的量，该系统中所包含的基本单元数与 0.012 kg $^{12}$C 的原子数目相等。实验测得，0.012 kg $^{12}$C 中所含的碳原子数约为 $6.02 \times 10^{23}$ 个，这个数值最先是由意大利科学家阿伏伽德罗提出，称为阿伏伽德罗常数（Avogadro number）。阿伏伽德罗常数用符号 $N_A$ 表示，$N_A = 6.02 \times 10^{23}$/mol。

在使用摩尔时，必须同时指明基本单元，它可以是原子、分子、离子、电子或其他粒子，或是这些粒子的特定组合。例如：

1 mol $^{12}$C 含有 $6.02 \times 10^{23}$ 个 $^{12}$C；

1 mol $H_2$ 含有 $6.02 \times 10^{23}$ 个 $H_2$；

1 mol $SO_4^{2-}$ 含有 $6.02 \times 10^{23}$ 个 $SO_4^{2-}$。

凡是物质的量相同的任何物质，它们所包含的基本单元数目一定是相同的。因此要比较同种物质中所包含基本单元数目的多少，只需比较它们物质的量的大小即可。

物质的量（$n$）、阿伏伽德罗常数（$N_A$）与微粒数（$N$）之间存在着以下关系：

$$n = \frac{N}{N_A}$$

可见，物质的量是用 0.012 kg $^{12}$C 所含的原子数目作为标准来衡量其他微粒集体所含微粒数目多少的物理量。

在实际应用中，有时还使用毫摩尔（mmol）、微摩尔（μmol）等作为物质的量的单位。其换算关系如下：

1 mol = 1000 mmol；1 mmol = 1000 μmol。

 **例 2-1**

求 2 mol 水中所含 $H_2O$ 分子数、H 原子数、O 原子数。

**解：** $N(H_2O) = n \cdot N_A = 2 \times 6.02 \times 10^{23} = 1.204 \times 10^{24}$（个）

$N(H) = 2N(H_2O) = 2 \times 1.204 \times 10^{24} = 2.408 \times 10^{24}$（个）

$N(O) = N(H_2O) = 1.204 \times 10^{24}$（个）

**答：** 2 mol 水中含 $1.204 \times 10^{24}$ 个 $H_2O$ 分子、$2.408 \times 10^{24}$ 个 H 原子、$1.204 \times 10^{24}$ 个 O 原子。

## 第二节 摩尔质量

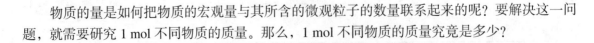

物质的量是如何把物质的宏观量与其所含的微观粒子的数量联系起来的呢？要解决这一问题，就需要研究 1 mol 不同物质的质量。那么，1 mol 不同物质的质量究竟是多少？

## 一、摩尔质量

人们将单位物质的量的物质所具有的质量称为摩尔质量（molar mass），用符号 $M$ 表示。摩尔质量的定义式为：

$$M = \frac{m}{n}$$

摩尔质量的国际单位制单位为千克／摩（kg/mol），化学上常用克／摩（g/mol）来表示。

书写摩尔质量 $M$ 时，要在右下角或用括号形式标明物质的基本单元。如氯化钠的摩尔质量，记为 $M(NaCl)$ 或 $M_{NaCl}$。

如果以克／摩（g/mol）为单位，任何物质（包括原子、分子、离子及其特定组合）的摩尔质量 $M$ 在数值上等于其化学式量。例如：

C 的摩尔质量记为 $M(C) = 12$ g/mol；

$OH^-$ 的摩尔质量记为 $M(OH^-) = 17$ g/mol；

$H_2O$ 的摩尔质量记为 $M(H_2O) = 18$ g/mol；

NaCl 的摩尔质量记为 $M(NaCl) = 58.5$ g/mol。

物质 B 的物质的量（$n$）、物质的质量（$m$）与物质的摩尔质量（$M$）之间存在着以下关系：

$$n_B = \frac{m_B}{M_B} \text{ 或 } m_B = n_B \times M_B$$

## 二、摩尔质量的计算

根据公式 $n_B = \frac{m_B}{M_B}$，可以进行物质的质量和该质量物质的物质的量之间的换算。

**例 2-2**

22 g 二氧化碳的物质的量是多少？

**解**：已知 $M(CO_2) = 44$ g/mol，$m(CO_2) = 22$ g

根据公式 $n_B = \frac{m_B}{M_B}$ 可知：

$$n(CO_2) = \frac{m(CO_2)}{M(CO_2)} = \frac{22 \text{ g}}{44 \text{ g/mol}} = 0.5 \text{ mol}$$

**答**：22g 二氧化碳的物质的量是 0.5 mol。

**例 2-3**

1.5 mol NaOH 的质量是多少？

**解**：已知 $M(NaOH) = 40$ g/mol，$n(NaOH) = 1.5$ mol

根据公式 $m_B = n_B \cdot M_B$ 可知：

$$m(NaOH) = n(NaOH) \times M(NaOH) = 1.5 \text{ mol} \times 40 \text{ g/mol} = 60 \text{ g}$$

**答**：1.5 mol NaOH 的质量是 60 g。

**例 2-4**

求 42 g 氮气中氮分子的物质的量、氮原子的个数。

解：已知 $m(N_2) = 42\ g$，$M(N_2) = 28\ g/mol$

则　$n(N_2) = \dfrac{m(N_2)}{M(N_2)} = \dfrac{42\ g}{28\ g/mol} = 1.5\ mol$

$N(N) = 2N(N_2) = 2 \times 1.5 \times 6.02 \times 10^{23} = 1.81 \times 10^{24}$（个）

答：42 g 氮气中氮分子物质的量为 1.5 mol，氮原子数为 $1.81 \times 10^{24}$ 个。

# 第三节　溶液的浓度

## 一、溶液浓度的表示方法

溶液的浓度是指一定量的溶剂或溶液中所含溶质的量。表示溶液浓度的方法有多种，医学上常用的有以下几种。

（一）物质的量浓度

溶质 B 的物质的量浓度（amount of substance concentration）是指溶质 B 的物质的量（$n_B$）除以溶液的体积（$V$），用符号 $c_B$ 或 $c(B)$ 表示：

$$c_B = \frac{n_B}{V}$$

物质的量浓度（$n_B$）的 SI 单位是摩 / 米 $^3$（$mol/m^3$），医学上常用摩 / 升（mol/L）、毫摩 / 升（mmol/L）、微摩 / 升（μmol/L）。

使用物质的量浓度时，必须指明基本单元，如 $H_2SO_4$ 的物质的量浓度 $c(H_2SO_4) = 0.1\ mol/L$，$H^+$ 的物质的量浓度 $c(H^+) = 0.1\ mol/L$。

**例 2-5**

临床上使用的生理盐水（即 NaCl 注射液）的规格为 0.5 L 生理盐水中含 4.5 g NaCl，求生理盐水的物质的量浓度（mmol/L）。

解：已知 $m(NaCl) = 4.5\ g$，$M(NaCl) = 58.5\ g/mol$，$V = 0.5\ L$

则　$n(NaCl) = \dfrac{m(NaCl)}{M(NaCl)} = \dfrac{4.5\ g}{58.5\ g/mol} = 0.077\ mol$

$c(NaCl) = \dfrac{n(NaCl)}{V} = \dfrac{0.077\ mol}{0.5\ L} = 0.154\ mol/L = 154\ mmol/L$

答：生理盐水的物质的量浓度为 154 mmol/L。

**例 2-6**

100 ml 某正常人血浆中含 19.5 mg $K^+$、326 mg $Na^+$，计算其血浆中的 $K^+$ 和 $Na^+$ 的物

质的量浓度（mmol/L）为多少？

**解：** 已知 $m(K^+) = 19.5 \text{ mg} = 0.0195 \text{ g}$，$m(Na^+) = 326 \text{ mg} = 0.326 \text{ g}$，
$M(K^+) = 39 \text{ g/mol}$，$M(Na^+) = 23 \text{ g/mol}$

根据 $n_B = \dfrac{m_B}{M_B}$ 可知：

$$n(K^+) = \frac{m(K^+)}{M(K^+)} = \frac{0.0195 \text{ g}}{39 \text{ g/mol}} = 0.0005 \text{ mol}$$

又 $V = 100 \text{ mol} = 0.1 \text{ L}$

故 $K^+$ 的物质的量浓度为：

$$c(K^+) = \frac{n(K^+)}{V} = \frac{0.0005 \text{ mol}}{0.1 \text{ L}} = 0.005 \text{ mol/L} = 5 \text{ mmol/L}$$

同理：$n(Na^+) = \dfrac{n(Na^+)}{M(Na^+)} = \dfrac{0.326 \text{ g}}{23 \text{ g/mol}} = 0.0142 \text{ mol}$

$$c(Na^+) = \frac{n(Na^+)}{V} = \frac{0.0142 \text{ mol}}{0.1 \text{ L}} = 0.142 \text{ mol/L} = 142 \text{ mol}$$

**答：** $K^+$、$Na^+$ 的物质的量浓度分别为 5 mmol/L 和 142 mmol/L。

**（二）质量浓度**

溶液的质量浓度（mass concentration）是指溶质 B 的质量（$m_B$）与溶液的体积（$V$）之比，质量浓度的符号为 $\rho_B$，其表达式为：

$$\rho_B = \frac{m_B}{V}$$

$\rho_B$ 的 SI 单位是千克/米$^3$（kg/m$^3$），医学上常用克/升（g/L）、毫克/升（mg/L）、微克/升（μg/L）。

注意质量浓度符号 $\rho_B$ 与密度符号 $\rho$ 的区别。密度中的 $m$ 是溶液的质量，而质量浓度中的 $m_B$ 指的是溶液中溶质的质量。

 **例 2-7**

临床上所用的葡萄糖注射液的规格为 500 ml 溶液中含葡萄糖晶体（$C_6H_{12}O_6$）25 g。试求该注射液的物质的量浓度 $c_B$ 和质量浓度 $\rho_B$ 各为多少？

**解：** 已知 $m(C_6H_{12}O_6) = 25 \text{ g}$，$M(C_6H_{12}O_6) = 180 \text{ g/mol}$，$V = 0.5 \text{ L}$

$$n(C_6H_{12}O_6) = \frac{m(C_6H_{12}O_6)}{M(C_6H_{12}O_6)} = \frac{25 \text{ g}}{180 \text{ g/mol}} = 0.139 \text{ mol}$$

$$n(C_6H_{12}O_6) = \frac{n(C_6H_{12}O_6)}{V} = \frac{0.139 \text{ mol}}{0.5 \text{ L}} = 0.278 \text{ mol/L}$$

根据公式 $\rho_B = \dfrac{m_B}{V}$ 可知：

$$\rho_{C_6H_{12}O_6} = \frac{m(C_6H_{12}O_6)}{V} = \frac{25 \text{ g}}{0.5 \text{ L}} = 50 \text{ g/L}$$

答：该注射液的物质的量浓度为 0.278 mol/L，质量浓度为 50 g/L。

世界卫生组织建议：在医学上表示溶液的浓度时，凡是已知分子量的物质，均用其物质的量浓度表示，例如正常人的血液中葡萄糖的含量为 $c\,(C_6H_{12}O_6) = 3.9 \sim 6.1$ mmol/L。对未知分子量的物质，则可用质量浓度（g/L 或 mg/L 等）表示，如正常成年女性血红蛋白的浓度为 110 ~ 150 g/L。

**（三）质量分数**

质量分数是指溶质组分 B 的质量（$m_B$）与溶液质量（$m$）之比。质量分数的符号为 $\omega_B$，其表达式为：

$$\omega_B = \frac{m_B}{m}$$

 **例 2-8**

浓盐酸的质量分数 $\omega_B = 0.36$，密度 $\rho = 1.18$ kg/L，500 ml 浓盐酸中含氯化氢多少克？

**解：** 已知 $\omega_B = 0.36$，$\rho = 1.18$ kg/L = 1.18 g/ml，$V = 500$ ml

500 ml 浓盐酸的质量为：$m = \rho \cdot V = 1.18$ g/ml × 500 ml = 590 g

根据 $\omega_B = \frac{m_B}{m}$ 可知：

$m\,(HCl) = \omega_{HCl} \cdot m = 0.36 × 590$ g = 212.4 g

**答：** 500 ml 浓盐酸中含氯化氢 212.4 g。

**（四）体积分数**

体积分数是指溶质组分的体积（$V_B$）与溶液总体积（$V$）之比。体积分数符号为 $\varphi_B$，其表达式为：

$$\varphi_B = \frac{V_B}{V}$$

 **例 2-9**

消毒酒精中乙醇体积分数为 0.75，现配制 500 ml 消毒酒精需无水乙醇多少毫升？

**解：** 已知 $\varphi_B = 0.75$，$V = 500$ ml

根据公式 $\varphi_B = \frac{V_B}{V}$ 可得：

$V_B = \varphi_B \cdot V = 0.75 × 500$ ml = 375 ml

**答：** 配制 500 ml 消毒酒精需无水乙醇 375 ml。

## 二、溶液浓度的换算

**（一）物质的量浓度与质量浓度之间的换算**

根据公式　$c_B = \frac{n_B}{V}$，$\rho_B = \frac{m_B}{V}$，$n_B = \frac{m_B}{M_B}$

可推导出 $c_B = \dfrac{\rho_B}{M_B}$ 或 $\rho_B = c_B \cdot M_B$

 **例 2-10**

100 ml 碳酸氢钠（$NaHCO_3$）注射液中含 5 g $NaHCO_3$，求该注射液的质量浓度和物质的量浓度。

**解**：已知 $m_B = 5\ g$，$V = 100\ ml = 0.1\ L$，$M_B = 84\ g/mol$

则 $\rho_B = \dfrac{m_B}{V} = \dfrac{5\ g}{0.1\ L} = 50\ g/L$

$c_B = \dfrac{\rho_B}{M_B} = \dfrac{50\ g}{84\ g/mol} = 0.60\ mol/L$

**答**：该注射液的质量浓度为 50 g/L，物质的量浓度为 0.60 mol/L。

（二）物质的量浓度与质量分数之间的换算

由溶液的密度公式 $m = \rho \cdot V$、物质的量浓度公式 $c_B = \dfrac{n_B}{V}$ 和质量分数公式 $\omega_B = \dfrac{m_B}{m}$ 可以推导出物质的量浓度和质量分数之间的换算公式：

$$c_B = \frac{\omega_B \cdot \rho}{M_B}$$

 **例 2-11**

求市售的 98% 浓 $H_2SO_4$（$\rho = 1.84\ kg/L$）的物质的量浓度。

**解**：已知 $\omega_B = 98\%$，$\rho = 1.84\ kg/L = 1840\ g/L$，$M_B = 98\ g/mol$

根据公式 $c_B = \dfrac{\omega_B \cdot \rho}{M_B}$ 可知该浓 $H_2SO_4$ 的物质的量浓度为：

$$c_{H_2SO_4} = \frac{98\% \times 1840\ g/L}{98\ g/mol} = 18.4\ mol/L$$

**答**：此市售的 98% 浓 $H_2SO_4$ 的物质的量浓度为 18.4mol/L。

### 三、溶液的配制和稀释

（一）溶液的配制

溶液配制的基本方法有两种：

1. 一定质量溶液的配制　取一定质量的溶质和一定质量的溶剂，混合均匀即可得到。如用质量分数（$\omega_B$）表示溶液浓度时采用此种方法配制。

例如，需要配制 $\omega_B$ 为 0.2 的 NaCl 溶液 100 g，首先称取干燥的 NaCl 固体 20 g，然后加 80 g 蒸馏水在容器中混匀即可。

2. 一定体积溶液的配制　将一定质量（或体积）的溶质与适量的溶剂混合，完全溶解后，再加溶剂至所需体积，混合均匀即可。一般用物质的量浓度（$c_B$）、质量浓度（$\rho_B$）和体积分数（$\varphi_B$）表示溶液浓度时采用该法配制。

**例 2-12**

用容量瓶配制 0.1 mol/L 的 NaHCO₃ 溶液 500 ml，写出计算过程和操作方法。

**解：** 已知 $c_{NaHCO_3} = 0.1$ mol/L，$v = 500$ ml $= 0.5$ L，$M_{NaHCO_3} = 84$ g/mol

则 $m_{NaHCO_3} = c_{NaHCO_3} \cdot V \cdot M_{NaHCO_3} = 0.1$ mol/L $\times 0.5$ L $\times 84$ g/mol $= 4.2$ g

**答：** 配制 0.1 mol/L 的 NaHCO₃ 溶液 500 ml，需 4.2 g NaHCO₃ 固体，其操作方法如下。

（1）称量：用电子天平称取 4.2 g NaHCO₃ 固体。

（2）溶解：将称量好的 4.2 g NaHCO₃ 固体放入 100 ml 烧杯中，加适量蒸馏水，用玻璃棒搅拌溶解。

（3）转移：将上述完全溶解的溶液用玻璃棒引流转移到 500 ml 容量瓶中，再用少量蒸馏水洗涤小烧杯 2 ~ 3 次，把洗涤液全部转移到容量瓶中并初步摇匀。

（4）定容：向容量瓶中加蒸馏水至接近 500 ml 刻度线下 1 ~ 2 cm 时，改用胶头滴管逐滴滴入蒸馏水至刻度。

（5）混匀：盖好瓶塞反复上下颠倒，摇匀。

将所配溶液转移到试剂瓶中并贴上标签，注明溶液名称、浓度和配制日期。

（二）溶液的稀释

在实际工作中，常将一种浓溶液（$c_1$）加入溶剂稀释成稀溶液（$c_2$），稀释前后溶液体积改变了，但溶质的物质的量不变：

$$c_1 V_1 = c_2 V_2$$

式中 $c_1$、$c_2$ 和 $V_1$、$V_2$ 分别表示稀释前后溶液的浓度和体积。另外，使用稀释公式时应注意等式两边的浓度及体积单位应保持一致。

 **例 2-13**

配制 $\frac{1}{6}$ mol/L 的乳酸钠溶液 600 ml，需要 1 mol/L 乳酸钠溶液多少毫升？

**解：** 已知 $c_1 = 1$ mol/L，$c_2 = \frac{1}{6}$ mol/L，$V_2 = 600$ ml

根据公式 $c_1 V_1 = c_2 V_2$ 可知：

$1$ mol/L $\times V_1 = \frac{1}{6}$ mol/L $\times 600$ ml

$V_1 = 100$ ml

**答：** 配制 $\frac{1}{6}$ mol/L 乳酸钠溶液 600 ml，需 1 mol/L 乳酸钠溶液 100 ml。

 **例 2-14**

配制 500 ml 0.50 mol/L HCl 溶液，计算需要 37% 的浓 HCl（$\rho = 1.19$ kg/L）多少毫升？

**解：** 已知 $M_B = 36.5$ g/mol，$\omega_B = 37\%$，$\rho = 1.19$ kg/L $= 1190$ g/L

根据 $c_B = \dfrac{\omega_B \cdot \rho}{M_B}$ 可知浓 HCl 的物质的量浓度：

$$c_1 = \frac{1190\ \text{g/L} \times 37\%}{36.5\ \text{g/mol}} = 12.06\ \text{mol/L}$$

又 $c_2 = 0.50\ \text{mol/L}$，$V_2 = 500\ \text{ml}$

根据公式 $c_1 V_1 = c_2 V_2$ 可知：

$$V_1 = \frac{c_2 V_2}{c_1} = \frac{0.5\ \text{mol/L} \times 500\ \text{ml}}{12.06\ \text{mol/L}} = 20.73\ \text{ml}$$

**答：** 配制 500 ml 0.50 mol/L HCl 溶液，需要 37% 的浓 HCl（$\rho = 1.19\ \text{kg/L}$）20.73 ml。

# 第四节　溶液的渗透压

### 一、渗透现象和渗透压

在一杯清水中滴入几滴蓝墨水，很快整杯水都会变为蓝色。在一杯浓蔗糖溶液的液面上加一层清水，无任何机械振动的情况下，最终可以得到浓度均匀的稀蔗糖溶液。这说明在溶液中，溶剂分子与溶质粒子处于不停的运动之中，从而产生扩散现象。任何纯溶剂和溶液或不同浓度的两种溶液相互接触时，都有溶质分子和溶剂分子之间的双向扩散现象发生。

用一种只让溶剂分子通过而溶质分子不能通过的半透膜，将 U 形管从底部分成两部分，在 U 形管的一侧装入蔗糖溶液，另一侧装入纯净水（图 2-1a）。经过一段时间后发现，U 形管内装蔗糖溶液的一侧液面升高了（图 2-1b）。这是为什么呢？

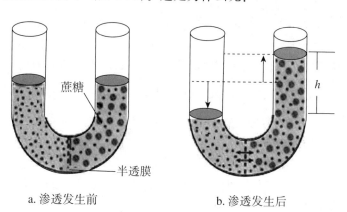

a. 渗透发生前　　　　　　　　　b. 渗透发生后

**图 2-1　渗透现象和渗透压示意图**

半透膜是一种具有选择透过性的多孔性薄膜。常用的半透膜有细胞膜、毛细血管壁、动物膀胱膜、动物肠衣、羊皮纸、火棉胶等。

蔗糖溶液和纯净水之间隔一层半透膜时，虽然水分子可以从两个方向透过半透膜，但因为相同体积的纯净水中所含水分子数比蔗糖溶液中的水分子数多，单位时间内从纯净水透过半透膜进入蔗糖溶液的水分子数比从蔗糖溶液透过半透膜进入纯净水的水分子数多。因此，从表面上看，只是水透过半透膜进入蔗糖溶液，于是装蔗糖溶液的一侧 U 形管内液面升高。同理，若用一种较稀的蔗糖溶液代替纯净水，经过一段时间后，装较浓蔗糖溶液的一侧 U 形管内液面也会升高。这种水分子透过半透膜从纯溶剂进入溶液或从稀溶液进入浓溶液的现象，称为渗透现象（diosmose），简称渗透（diosmosis）。

可见，产生渗透现象必须具备两个条件：一是要有半透膜存在；二是半透膜两侧单位体积内溶剂分子数不相等（即半透膜两侧存在溶液的浓度差）。渗透的方向总是溶剂分子从纯溶剂（或稀溶液）向溶液（或浓溶液）渗透。

由于渗透作用，U形管一侧蔗糖溶液的液面开始上升，随之产生静水压，这种压力阻止水分子向蔗糖溶液渗透。当液面上升到一定高度时，静水压达到一定数值，单位时间内从半透膜两侧透过的溶剂分子数目相等，溶液液面不再上升，此时体系达到动态平衡。这种恰好能阻止渗透现象继续发生而达到动态平衡的压力，称为渗透压（osmotic pressure）。换言之，这种恰好能阻止渗透现象进行而施加于溶液液面上的额外压力，称为该溶液的渗透压。渗透压的符号为 $\Pi$，单位为帕（Pa）或千帕（kPa）。如果被半透膜隔开的是两种不同浓度的溶液，为阻止渗透现象的发生，应在较浓溶液液面上施加一定压力。实验证明，所需要施加的这个压力是两种溶液的渗透压之差。

## 二、渗透压与浓度、温度的关系

1887年荷兰化学家范特霍夫（Van't Hoff）根据实验结果提出了稀溶液的渗透压与其温度、浓度的关系：

$$\Pi = cRT$$

式中：

$\Pi$ 为溶液的渗透压，单位为千帕（kPa）；

$c$ 为溶液的物质的量浓度，单位为摩/升（mol/L）；

$R$ 为摩尔气体常数，取值为 8.314 kPa·L/(mol·K)；

$T$ 为绝对温度（$T = 273.15 + t$），单位为开尔文（K）。

上式称为范特霍夫公式（或称渗透压定律），它表明在一定温度下，稀溶液的渗透压大小与单位体积溶液中溶质粒子数的多少有关，而与溶质本身的性质无关。如 0.3 mol/L 的葡萄糖溶液与 0.3 mol/L 的蔗糖溶液的渗透压相等。在 37 ℃时它们的渗透压为：

$$\Pi = 0.3 \text{ mol/L} \times 8.31 \text{ kPa} \cdot \text{L/(mol} \cdot \text{K)} \times (273 + 37) \text{ K} = 772.8 \text{ kPa}$$

需要特别指出的是，范特霍夫公式只适用于难挥发性非电解质稀溶液。对于电解质，特别是强电解质，由于它在溶液中完全电离，粒子数成倍增加，因此，对于电解质稀溶液，必须在范特霍夫公式中引入校正系数 $i$，其理论计算才能与实验测定相符。校正系数 $i$ 是强电解质的一个分子在溶液中产生的粒子数。例如，NaCl 溶液的 $i$ 值为 2，$CaCl_2$ 溶液的 $i$ 值为 3 等。强电解质稀溶液的渗透压计算公式为：

$$\Pi = icRT$$

## 三、渗透压在医学上的意义

### （一）渗透浓度

人体体液（如血浆、细胞内液等）的渗透压是由体液中各种溶质的量决定的，渗透压的大小仅与这些溶质粒子的数目有关，而与粒子本身的性质无关。溶液中能产生渗透效应的溶质粒子（分子或离子）统称为渗透活性物质（osmotic active substance）。医学上为了表示血浆等体液的渗透压大小，将渗透活性物质的总浓度定义为渗透浓度（osmotic concentration），用符号 $c_{OS}$ 表示，其常用单位为毫摩/升（mmol/L）。

对于非电解质溶液，其渗透浓度等于其物质的量浓度；对于强电解质溶液，其渗透浓度等于溶液中的离子总浓度。

**例2-15**

计算 50.0 g/L 葡萄糖溶液和 9 g/L NaCl 溶液的渗透浓度。

**解：** 已知葡萄糖为非电解质，$i=1$，$M(C_6H_{12}O_6)=180$ g/mol

则 50.0 g/L 葡萄糖溶液的渗透浓度为：

$$c_{os}(C_6H_{12}O_6)=i\frac{\rho_B}{M_B}=1\times\frac{50\ g}{180\ g/mol}=0.278\ mol/L=278\ mmol/L$$

因为 NaCl 为电解质，$i=2$，$M(NaCl)=58.5$ g/mol，则 NaCl 溶液的渗透浓度为：

$$c_{os}(NaCl)=i\frac{\rho_B}{M_B}=2\times\frac{9\ g/L}{58.5\ g/mol}=0.308\ mol/L=308\ mmol/L$$

**答：** 50.0 g/L 葡萄糖溶液和 9 g/L NaCl 溶液的渗透浓度分别为 278 mmol/L 和 308 mmol/L。

正常人血浆的渗透浓度为 280 ~ 320 mmol/L，表 2-2 列出了正常人血浆中各物质的渗透浓度。

表 2-2  正常人血浆中各物质的渗透浓度（mmol/L）

| 物质 | 渗透浓度 | 物质 | 渗透浓度 |
|------|----------|------|----------|
| Na$^+$ | 144.0 | 氨基酸 | 2.0 |
| K$^+$ | 5.0 | 肌酸 | 0.2 |
| Ca$^{2+}$ | 2.5 | 乳酸盐 | 1.2 |
| Mg$^{2+}$ | 1.5 | 葡萄糖 | 5.6 |
| Cl$^-$ | 107.0 | 蛋白质 | 1.2 |
| HPO$_4^{2-}$ | 2.0 | 尿素 | 4.0 |
| HCO$_3^{2-}$ | 27.0 | 总渗透浓度 | 303.7 |
| SO$_4^{2-}$ | 0.5 | | |

（二）等渗、低渗和高渗溶液

化学上，在相同温度下，渗透压相等的两种溶液称为等渗溶液，而对于渗透压不相等的溶液，其中渗透压较高的称为高渗溶液，较低的称为低渗溶液。

医学上所说的等渗、高渗、低渗溶液是以正常人血浆的渗透浓度为标准确定的。临床上规定渗透浓度在 280 ~ 320 mmol/L 的溶液为等渗溶液，渗透浓度大于 320 mmol/L 的溶液为高渗溶液，渗透浓度小于 280 mmol/L 的溶液为低渗溶液。

临床上常见的等渗溶液有 9 g/L NaCl 溶液、50 g/L 葡萄糖溶液、12.5 g/L NaHCO$_3$ 溶液和 19 g/L 乳酸钠（NaC$_3$H$_5$O$_3$）溶液等。

临床上给患者大量输液时，使用等渗溶液是一个基本原则。若输液时大量使用高渗溶液或低渗溶液，由于渗透作用，可使细胞变形或破坏。这可以用红细胞在不同浓度 NaCl 溶液中的形态变化来说明（图 2-2）。

如果将红细胞置于稀 NaCl 溶液（如 5 g/L NaCl 溶液）中，在显微镜下观察，可以看到红细胞逐渐胀大，失去正常形态，甚至最后破裂，释放出红细胞内的血红蛋白，使溶液染成红色，这种现象在医学上称为"溶血"现象。这是由于稀 NaCl 溶液相对于红细胞内液来说是低

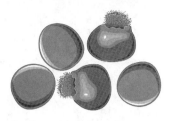 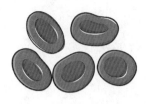 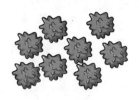

a. 在低渗NaCl溶液中　　　　　b. 在生理盐水中　　　　　c. 在高渗NaCl溶液中

**图 2-2　红细胞在不同浓度 NaCl 溶液中的形态变化**

渗溶液，红细胞内液的渗透压大于稀 NaCl 溶液的渗透压，于是稀 NaCl 溶液中的水分子向红细胞内渗透，使红细胞肿胀，最后破裂，导致"溶血"。

　　如果将红细胞置于浓度较高的 NaCl 溶液（如 15 g/L NaCl 溶液）中，在显微镜下观察，可见红细胞逐渐皱缩，皱缩的红细胞相互聚集成团，医学上称这种现象为"胞质分离"。由于浓 NaCl 溶液相对于红细胞内液来说是高渗溶液，红细胞内液的渗透压小于浓 NaCl 溶液的渗透压，红细胞内的水分子必然向浓 NaCl 溶液中渗透，致使红细胞皱缩。若此现象发生在血管内，将产生"栓塞"。

　　如果将红细胞置于生理盐水（9 g/L NaCl 溶液）中，在显微镜下观察，可看到红细胞既不胀大也不皱缩，而是保持原状。这是因为红细胞内液的渗透压等于生理盐水的渗透压，红细胞内、外液处于渗透平衡状态。

　　等渗溶液在医疗上有重要意义，如给患者换药时，通常用与组织细胞液等渗的生理盐水冲洗伤口，若用纯水或高渗盐溶液，则会引起疼痛。当配制滴眼液时也必须考虑滴眼液的渗透压要与眼黏膜细胞的渗透压相同，否则也会刺激眼睛而引起疼痛。但为了治疗上的某种需要，临床上有时也使用高渗溶液，如急需提高血糖时用 50% 的葡萄糖溶液。但必须注意，注射量不宜太大，注射速度也不宜太快，因为少量的高渗溶液缓慢注入体内后将被体液稀释成等渗溶液，否则会造成局部高渗，使红细胞皱缩而互相聚集形成血栓。常用的高渗溶液有 500 g/L 葡萄糖溶液、50 g/L 葡萄糖氯化钠溶液（生理盐水中含有 50 g/L 葡萄糖）等。

　　（三）晶体渗透压和胶体渗透压

　　人体血液中既有小分子物质（如 NaCl、葡萄糖等），也有大分子物质（如蛋白质），血浆总渗透压为两者产生的渗透压的总和。医学上，通常把由小分子物质产生的渗透压称为晶体渗透压；由大分子物质产生的渗透压称为胶体渗透压。37 ℃时，正常人血浆的渗透压约为 770 kPa，其中晶体渗透压约为 766 kPa，而胶体渗透压约为 4 kPa。

　　由于人体内各种半透膜（如毛细血管壁和细胞膜）的通透性不同，晶体渗透压和胶体渗透压在维持体内水、电解质平衡方面的作用也不相同。晶体渗透压的功能是调节细胞内、外水和无机盐的相对平衡及维持细胞的正常形态和功能，而胶体渗透压的功能是调节毛细血管内、外水和电解质的相对平衡及维持血容量。

　　细胞膜是一种选择通透性膜，它允许水分子自由通过，被选择的离子小分子可以通过，不被选择的离子、小分子及大分子均不能通过。由于晶体渗透压远大于胶体渗透压，因此晶体渗透压是决定细胞间液和细胞内液水分子转移的主要因素。如果人体由于某种原因缺水，细胞外液的盐浓度相对升高，使晶体渗透压增大，于是引起细胞内液的水分子向细胞外液渗透，造成细胞皱缩；反之，若体液中水的量增加过多，将使细胞外液的盐浓度降低，晶体渗透压减小，从而引起细胞外液中的水分子，向细胞内液渗透，造成细胞膨胀，严重时产生水中毒。

　　毛细血管壁是间隔血液和组织液的一种半透膜，它允许水分子和各种小分子、离子自由透过，而不允许蛋白质等大分子物质透过。由于小分子和离子能透过毛细血管壁，因此，血浆晶体渗透压虽大，但对水分子进出毛细血管并不起任何调节作用。血液与组织液的水、电解质平衡只取决于胶体渗透压。如果由于某种疾病造成血浆中蛋白质减少时，则血浆的胶体渗透压降低，血浆中的水及其他小分子和离子就会透过毛细血管壁渗透到组织液，造成血容量降低而组织液增多，这是形成水肿的原因之一。因此，在临床上对大面积烧伤或由于失血过多而造成血容量降低的患者进行补液时，除补充生理盐水外，同时还需要输入血浆或右旋糖酐等血浆代用品，以恢复血浆的胶体渗透压并增加血容量。

## 自测题

### 一、单项选择题

1. 符号 $\rho_B$ 表示
   A．物质的质量
   B．质量分数
   C．物质的量
   D．质量浓度
   E．体积分数

2. 某患者要补充 4.5 g 氯化钠，需 9 g/L 的生理盐水
   A．500 ml
   B．100 ml
   C．400 ml
   D．250 ml
   E．450 ml

3. 药用酒精的体积分数 $\varphi_B = 0.95$，600 ml 药用酒精中含纯乙醇
   A．500 ml
   B．550 ml
   C．560 ml
   D．570 ml
   E．590 ml

4. 用半透膜隔开下列溶液，自左向右渗透的是
   A．50 g/L $C_6H_{12}O_6$ 溶液与 50 g/L $C_{12}H_{22}O_{11}$ 溶液
   B．1 mol/L $C_6H_{12}O_6$ 溶液与 1 mol/L $C_{12}H_{22}O_{11}$ 溶液
   C．0.5 mol/L $C_6H_{12}O_6$ 溶液与 0.5 mol/L $C_{12}H_{22}O_{11}$ 溶液
   D．0.5 mol/L NaCl 与 0.5 mol/L $CaCl_2$ 溶液
   E．0.5 mol/L NaCl 与 0.5 mol/L $NaHCO_3$ 溶液

5. 欲使被半透膜隔开的两种溶液间不发生渗透现象，其条件是
   A．两溶液酸度相同
   B．两溶液的渗透浓度相同
   C．两溶液酸度、体积都相同
   D．两溶液的物质的量浓度相同
   E．两溶液的质量相同

6. 下列溶液与血浆等渗的是
   A．0.3 mol/L NaCl
   B．0.3 mol/L 的葡萄糖
   C．0.1 mol/L $NaHCO_3$
   D．0.3 mol/L 乳酸钠（$NaC_3H_5O_3$）
   E．0.1 mol/L 的 $CaCl_2$

7. 下列溶液中，渗透压最大的是
   A．0.8 mol/L 葡萄糖溶液
   B．0.4 mol/L $CaCl_2$
   C．0.5 mol/L KCl
   D．0.3 mol/L $Al_2(SO_4)_3$
   E．1.0 mol/L 的蔗糖溶液

8. 下列各项对溶液的渗透压大小有影响的因素是
   A．溶液的酸碱性
   B．溶质的性质
   C．压强
   D．溶质分子的大小
   E．溶液的浓度

9. 红细胞在下列哪个溶液中会发生皱缩
   A．3 g/L NaCl
   B．0.154 mol/L NaCl
   C．50 g/L 葡萄糖
   D．0.380 mol/L 葡萄糖
   E．0.1 mol/L $CaCl_2$

10. 有葡萄糖（$C_6H_{12}O_6$）、碘化钾（KI）、氯化钙（$CaCl_2$）三种溶液，它们的

浓度均为 0.5 mol/L，按渗透压由高
到低的排列顺序是

A．$CaCl_2$ > KI > $C_6H_{12}O_6$

B．$C_6H_{12}O_6$ > KI > $CaCl_2$

C．KI > $C_6H_{12}O_6$ > $CaCl_2$

D．$C_6H_{12}O_6$ > $CaCl_2$ > KI

E．KI > $CaCl_2$ > $C_6H_{12}O_6$

## 二、多项选择题

1．物质的量浓度的单位符号是

A．mol/L

B．mmol/L

C．g/L

D．kg/L

E．μmol/L

2．产生渗透现象必须满足的条件是

A．有半透膜的存在

B．半透膜两侧液体存在浓度差

C．有滤纸存在

D．半透膜两侧液体渗透浓度相同

E．半透膜两侧为不同的溶液

3．下列哪项是由于溶液的渗透压差别引起的

A．用食盐腌制蔬菜，是一种传统的贮藏方法

B．用淡水饲养海鱼，易引起死亡

C．施肥时兑水过少会"烧死"作物

D．用生理盐水对人体输液可补充患者血容量

E．用 75% 乙醇清洗伤口引起疼痛

4．0.1 mol/L 的葡萄糖溶液的渗透压与下列哪种溶液的渗透压相近

A．0.2 mol/L 的 KCl 水溶液

B．0.1 mol/L 的蔗糖水溶液

C．0.1 mol/L 的 NaCl 水溶液

D．0.05 mol/L 的 NaCl 水溶液

E．0.05 mol/L 的 $NaHCO_3$ 水溶液

5．渗透的方向是

A．由纯水向稀溶液

B．由稀溶液向浓溶液

C．浓溶液和稀溶液同时渗透

D．不能确定

E．由浓溶液向稀溶液

## 三、简答题

1．何谓渗透现象？产生渗透现象的条件是什么？

2．晶体渗透压和胶体渗透压的生理作用有何不同？

## 四、计算题

临床上纠正酸中毒时，常用乳酸钠（$NaC_3H_5O_3$）注射液。它的规格是每支 20 ml 注射液中含乳酸钠 2.24 g，该注射液的物质的量浓度是多少？

（赵桂欣）

# 物质结构与元素周期律

第三章数字资源

## 学习目标

1. 掌握原子的组成及核外电子排布规律。
2. 掌握离子键、共价键、配位键的概念。
3. 掌握氧化还原反应的概念、特征及实质。
4. 熟悉配位化合物组成及命名。
5. 熟悉元素性质周期性变化规律和元素周期表结构。
6. 理解分子的极性、极性分子、非极性分子和氢键的概念。
7. 了解同位素、电子云、电子层及电子亚层的概念。
8. 了解常见元素化合物在医学上的应用。

　　自然界中物质种类繁多，性质千差万别。纯物质在一般条件下以分子或晶体的形式存在，分子或晶体由原子或离子组成，原子由原子核和核外电子构成。原子要构成稳定的分子或晶体，它们之间必然存在某种吸引力。存在于分子或晶体中相邻原子或离子之间强烈的相互作用称为化学键。原子或离子依靠化学键将它们之间的距离约束在几十至几百皮米（pm）的范围内，从而形成分子或晶体。

　　配位化合物是一类组成较复杂、应用极为广泛的化合物，生物体内许多必需金属元素都是以配位化合物的形式存在的。配位化合物在生命过程中及医学上具有重要意义。

　　氧化还原反应是一类非常重要的化学反应，它不仅广泛存在于日常生活和工农业生产中，而且与生命活动密切相关。生物体内的呼吸、物质和能量转换等代谢过程就是氧化还原反应过程。它为生命活动提供所需的能量和物质，具有十分重要的意义。

　　本章主要介绍原子结构、核外电子运动状态及其排布规律，元素周期律和元素周期表，重要元素及其化合物的性质，离子键、共价键及配位键，分子的极性与氢键，配位化合物的组成和命名，氧化还原反应的基本概念。

## 第一节　原子结构

### 一、原子组成和同位素

#### （一）原子组成

　　原子（atom）是化学反应中的最小微粒，在化学反应中不可分割。原子由带正电荷的原子核和核外电子组成，电子围绕原子核高速运动。原子核所带的正电量与核外电子所带的负电量相等，整个原子是电中性的。

　　原子核（atomic nucleus）位于原子的中心，占有很小的体积，由质子和中子构成。每个质子带一个单位正电荷，中子不带电荷，所以质子数等于原子核所带电荷数即核电荷数。人们将元素按核电荷数由小到大排列成序，每种元素的序号称为该元素的原子序数。核外电子数等于质子数，每个电子带一个单位负电荷。因此，原子中存在以下关系：

原子序数 = 核内质子数 = 核电荷数 = 核外电子数

　　例如，第 17 号元素氯，氯原子的核电荷数为 17，原子核内有 17 个质子，核外有 17 个电子。

　　因为质子和中子的质量都很小，所以通常用它们的相对质量。质子和中子的相对质量都取近似整数值 1。由于电子的质量更小，可以忽略不计，因此，原子质量主要集中在原子核上。可以认为，原子的质量就是质子和中子的质量总和。将原子核内所有质子和中子的相对质量取近似整数值相加，所得的数值称为原子的质量数，用符号 $A$ 表示。用 $Z$ 表示质子数，用 $N$ 表示中子数，则得到：

质量数（$A$）= 质子数（$Z$）+ 中子数（$N$）

　　若以 $^{A}_{Z}X$ 代表质量数为 $A$、质子数为 $Z$ 的某原子，则构成原子的微粒之间的关系可表示为：

$$原子（^{A}_{Z}X）\begin{cases} 原子核 \begin{cases} 质子（Z） \\ 中子（N） \end{cases} \\ 核外电子（Z） \end{cases}$$

　　例如，$^{23}_{11}Na$ 表示钠原子的质量数为 23，质子数为 11，中子数为 12，核外电子数为 11，钠是 11 号元素。

　　原子失去核外电子变为阳离子，得到电子变为阴离子。同种元素的原子和离子之间的区别是核外电子数不同。

　　例如，$^{37}_{17}Cl^{-}$ 表示氯离子的质量数为 37，质子数为 17，中子数为 20，核外电子数为 18，氯是 17 号元素。$^{23}_{11}Na^{+}$ 表示钠离子的质量数为 23，质子数为 11，中子数为 12，核外电子数为 10，钠是 11 号元素。

　　（二）同位素

　　具有一定数目质子和一定数目中子的一种原子称为核素。很多元素有质子数相同而中子数不同的几种原子。例如，氢有 $^{1}_{1}H$、$^{2}_{1}H$ 和 $^{3}_{1}H$ 3 种原子，就是 3 种核素，它们的质子数均为 1，中子数分别为 0、1、2，质量数分别为 1、2、3。

　　具有相同质子数不同中子数的同一元素的不同原子，互称为同位素。例如，氢有三种同位素，即 $^{1}_{1}H$（H，氕）、$^{2}_{1}H$（D，氘，又称重氢）、$^{3}_{1}H$（T，氚，又称超重氢）；碳有多种同位素，如 $^{12}_{6}C$、$^{14}_{6}C$ 等。

　　在 19 世纪末，人类首先发现了放射性同位素，随后又发现了天然存在的稳定同位素。大多数天然元素都存在几种稳定的同位素。到目前为止，已发现的元素有 109 种，只有 20 种元素未发现稳定的同位素，但所有的元素都有放射性同位素。大多数的天然元素都是由几种同位素组成的混合物，稳定同位素约有 300 种，放射性同位素大约 2800 种。同种元素的各种同位素质量数不同，但化学性质几乎相同。

　　许多同位素有重要的用途。例如：$^{12}_{6}C$ 是作为确定原子量标准的原子，$^{2}_{1}H$、$^{3}_{1}H$ 是制造氢弹的材料，$^{235}_{92}U$ 是制造原子弹的材料和核反应堆的原料，根据 $^{131}_{53}I$ 被甲状腺吸收的量可确定甲状腺的功能，利用 $^{32}_{15}P$ 可鉴别乳腺肿瘤是良性的还是恶性的，$^{60}_{27}Co$ 可用于治疗恶性肿瘤，等等。近年来，放射性同位素的应用得到迅速发展，如放射性同位素扫描，已经成为诊断脑、肝、肾、肺等病变的一种安全简便的方法。

## 二、原子核外电子排布

### （一）电子云

电子围绕原子核运动，就好像卫星绕地球运转一样。由于卫星是宏观物体，因而可以在任何时间内同时准确测出卫星的位置和速度。但是，电子的运动具有特殊性。由于电子既有粒子性，又具波动性，因此不能同时测量其准确的位置和速度，只能知道电子在哪些区域出现的概率大，在哪些区域出现的概率小。

目前还没有办法测出电子的运动轨迹，只能统计出核外某一区域内电子出现概率的多少，如果用小黑点的疏密来表示电子出现概率的多少，则氢原子中电子在核外运动状态可描述为图 3-1。

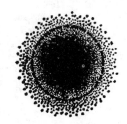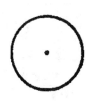

a. 电子云图　　　　b. 界面图

**图 3-1　氢原子的电子运动状态**

图 3-1a 中，小黑点密集的地方，表示电子在这个区域出现的概率大，即出现的可能性大。小黑点稀疏的地方，表示电子在此区域出现的概率小，即出现的可能性小。这样，电子在核外某一区域的运动轨迹，就如同在原子核外蒙上一层带负电的云雾，形象地称为"电子云"。

3-1b 为界面图。界面图是指界面内电子出现的概率达 95%，由于界面图比较简单，故常用界面图来表示电子云的形状。

### （二）电子层

核外电子的运动有自己的特点，它不像行星绕太阳旋转有固定的轨道，但却有经常出现的区域。通常把这些区域称为电子层（用符号 $n$ 表示）。核外电子是在不同的电子层内运动的，这种现象称为核外电子的分层排布。现在发现的元素原子核外电子最少的只有 1 层，最多的有 7 层。最外层电子数最多不超过 8 个（K 层为最外层时不超过 2 个）。

能量最低、离核最近的电子层称为第 1 电子层，离核稍远、能量稍高的电子层称为第 2 电子层。由里向外，依次称为第 3、4、5、6、7 电子层。也可依次用电子层符号 K、L、M、N、O、P、Q 表示。这样，就可以看作是电子在能量不同的电子层中绕核高速运动。原子中电子能量随电子层数的增加而增大，即电子层数 $n$ 越大，电子能量越高。

### （三）电子亚层

研究发现，在同一电子层中，电子的能量稍有差别，电子云的形状也不相同。这些处在同一电子层中的电子能量高低和电子云的形状，用电子亚层来描述，依次用符号 s、p、d、f 等表示。每一个电子层中所包含的亚层数等于其电子层序数。例如，K 层有 1 个亚层，即 s 亚层；L 层有 2 个亚层，即 s、p 亚层；M 层有 3 个亚层，即 s、p、d 亚层；N 层有 4 个亚层，即 s、p、d、f 亚层。O、P、Q 层则依次类推。

在亚层符号前标明电子层数，即可表示各电子层中的电子亚层。例如：L 电子层的 s 亚层表示为 2s，M 电子层的 d 亚层表示为 3d。

同一电子层中，电子能量高低的顺序：

$$ns < np < nd < nf$$

不同电子层中，电子能量高低的顺序：

$$1s < 2s < 2p < 3s < 3p < 4s < 3d < 4p < 5s < 4d < 5p < 6s < 4f$$

（四）电子云形状和伸展方向

研究发现，各电子亚层电子云的形状各不相同（图3-2）。s电子云呈球形对称分布，p电子云为哑铃形，d电子云为花瓣形，f电子云更复杂。s、p、d、f电子云伸展方向数分别为1、3、5、7。

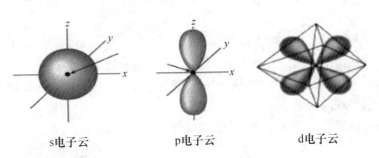

| s电子云 | p电子云 | d电子云 |

**图3-2　s、p、d电子亚层的电子云分布**

在一定电子层上，具有一定形状和伸展方向的电子云所占据的空间称为一个原子轨道。因此，s、p、d、f亚层分别有1、3、5、7个原子轨道，各电子层中原子轨道数为$n^2$。

（五）电子的自旋

一方面，电子围绕原子核高速运动；另一方面，电子还要自旋运动。电子的自旋有2种方向，相当于顺时针和逆时针，分别表示为：↑、↓。

同一原子轨道中，最多容纳2个自旋方向相反的电子。因此，s、p、d、f亚层最多容纳的电子数分别为2、6、10、14个，各电子层最多容纳的电子数为$2n^2$。例如：

$n = 1$，K层，最多能容纳的电子数为$2 \times 1^2 = 2$个；

$n = 2$，L层，最多能容纳的电子数为$2 \times 2^2 = 8$个；

$n = 3$，M层，最多能容纳的电子数为$2 \times 3^2 = 18$个；

$n = 4$，N层，最多能容纳的电子数为$2 \times 4^2 = 32$个。

（六）核外电子的排布规律

原子的核外电子排布有一定的规律。

1．泡利不相容原理　每个轨道最多容纳2个自旋相反的电子。根据该原理，各电子层最多容纳的电子数为$2n^2$。

2．能量最低原理　通常情况下，核外电子总是尽先排布在能量较低的轨道上，只有当能量最低的轨道排满后，才依次进入能量较高的轨道。根据该原理，电子填充原子轨道的顺序如下：

$$1s \rightarrow 2s \rightarrow 2p \rightarrow 3s \rightarrow 3p \rightarrow 4s \rightarrow 3d \rightarrow 4p \rightarrow 5s \rightarrow 4d \rightarrow 5p \rightarrow 6s \rightarrow 4f$$

3．洪特规则　洪特规则有两层意思：

（1）电子在同一电子亚层的不同轨道（又称等价轨道）上排布时，将尽可能分占不同的轨道，并且自旋方向相同。例如，碳原子的核外电子排布为$1s^2 2s^2 2p^2$，轨道排布式为 ↑↓ ↑↓ ↑ ↑ 　。

（2）同一电子亚层，当电子排布处于全充满（$s^2$、$p^6$、$d^{10}$、$f^{14}$）、半充满（$s^1$、$p^3$、$d^5$、$f^7$）或全空（$s^0$、$p^0$、$d^0$、$f^0$）状态时比较稳定。例如：铬（Cr）原子的外层电子排布是$3d^5 4s^1$，而不是$3d^4 4s^2$。铜（Cu）原子的外层电子排布是$3d^{10} 4s^1$，而不是$3d^9 4s^2$。

以上这些规律是互相联系的，不能孤立地理解。电子在原子核外运动的情况是很复杂的，人们对核外电子运动状态的研究还在不断发展中。第1—20号元素原子的核外电子排布情况如

表 3-1 所列。

表 3-1 第 1—20 号元素原子的核外电子排布情况

| 原子序数 | 元素名称 | 元素符号 | 各电子层的电子数 | | | |
|---|---|---|---|---|---|---|
| | | | K | L | M | N |
| 1 | 氢 | H | 1 | | | |
| 2 | 氦 | He | 2 | | | |
| 3 | 锂 | Li | 2 | 1 | | |
| 4 | 铍 | Be | 2 | 2 | | |
| 5 | 硼 | B | 2 | 3 | | |
| 6 | 碳 | C | 2 | 4 | | |
| 7 | 氮 | N | 2 | 5 | | |
| 8 | 氧 | O | 2 | 6 | | |
| 9 | 氟 | F | 2 | 7 | | |
| 10 | 氖 | Ne | 2 | 8 | | |
| 11 | 钠 | Na | 2 | 8 | 1 | |
| 12 | 镁 | Mg | 2 | 8 | 2 | |
| 13 | 铝 | Al | 2 | 8 | 3 | |
| 14 | 硅 | Si | 2 | 8 | 4 | |
| 15 | 磷 | P | 2 | 8 | 5 | |
| 16 | 硫 | S | 2 | 8 | 6 | |
| 17 | 氯 | Cl | 2 | 8 | 7 | |
| 18 | 氩 | Ar | 2 | 8 | 8 | |
| 19 | 钾 | K | 2 | 8 | 8 | 1 |
| 20 | 钙 | Ca | 2 | 8 | 8 | 2 |

（七）核外电子排布表示方法

1. 原子结构示意图 图 3-3 为第 1—18 号元素原子结构示意图。圆圈代表原子核，圆圈里的数字代表核电荷数，弧线代表电子层，弧线上的数字代表电子数。

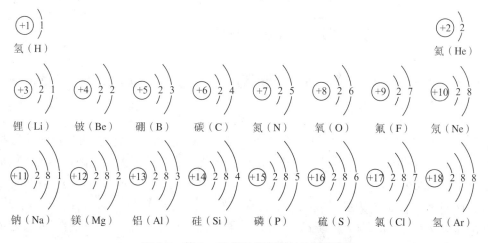

图 3-3 第 1—18 号元素原子结构示意图

2．电子式　用元素符号表示原子核和内层电子，在元素符号周围用"·"或者"×"表示原子最外层的电子。例如：

$$Na·\quad ·Mg·\quad ·\dot{A}l·\quad ·\dot{\ddot{S}}i·\quad ·\dot{\ddot{P}}·\quad ·\ddot{\ddot{S}}·$$

3．电子排布式　分别用1、2、3、4、5、6、7等数字表示电子层，用s、p、d、f等符号表示各电子亚层，在亚层符号的右上角用数字表示各电子亚层上的电子数。例如：

H的电子排布式为$1s^1$。

He的电子排布式为$1s^2$。

C的电子排布式为$1s^22s^22p^2$。

Na的电子排布式为$1s^22s^22p^63s^1$。

4．轨道排布式　用一个方框、圆圈或短线表示一个轨道，用箭头"↑"或"↓"表示不同自旋方向的电子。例如：

N的轨道排布式为 ↑↓　↑↓　↑　↑　↑。

O的轨道排布式为 ↑↓　↑↓　↑↓　↑　↑。

Na的轨道排布式为 ↑↓　↑↓　↑↓　↑↓　↑↓　↑。

### 三、原子结构与性质的关系

元素的性质与它的原子最外层电子数密切相关。稀有气体的原子最外层上有8个电子（氦的最外层电子数为2），它们的化学性质比较稳定，一般不与其他物质发生化学反应。因此，通常认为最外层有8个电子（K层为最外层时有2个电子）的结构是一种稳定结构，其他元素的原子都有得、失电子使其最外层达到稳定结构的倾向。

金属元素的原子最外层电子数一般少于4个，在化学反应中容易失去电子，使次外层变为最外层，达到2个或8个电子的稳定结构。通常把原子失去电子成为阳离子的趋势称为元素的金属性。原子越容易失去电子，生成的阳离子越稳定，该元素的金属性就越强。

$$钾（K）\quad 钠（Na）\quad 镁（Mg）\quad 铝（Al）$$
$$\longrightarrow$$

金属性依次减弱（原子失去电子的能力依次减弱）

非金属元素的原子最外层电子数一般多于4个，在化学反应中容易得到电子，使最外层成为有8个电子的稳定结构。通常把原子得到电子成为阴离子的趋势称为元素的非金属性。原子越容易得到电子，生成的阴离子越稳定，该元素的非金属性就越强。

$$氟（F）\quad 氯（Cl）\quad 溴（Br）\quad 碘（I）$$
$$\longrightarrow$$

非金属性依次减弱（原子得到电子的能力依次减弱）

## 第二节　元素周期律和元素周期表

截至19世纪60年代，化学家们共发现元素60多种，积累了这些元素的原子量数据，为进一步寻找元素间的内在联系创造了条件。俄国著名化学家门捷列夫和德国化学家迈锡尼等分别根据原子量的大小，将元素进行分类排列，发现元素性质随原子量的递增呈明显的周期性变化规律。1868年，门捷列夫经过多年的艰苦探索发现了元素周期律。这是继原子-分子论之后，近代化学发展史上的又一个里程碑，对以后整个化学和自然科学的发展都具有普遍的指导意义。1869年，门捷列夫提出第一张元素周期表。

## 一、元素周期律

元素周期律是指元素的性质随元素的原子序数（即原子核外电子数或核电荷数）的递增呈周期性变化的规律。具体规律如下。

（一）原子最外层电子数的周期性变化

随着原子序数的递增，原子最外层电子数从 1 个递增到 8 个（K 层最多为 2 个电子），达到稳定结构。后面的元素重复这种情况。

（二）原子半径的周期性变化

具有相同电子层数的原子，随着原子序数的递增，原子半径由大逐渐变小（稀有气体除外）。电子层数增多，原子半径增大。

（三）元素化合价的周期性变化

元素最高正化合价周期性地从 +1 价依次递增至 +7 价（氧、氟除外），非金属元素的负化合价周期性地从 –4 价依次变至 –1 价。并且，非金属元素的最高正化合价与最低负化合价绝对值之和等于 8。通常将稀有气体元素的化合价看作 0。

（四）元素金属性和非金属性的周期性变化

具有相同电子层数的原子，随原子序数的递增，从活泼金属开始，元素的金属性逐渐减弱，非金属性逐渐增强，到活泼的非金属——卤素，最后是稀有气体。

## 二、元素周期表

根据元素周期律，把已知的 109 种元素中电子层数相同的各种元素，按原子序数递增的顺序从左至右排成横行；把不同横行中最外层电子数相同、性质相似的元素，按电子层数递增的顺序由上而下排成纵行，这样排成的一张表即为元素周期表。

（一）周期

在元素周期表中，将电子层数相同的元素按原子序数递增的顺序从左至右排列，共排成 7 行，每行为 1 个周期。元素周期表中共有 7 个周期，除第 1 周期外，每个周期的原子最外层电子数从 1 增加到 8，而且都是从碱金属元素开始，以稀有气体元素结束，呈现周期性变化。

第 1 周期有 2 种元素，第 2、第 3 周期各有 8 种元素，称为短周期；第 4、第 5 周期各有 18 种元素，第 6 周期有 32 种元素，称为长周期；第 7 周期尚未排满，称为不完全周期。

元素所在的周期序数与原子核外电子层数相同。例如，钠原子核外有 3 个电子层，所以钠元素位于周期表中第 3 周期；溴元素位于周期表中第 4 周期，所以溴原子核外有 4 个电子层。

（二）族

元素周期表共有 18 个纵行，其中第 8、9、10 三个纵行合称为Ⅷ族，其余 15 个纵行，每个纵行为一个族，共有 16 个族。族可分为以下四种类型。

1. 主族　元素周期表中共有 7 个主族，即ⅠA—ⅦA 族。主族元素原子的内层轨道全充满，最外层电子数等于该元素所在的族序数。同一主族元素原子最外层的电子层构型相似，最外层电子数相等，所以化学性质相似。

2. 副族　元素周期表中共有 7 个副族，即ⅠB—ⅦB 族。副族元素原子的最外层结构特征一般是次外层 $(n-1)$ d 或倒数第三层 $(n-2)$ f 轨道上有电子填充。最外层电子数与族序数相关：① $(n-1)$ d 和 $n$s 电子数之和小于 8 的元素，其所在的族序数等于 $(n-1)$ d 和 $n$s 电子数之和，如ⅢB—ⅦB 族。② $(n-1)$ d 和 $n$s 电子数之和为 8 ~ 10 的元素均属于Ⅷ族。③ $(n-1)$ d 电子已充满、$n$s 电子数为 1 ~ 2 的元素，其族序数等于最外层电子数，如ⅠB、ⅡB 族。

副族元素原子最外层一般只有 1 ~ 2 个电子，在化学反应中除失去最外层电子外，还能失去次外层 d 轨道上的部分电子，因此表现出多价态的特点。

3．Ⅷ族　元素周期表中第 8、9、10 三个纵行合称为Ⅷ族。

4．0 族　惰性气体元素原子通常难于得失电子，化合价为 0，称为 0 族。

（三）元素的分区

根据原子中最后一个电子填充的轨道不同，把周期表中的元素划分为 5 个区，如表 3-2 所列。

表 3-2　周期表中元素的分区

| 区 | 外层电子构型 | 包含的元素 |
|---|---|---|
| s | $ns^{1\sim2}$ | ⅠA—ⅡA 族 |
| p | $ns^2np^{1\sim6}$ | ⅢA—ⅦA 族 |
| d | $(n-1)d^{1\sim10}ns^{1\sim2}$ | ⅢB—Ⅷ族 |
| ds | $(n-1)d^{10}ns^{1\sim2}$ | ⅠB—ⅡB 族 |
| f | $(n-2)f^{1\sim14}(n-1)d^{0\sim2}ns^2$ | La 系和 Ac 系 |

元素在周期表中的位置与其基态原子的电子层结构密切相关。若已知某元素的原子序数，就可以写出该元素原子的核外电子排布式，进而判断该元素在周期表中的位置。例如，某元素原子序数为 24，则其核外电子排布式为 $3d^5 4s^1$，该元素属于第 4 周期ⅥB 族，为 d 区过渡元素，是铬元素，元素符号为 Cr。

（四）主族元素周期性变化规律

随着原子序数的递增，元素的性质呈现周期性的变化。研究表明，原子的外层电子构型是决定元素性质的主要因素（最外层又称为价电子层，最外层电子又称为价电子），而各元素原子的外层电子构型则随着原子序数的递增而呈周期性的重复排列。因此，元素周期律是原子核外电子排布周期性变化的反映，元素周期表是元素周期律的具体表现形式。下面以主族元素为例，讨论元素的周期性变化规律。

1．原子半径　原子半径是指构成物质的相邻两个原子的原子核之间的距离（即核间距）。由于各元素原子之间的成键类型不同，得到的原子半径也不相同（表 3-3）。

同周期元素原子半径递变规律：在短周期内，从左至右，随着原子序数递增，核电荷对电子吸引力逐渐增强，原子收缩，原子半径逐渐缩小。在长周期内，同一周期的过渡元素从左至右，原子半径缩小程度不大。稀有气体的原子半径增大。

同主族元素原子半径递变规律：在同一主族，从上至下，虽然核电荷数的增加有使原子半径减小的作用，但电子层的增加是主要因素，致使同主族元素的原子半径从上至下逐渐增大。

2．电负性　当两个不相同的原子形成分子时，它们对成键电子对的吸引力是不同的。1932 年 Pauling 首先提出了电负性的概念。所谓电负性，是指元素的原子在分子中吸引电子的能力。Pauling 指定氟的电负性为 3.98，依次通过对比求出其他元素的电负性，因此电负性是一个相对数值（表 3-4）。

元素电负性随原子序数的递增呈明显的周期性变化。同一周期的元素从左至右电负性逐渐增大，同一主族的元素从上至下电负性逐渐减小。根据电负性大小，可以判断元素的金属性和非金属性的强弱。一般情况下，非金属元素的电负性大于金属元素的电负性。非金属元素的电负性一般在 2.0 以上，金属元素的电负性一般在 2.0 以下。应该注意的是，将电负性 2.0 作为金属元素与非金属元素的分界不是绝对的。例如，H 元素的电负性为 2.20。

表 3-3　元素原子的半径（pm）

| IA | IIA | | | | | | | | | | | IIIA | IVA | VA | VIA | VIIA | VIIIA |
|---|---|---|---|---|---|---|---|---|---|---|---|---|---|---|---|---|---|
| H 37 | | | | | | | | | | | | | | | | | He 93 |
| Li 123 | Be 89 | | | | | | | | | | | B 88 | C 77 | N 70 | O 66 | F 64 | Ne 112 |
| Na 157 | Mg 136 | | | | | | | | | | | Al 125 | Si 117 | P 110 | S 104 | Cl 199 | Ar 174 |
| K 203 | Ca 174 | Sc 144 | Ti 132 | V 122 | Cr 117 | Mn 117 | Fe 116 | Co 116 | Ni 115 | Cu 117 | Zn 125 | Ga 125 | Ge 122 | As 121 | Se 117 | Br 114 | Kr 189 |
| Rb 216 | Sr 191 | Y 162 | Zr 145 | Nb 134 | Mo 129 | Tc 127 | Ru 124 | Rh 125 | Pd 128 | Ag 134 | Cd 141 | In 150 | Sn 140 | Sb 141 | Te 137 | I 133 | Xe 209 |
| Cs 235 | Ba 198 | La 169 | Hf 144 | Ta 134 | W 130 | Re 128 | Os 126 | Ir 126 | Pt 129 | Au 134 | Hg 144 | Tl 155 | Pb 154 | Bi 152 | Po 153 | At 145 | Rn 214 |

| La 169 | Ce 165 | Pr 165 | Nd 164 | Pm 163 | Sm 166 | Eu 185 | Gd 162 | Tb 161 | Dy 159 | Ho 158 | Er 158 | Tm 156 | Yb 170 | Lu 158 |
|---|---|---|---|---|---|---|---|---|---|---|---|---|---|---|

表 3-4　元素的电负性

| | | | | | | | | | | | | | | | |
|---|---|---|---|---|---|---|---|---|---|---|---|---|---|---|---|
| H 2.20 | | | | | | | | | | | | | | | |
| Li 0.98 | Be 1.57 | | | | | | | | | | B 2.04 | C 2.55 | N 3.04 | O 3.44 | F 3.98 |
| Na 0.93 | Mg 1.31 | | | | | | | | | | Al 1.61 | Si 1.90 | P 2.19 | S 2.58 | Cl 3.16 |
| K 0.82 | Ca 1.00 | Sc 1.36 | Ti 1.54 | Cr 1.66 | Mn 1.55 | Fe 1.83 | Co 1.88 | Ni 1.91 | Cu 1.90 | Zn 1.65 | Ga 1.81 | Ge 2.01 | As 2.18 | Se 2.55 | Br 2.96 |
| Rb 0.82 | Sr 0.95 | Y 1.22 | Zr 1.33 | Mo 2.16 | Tc 2.10 | Ru 2.2 | Rh 2.28 | Pd 2.20 | Ag 1.93 | Cd 1.69 | In 1.78 | Sn 1.96 | Sb 2.05 | Te 2.1 | I 2.66 |
| Cs 0.79 | Ba 0.89 | La 1.10 | Hf 1.3 | W 1.7 | Re 1.9 | Os 2.2 | Ir 2.2 | Pt 2.2 | Au 2.4 | Hg 1.9 | Tl 1.8 | Pb 1.8 | Bi 1.9 | Po 2.0 | At 2.2 |
| Fr 0.7 | Ra 0.9 | Ac 1.1 | | | | | | | | | | | | | |

# 第三节　重要元素及化合物

## 一、主族元素

### （一）ⅠA 族和ⅡA 族

1. 概述　周期表中ⅠA 族元素包括氢（H）、锂（Li）、钠（Na）、钾（K）、铷（Rb）、铯（Cs）、钫（Fr）7 种元素，价电子构型为 $ns^1$，在化学反应中容易失去最外层电子，形成 +1 价阳离子，表现出强还原性。除氢为非金属元素外，其余 6 种元素又称为碱金属元素，其中钫为放射性元素。碱金属元素是金属性很强的元素，其单质是典型的金属，表现出较强的导电、导热性。碱金属单质反应活性高，在自然状态下只以盐类存在，如钾、钠在生物体内有重要作用。

周期表中ⅡA 族元素又称为碱土金属元素，包括铍（Be）、镁（Mg）、钙（Ca）、锶（Sr）、钡（Ba）、镭（Ra）6 种元素，价电子构型为 $ns^2$，在化学反应中容易失去最外层电子，形成 +2 价阳离子，表现出强还原性。ⅡA 族元素均为金属元素，其中镭为放射性元素。碱土金属单质为灰色至银白色金属，硬度比碱金属略大，导电、导热能力好，容易同空气中的氧气、水蒸气、二氧化碳作用，在表面形成氧化物和碳酸盐，失去金属光泽。其中，钙、镁和钡的单质和化合物用途较广泛。

2．ⅠA 族和ⅡA 族元素在医学上的应用　碱金属在人体内以离子形式存在于体液中，参与蛋白质的形成。锂对大脑具有特殊作用，碳酸锂广泛用于躁狂症的治疗。钾和钠是生物体必需的宏量元素，能维持细胞内液、外液的渗透压和电荷平衡，参与神经信息的传导等。

铍及其化合物有毒，能导致严重的肺病和皮肤炎。

镁能激活人体多种生物酶，对蛋白质的合成起重要作用。镁具有镇静作用，静脉注射镁盐可以引起麻醉。$MgSO_4$ 又称泻盐，口服可用作缓泻剂和十二指肠引流剂。

人体内，钙约占体重的 2%，主要分布在骨骼和牙齿中。$Ca^{2+}$ 参与维持心脏的正常搏动、神经系统的正常兴奋及参与某些重要的酶促反应。人体缺钙容易导致佝偻病及骨质疏松症。乳酸钙和葡萄糖酸钙是常用的补钙药物。$CaSO_4 \cdot 2H_2O$ 称为石膏，内服有清热泻火的功效。$2CaSO_4 \cdot H_2O$ 称为熟石膏，外科用于制成石膏绷带。

$BaSO_4$ 性质稳定，难溶于水，在肠胃道内无吸收，能阻止 X 线通过，其制剂常用于消化道造影，俗称"钡餐"。在胃酸中可溶的 $CaCO_3$ 对人体有剧毒，致死量为 0.8 g。

（二）ⅢA 族和ⅣA 族

1．概述　元素周期表中ⅢA 族元素又称为硼族元素，包括硼（B）、铝（Al）、镓（Ga）、铟（In）和铊（Tl）5 种元素，价电子构型为 $ns^2np^1$。硼是非金属，铝为金属，但金属性较弱，镓、铟、铊为典型的金属，铝元素是自然界分布最广的金属元素。

元素周期表中ⅣA 族元素又称为碳族元素，包括碳（C）、硅（Si）、锗（Ge）、锡（Sn）和铅（Pb）5 种元素，价电子构型为 $ns^2np^2$。碳、硅是非金属，锗是金属，但金属性较弱，锡和铅是典型的金属。碳元素以二氧化碳、碳酸盐和有机物的形式存在，硅元素以二氧化硅和硅酸盐为主要存在形式，锗、锡元素以二氧化物的形式存在，铅以硫化物居多。

2．ⅢA 族和ⅣA 族元素在医学上的应用　硼酸（$H_3BO_3$）和硼砂（$Na_2B_4O_7 \cdot 10H_2O$）具有杀菌作用，常用的有治疗皮肤病的硼酸软膏和用于口腔炎症的硼砂冷漱剂。

氢氧化铝 [$Al(OH)_3$] 是两性化合物，内服用于中和胃酸，其产物 $AlCl_3$ 具有收敛和局部止血的作用。氯化铝由于水解能产生絮状沉淀 $Al(OH)_3$，有较强的吸附能力，常用于水的净化。明矾 [$KAl(SO_4)_2 \cdot 12H_2O$] 是常用的净水剂和伤口的收敛性止血剂。

活性炭作为吸附剂常用于除去水溶液中的有机杂质，在制药工业、化学工业、制糖工业、净水和防毒装置中应用广泛。碳的氧化物有 CO 和 $CO_2$ 两种。CO 是无色、无味、极毒的气体，能和血红素中的 $Fe^{2+}$ 形成比较牢固的配合物，使血红素失去运输氧的作用而使人中毒。$CO_2$ 是生物氧化的重要产物之一。

铅丹又叫黄丹，主要成分为 $Pb_3O_4$，具有直接杀灭细菌、寄生虫和抑制黏液分泌的作用。主要用于配制外用膏药，具有收敛、镇痛、抗感染和生肌的作用。

（三）ⅤA 族

1．概述　周期表中ⅤA 族元素又称为氮族元素，包括氮（N）、磷（P）、砷（As）、锑（Sb）、铋（Bi）5 种元素。氮族元素原子最外电子层上有 5 个电子，价电子构型为 $ns^2np^3$，最高正价为 +5 价，若能形成气态氢化物（$RH_3$），则均显 −3 价。最高价氧化物（$R_2O_5$）的水化物为酸。氮、磷为典型的非金属，砷虽是非金属，却已表现出某些金属性，而锑、铋为典型的金属元素。氮和磷是生物体重要的组成元素，砷、锑、铋以矿物的形式存在，其化合物用途很广。

2．ⅤA族元素在医学上的应用　氮是氨基酸、蛋白质的组成元素。氨基酸在医药上主要用来制备复方氨基酸，也用作治疗药物和用于合成多肽药物。氨基酸复方制剂对维持危重患者的营养，抢救患者生命具有积极作用。谷氨酸、精氨酸、天门冬氨酸、胱氨酸等氨基酸常用于治疗肝病、消化道疾病、脑病、心血管病、呼吸道疾病，以及用于提高肌肉活力、儿科营养和解毒等。

人体内蛋白质是由 20 多种 $\alpha$- 氨基酸组成的，并不断进行代谢与更新。蛋白质是生命的物质基础，是构成细胞的基本有机物，是生命活动的主要承担者。机体中每一个细胞和所有重要组成部分都有蛋白质参与，没有蛋白质就没有生命。

亚硝酸盐对机体有毒性，是由于亚硝酸具有氧化性，能将亚铁血红蛋白氧化成高铁血红蛋白，使其失去携氧能力，造成机体缺氧、窒息。亚硝酸盐是致癌物质。

$H_3PO_4$ 可形成三种盐，即磷酸正盐（如 $Na_3PO_4$）、磷酸一氢盐（如 $Na_2HPO_4$）、磷酸二氢盐（如 $NaH_2PO_4$）。实验室和药房工作中，常利用磷酸二氢盐和磷酸一氢盐配制所需 pH 的缓冲溶液。

$As_2O_3$ 俗称砒霜，为剧毒药，致死量为 0.1 g。$As_2O_3$ 外用可治疗慢性皮炎、牛皮癣等，也可配成亚砷酸注射液用于治疗慢性白血病，还可外用或内服治疗疮、疖、疔毒、疥癣及虫、蛇咬伤等。

（四）ⅥA族

1．概述　元素周期表中ⅥA族元素又称为氧族元素，包括氧（O）、硫（S）、硒（Se）、碲（Te）、钋（Po）5 种元素，价电子构型为 $ns^2np^4$，除了氧元素没有正价外，其他氧族元素最高正价为 +6 价。氧、硫、硒是非金属元素，碲为准金属（又称半金属），钋为金属。氧是地壳中含量最多和自然界分布最广的元素，在人体中约占 65%（质量分数）。硫在自然界主要以化合物形式存在，硒、碲、钋为稀有元素。

2．ⅥA族元素在医学上的应用　目前认为，空气中存在一种活泼性极高但寿命短暂的激发态氧，称为活性氧。许多药物见光易氧化变质可能与活性氧有关。在配制易氧化变质的药物制剂时，通常采取容器抽真空或充填惰性气体的方法减少氧分压，提高药物的稳定性。臭氧（$O_3$）是 $O_2$ 的同素异形体。空气中臭氧含量很低，但在距离地面 25～30 km 的高空有一稳定的臭氧层，能吸收一部分日光辐射中的紫外线，保护地球生物。随着大气污染物中还原性工业废气（如卤代烃、$SO_2$、CO 等）含量的增加，臭氧层正在不断遭到破坏，导致严重的生态环境问题。用臭氧做氧化剂、漂白剂和消毒剂，作用强，速度快，不会造成二次污染。

过氧化氢（$H_2O_2$）的水溶液俗称双氧水，具有较强的渗透性和氧化作用。医学上常用过氧化氢来清洗创口和局部抗感染。

亚硫酸及其盐不稳定，遇酸易分解生成 $SO_2$：

$$SO_3^{2-} + 2H^+ \rightleftharpoons SO_2\uparrow + H_2O$$

亚硫酸钠能被空气中的氧缓慢氧化：

$$2Na_2S_2O_3 + O_2 \rightleftharpoons 2Na_2SO_4$$

亚硫酸钠、亚硫酸氢钠是药物和食品工业中常见的抗氧剂。由于其氧化产物对人体无害，因此可以直接加到制剂中，保护易氧化变质的药物。

硫酸是常用的无机强酸之一。市售浓硫酸密度为 1.84 $g/cm^3$，质量分数为 98%。浓硫酸具有强烈的吸水性，常用作气体干燥剂。浓硫酸与水混合，水合作用极其强烈并放出大量的热，因此稀释浓硫酸时，只能将浓硫酸在不断搅拌下缓慢倾入水中，而不能将水倾入浓硫酸中，否则浓硫酸会因剧烈的水合作用而暴沸，发生伤害事故。

浓硫酸具有强烈的脱水性，能将某些有机物分子中的氢和氧按照水的组成脱去，使有机物碳化。例如：

$$C_{12}H_{22}O_{11}（蔗糖）\xrightarrow{浓硫酸}12C+11H_2O$$

因此，浓硫酸能破坏动植物组织，如破坏衣物、烧伤皮肤等，使用时应注意安全。

浓硫酸无挥发性，但有氧化性。稀$H_2SO_4$无氧化性，具有一般无机强酸的通性。例如，稀硫酸与铜不反应，而浓硫酸在加热条件下能与铜发生氧化还原反应，反应方程式如下：

$$Cu+2H_2SO_4（浓）=\!=\!=CuSO_4+SO_2\uparrow+2H_2O$$

含结晶水的硫代硫酸钠（$Na_2S_2O_3\cdot5H_2O$）俗称海波或大苏打。20%$Na_2S_2O_3$溶液可作为卤素、氰化物和重金属中毒的解毒剂、药物制剂中的抗氧剂。有关反应如下：

$$Na_2S_2O_3+4Cl_2+5H_2O=\!=\!=2H_2SO_4+6HCl+2NaCl$$
$$Na_2S_2O_3+NaCN=\!=\!=Na_2SO_3+NaSCN$$
$$2S_2O_3^{2-}+Ag^+=\!=\!=[Ag(S_2O_3)_2]^{3-}$$

**（五）ⅦA族**

1．概述　元素周期表中ⅦA族元素又称为卤族元素，简称卤素，包括氟（F）、氯（Cl）、溴（Br）、碘（I）、砹（At）5种元素，价电子构型为$ns^2np^5$，除了氟元素没有正价外，其他卤族元素最高正价为+7价，均为非金属元素。卤化氢的热稳定性依次为HF＞HCl＞HBr＞HI，其水溶液酸性依次为HF＜HCl＜HBr＜HI。

2．ⅦA族元素在医学上的应用　常温下次氯酸（HClO）具有刺激性气味，其稀溶液无色，浓溶液呈黄色。次氯酸是很弱的酸，不稳定，具有强氧化性，因而具有杀菌和漂白作用。常用的次氯酸盐主要有次氯酸钠（NaClO）和次氯酸钙[$Ca(ClO)_2$]。NaClO是巴氏消毒液的有效成分，能快速杀灭乙肝病毒等，是常用的消毒剂。$Ca(ClO)_2$是漂白粉的有效成分，常用于饮用水的消毒。漂白粉是次氯酸钙、氯化钙（$CaCl_2$）和氢氧化钙[$Ca(OH)_2$]的混合物。常温下，将$Cl_2$通入熟石灰中即可得到漂白粉：

$$2Cl_2+2Ca(OH)_2=\!=\!=Ca(ClO)_2+CaCl_2+2H_2O$$

漂白粉长期露置在潮湿的空气中会逐渐失效，这是由于$Ca(ClO)_2$与空气中的$CO_2$、$H_2O$发生了以下反应：

$$Ca(ClO)_2+CO_2+H_2O=\!=\!=2HClO+CaCO_3\downarrow$$

碘易溶于碘化钾或其他可溶性碘化物溶液中，这是由于$I_2$与$I^-$离子生成易溶于水的$I_3^-$离子的缘故：

$$I_2+I^-=\!=\!=I_3^-$$

因此，实验室或药房配制碘溶液时，都要加入一定量的KI固体。碘伏（聚维酮碘溶液）就是单质碘与聚维酮（povidone）的不定型结合物。

## 二、过渡元素

通常把元素周期表中ⅠB—ⅦB及Ⅷ族的所有元素统称为过渡元素。下面介绍几种医学上重要的过渡元素及其化合物。

（一）铬

铬（Cr）是人体必需微量元素，参与构成人体内葡萄糖耐量因子（GTF），是重要的血糖调节剂，能促进体内糖、脂类和蛋白质代谢，促进生长发育，并对血液中胆固醇浓度也有控制和调节作用。

铬的化合物中铬酸钾（$K_2CrO_4$）和重铬酸钾（$K_2Cr_2O_7$）是常用的氧化剂。重铬酸盐饱和溶液与浓 $H_2SO_4$ 的混合物，称为铬酸洗液。洗液中的深红色沉淀为 $CrO_3$。铬酸洗液用于洗涤玻璃器皿上的污物。当洗液颜色由红棕色变为暗绿色时，$Cr_2O_7^{2-}$ 变成了 $Cr^{3+}$，表明洗液已失效。由于 Cr（Ⅵ）有毒性，这种洗液已逐渐为其他洗涤剂所代替。铬盐有毒，使用和保管时必须注意。

（二）铁

铁（Fe）是人体含量最多的必需微量元素，是血红蛋白（Hb）和肌红蛋白的组成成分，参与 $O_2$ 和 $CO_2$ 的运输，也是细胞色素体系、铁硫蛋白、过氧化酶及过氧化氢酶的组成成分，在生物氧化及氧的代谢中起重要作用。在人体器官、组织中铁的含量，以肝、脾为最高，其次为肾、心脏、骨骼肌与脑。

硫酸亚铁（$FeSO_4$）为抗贫血药，主要用于配制口服制剂，治疗缺铁性贫血。

（三）铜

铜（Cu）是人体必需微量元素，参与构成人体内 30 多种酶的活性成分，如抗坏血酸氧化酶、细胞色素氧化酶等。铜在机体内的生化功能主要是催化作用，许多含铜金属酶作为氧化酶，参与体内氧化还原过程。

临床上常用班氏试剂（含有硫酸铜、碳酸钠、枸橼酸钠）检查糖尿病，是利用试剂中的 $Cu^{2+}$ 与葡萄糖作用生成砖红色 $Cu_2O$ 沉淀，根据 $Cu_2O$ 沉淀量来判断尿糖大致含量，其反应为：

$$2Cu^{2+} + R—CHO + 4OH^- \longrightarrow Cu_2O\downarrow + RCOOH + 2H_2O$$

（四）锌

锌（Zn）是人体必需微量元素，是构成人体多种蛋白质所必需的元素，能维持细胞膜的稳定性并参与体内多种物质和能量代谢，维持人体重要的生理功能。

氧化锌（ZnO）俗称锌白粉，用于配制外用复方散剂、混悬剂、软膏剂和糊剂等，治疗皮肤湿疹及炎症。硫酸锌（$ZnSO_4$）有收敛、腐蚀作用。眼科常用 0.3% ~ 0.5% 的 $ZnSO_4$ 溶液治疗结膜炎。葡萄糖酸锌和 $ZnSO_4$ 也可用于配制内服制剂，治疗缺锌引起的疾病。

（五）锰

锰（Mn）是人体可能必需微量元素，是构成正常骨骼所必需的物质，主要分布在心脏、肝、肾和脑内。此外，锰还以多种酶的组成成分及锰的 β- 球蛋白结合形式而存在。目前，已知锰参与多种酶的组成，影响酶的活性。

高锰酸钾（$KMnO_4$）俗称灰锰氧、PP 粉，为黑紫色、细长的三棱形结晶。临床上常利用它的强氧化性作消毒、防腐剂。0.05% ~ 0.2% 的 $KMnO_4$ 溶液外用，可用于冲洗黏膜、腔道和伤口。1：1000 的 $KMnO_4$ 溶液用于有机物中毒时洗胃。$KMnO_4$ 稀溶液也可用于消毒水果等。

（六）汞

汞（Hg）是有毒元素，其化合物和盐大多具有较高的毒性，口服、吸入或接触后可以导致脑和肝损伤。汞可在体内积累，很容易被皮肤、呼吸道和消化道吸收。水俣病就是汞中毒的一种。汞能破坏中枢神经系统，对口、黏膜和牙齿有不良影响。长时间暴露在高汞环境中可以导致脑损伤和死亡。

汞有亚汞 [—Hg—Hg—]$^{2+}$ 和高汞 $Hg^{2+}$ 两种形式。氯化亚汞俗称甘汞，不溶于水，微甜，外用可攻毒杀虫，化学上用于制造甘汞电极。氯化高汞俗称升汞，杀菌力强，但毒性强烈，致死量为 0.2 ~ 0.4 g，主要用于非金属手术器械的消毒。

**知识链接**

### 微量元素

微量元素这一术语，大约起源于 19 世纪中叶。根据元素在人体内的含量不同，组成人体的化学元素可分为宏量元素和微量元素两种。宏量元素是指占人体总重量的 0.01% 以上，日需要量在 100 mg 以上的元素，共 11 种，占人体总重量的 99.95% 左右，如氧、碳、氢、氮、钙、磷、钾、硫、钠、氯、镁等。微量元素是指占人体总重量的 0.01% 以下，日需要量在 100 mg 以下的元素，共 16 种，占人体总重量的 0.05% 左右，如碘、锌、硒、铜、钼、铬、铁、钴、锰、硅、硼、钒、镍、氟、砷、锡等。

正常情况下，人体内微量元素保持正常水平，维持生理活动的正常进行。但是，以下情况会造成体内微量元素缺乏，导致一定的疾病。

（1）膳食和饮水中供应的微量元素不足。例如，我国克山病流行地区居民缺硒，就是因为这些地区的土壤和水中缺硒引起的。另外，食物越精制，其所含的微量元素就越少，造成膳食微量元素供应不足。

（2）膳食中微量元素的利用率降低。例如，胃肠道吸收不良时，可影响膳食中微量元素的吸收与利用，导致微量元素缺乏。

（3）需要量增加，补充不及时。例如，迅速生长、妊娠、哺乳、出汗过多，以及创伤、烧伤与手术等均可导致需要量增加，如补充不及时，可导致某些微量元素缺乏。

（4）遗传性缺陷疾病。例如，以 X 链隐性遗传的 Menke 卷发综合征是先天性铜代谢异常的疾病，导致患者体内铜缺乏。

人体缺乏微量元素，会导致微量元素缺乏症。相反，微量元素摄入过多，也会影响正常的生理功能，导致中毒现象。

# 第四节　化 学 键

在分子或晶体中的原子或离子绝不是简单地堆砌在一起的，而是存在着强烈的相互作用的。化学上把这种分子或晶体中原子或离子间强烈的相互作用称为化学键（chemical bond）。化学键有三种类型，即离子键、共价键和金属键。本节介绍离子键和共价键。

## 一、离子键

### （一）离子键的形成

当电负性较小的活泼金属元素的原子与电负性较大的活泼非金属元素的原子在一定条件下相互接近时，活泼金属元素的原子失去最外层电子形成带正电荷的阳离子，活泼非金属元素的原子得到电子形成带负电荷的阴离子。阴、阳离子之间靠静电引力相互吸引，当它们充分接近时，离子的原子核之间及电子之间的排斥作用增大。阴、阳离子之间的相互吸引作用和排斥作用达到平衡时，系统的能量降到最低，阴、阳离子间形成稳定的结合体。这种以阴、阳离子间的静电作用而形成的化学键称为离子键（ionic bond）。

形成离子键的条件是原子间的电负性相差较大，如活泼金属（K、Na、Ca 等）与活泼非金属（F、Cl、O 等）化合时，都能形成离子键。

以 NaCl 为例，离子键的形成过程可简单表示如下：

$$Na - e \rightarrow Na^+$$
$$Cl + e \rightarrow Cl^- \quad \xrightarrow{\text{静电引力}} \quad Na^+Cl^-$$

由于离子电荷的分布是球形对称的，因此只要空间条件许可，离子可从不同方向同时吸引若干个带相反电荷的离子。例如，氯化钠晶体中，每个钠离子吸引 6 个氯离子，每个氯离子吸引 6 个钠离子。因此，离子键的特点是既没有方向性又没有饱和性。

（二）离子化合物

阴、阳离子通过离子键所形成的有规则排列的晶体称为离子晶体，也称离子化合物（ionic compound）。如 NaCl、MgO、$K_2O$ 等都是离子化合物，固态时都是离子晶体。在离子化合物中，离子带有的电荷数就是相应元素的化合价，也是相应原子得失电子的数目。如 $Na^+$ 带 1 个单位的正电荷，说明钠原子在化合时失去 1 个电子，化合价为 +1 价；$Cl^-$ 带 1 个单位的负电荷，说明氯原子在化合时得到 1 个电子，化合价为 –1 价。

在离子晶体中，阴、阳离子按一定的规则在空间排列，所以在离子晶体中，没有单个的分子存在。如 NaCl 和 CsCl 所表示的都不是分子式而是化学式，它们只表示分子间原子的个数比。整个晶体可以看作是一个巨型分子（图3-4）。

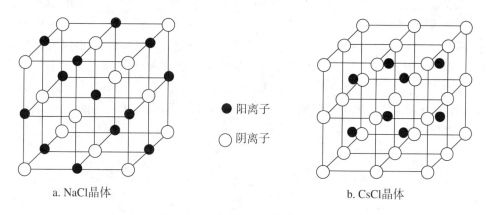

a. NaCl晶体　　　　　b. CsCl晶体

● 阳离子
○ 阴离子

图 3-4　NaCl 和 CsCl 晶体示意图

常温下离子化合物都是固态。离子晶体通常硬度较大，但延展性差，比较脆。很多离子晶体可溶于水，离子晶体在熔融或在水溶液中都能电离成自由移动的阴、阳离子，所以离子晶体在熔融或在水溶液中可以导电。但在固体状态时，由于晶格结点上的离子只能振动，不能自由移动，所以离子化合物固态时不能导电。

离子晶体的晶格结点交替排列着阴、阳离子，在阴、阳离子之间存在着较强的离子键，所以离子晶体一般具有较高的熔点和沸点。

## 二、共价键

（一）共价键的形成

两个氢原子形成氢分子时，由于得失电子的能力相同，电子不是从一个氢原子转移到另一个氢原子，而是在两个氢原子间共用，形成共用电子对，同时围绕两个氢原子核运动，使每个氢原子都具有氦原子的稳定结构。这样，两个氢原子通过共用电子对结合成一个氢分子。这种原子间通过共用电子对形成的化学键，称为共价键（covalent bond）。

当非金属原子相互结合时，都形成共价键。例如 $O_2$、$Cl_2$、$N_2$、HCl、CO、$CO_2$、$SO_2$、$H_2O$、NO、$NO_2$、$NH_3$、$CH_4$ 等分子均通过共价键形成。

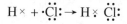

$$H\times + \cdot H \rightarrow H\overset{\times}{\phantom{.}}H$$

$$2H\times + \cdot \overset{\cdot\cdot}{\underset{\cdot\cdot}{O}}\cdot \rightarrow H\overset{\times}{\phantom{.}}\overset{\cdot\cdot}{\underset{\cdot\cdot}{O}}\overset{\times}{\phantom{.}}H$$

化学上通常用短线 "—" 表示一对共用电子，这样氢分子可表示为 H—H，氯化氢分子可表示为 H—Cl，水分子可表示为 H—O—H，等等。

（二）共价键的特性

共价键具有饱和性和方向性。

1. 饱和性  在共价键的形成过程中，每个原子所能提供的未成对电子数是一定的，一个原子的一个未成对电子与其他原子的未成对电子配对后，就不能再与其他电子配对。因此，每个原子能形成的共价键总数是一定的，这就是共价键的饱和性。例如，O 原子最外层有 2 个未成对电子，能与其他原子的 2 个未成对电子配对，形成 2 个共价键；Cl 原子最外层有 1 个未成对电子，能与其他原子的 1 个未成对电子配对，形成 1 个共价键。

2. 方向性  除 s 电子云呈球形对称以外，p、d、f 电子云在空间都有一定的伸展方向。在形成共价键时，成键原子间总是尽可能沿着原子轨道最大重叠的方向成键，这就是共价键的方向性。共价键的方向性决定着分子的空间构型，并影响分子的某些性质（如分子的极性等）。

（三）共价键的类型

1. σ 键和 π 键  按成键原子轨道重叠方式不同，共价键可分为两种不同类型：σ 键和 π 键。

（1）σ 键：两原子的成键轨道沿键轴（成键原子核连线）方向以 "头碰头" 方式重叠，重叠部分沿键轴呈圆柱形对称分布，在两核间电子云密度最大，这样的共价键称为 σ 键（图 3-5）。σ 键能以键轴为旋转轴自由旋转。σ 键因原子轨道重叠程度大，并能自由旋转，因而稳定性大。例如，HCl 分子中的共价键就是 σ 键。

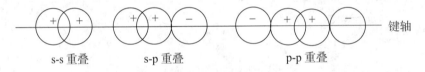

图 3-5  σ 键的形成

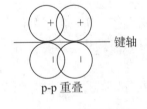

p-p 重叠

图 3-6  π 键的形成

（2）π 键：由两个相互平行的 p 轨道从侧面以 "肩并肩" 方式重叠，重叠部分与 C—C σ 键键轴所在平面呈上下块状对称分布，这样的共价键称为 π 键（图 3-6）。π 键不能自由旋转，不稳定，不能单独存在，只能与 σ 键共存。

σ 键与 π 键的主要特点如表 3-5 所示。

表 3-5  σ 键与 π 键的主要特点

| 比较项目 | σ 键 | π 键 |
| --- | --- | --- |
| 形成 | 成键轨道沿键轴方向重叠 | 成键轨道平行重叠 |
| 轨道重叠程度 | 较大 | 较小 |
| 存在 | 可以单独存在 | 不能单独存在，只能与 σ 键共存 |
| 对称性 | 轴对称，可以沿键轴自由旋转 | 面对称，不能旋转 |
| 稳定性 | 键能较大，较稳定，难断裂 | 键能较小，不稳定，易断裂 |
| 键的极化 | 极化度较小 | 极化度较大 |

2．非极性共价键和极性共价键　按成键原子电负性不同，共价键可分为两种不同类型：非极性共价键和极性共价键。

（1）非极性共价键：同种原子间形成的共价键，两个原子吸引电子的能力相同，共用电子对不偏向任何一个原子，正、负电荷中心重合。这种键没有极性，称为非极性共价键（nonpolar covalent bond），简称非极性键。例如 O—O 键、H—H 键、Cl—Cl 键等都是非极性共价键。

（2）极性共价键：不同种原子间形成的共价键，由于成键双方原子电负性不同，吸引电子能力也不相同，共用电子对偏向吸引电子能力大的原子，正、负电荷中心不重合。这种键有极性，称为极性共价键（polar covalent bond），简称极性键。例如 C—H 键、N—O 键、H—Cl 键、H—O 键等都是极性共价键。

（四）配位键

共价键中的共用电子对通常是由成键的 2 个原子各自提供 1 个电子相互配对而形成的，如 $N_2$、$I_2$、HF 等分子中的共价键。但是还有一类共价键，其电子对是由 1 个原子单独提供的。这种由 1 个原子单独提供共用电子对形成的共价键称为配位共价键，简称配位键（coordination bond）。

以 $NH_4^+$ 的形成为例说明配位键的形成过程：N 原子有 5 个价电子，形成 $NH_3$ 时，N 原子的 3 个价电子分别与 3 个 H 原子的电子形成共价键，成键后 N 原子还剩下 1 对电子未参与成键（称为孤对电子），当遇到具有 1 个空轨道的 $H^+$ 时，N 的这对孤对电子就"投入"到 $H^+$ 的空轨道，与 H 原子共用而形成配位键。

可见，形成配位键必须具备两个条件：一方具有孤对电子，另一方具有空轨道。除了 $NH_4^+$ 以外，$NO_3^-$、$SO_4^{2-}$、$PO_4^{3-}$ 等离子及其化合物中都存在配位键。

为了区别于一般共价键，配位键通常用"→"表示，箭头从提供电子对的原子指向接受电子对的原子。如 $NH_4^+$ 离子可以表示为
$$\left[\begin{array}{c} \text{N} \\ | \\ \text{H—N→H} \\ | \\ \text{H} \end{array}\right]^+$$
，$NH_4^+$ 离子中 $H^+$ 与 $NH_3$ 分子之间的共价键就是配位键。

配位键与共价键的差别仅表现在成键的过程中，即由 1 个原子提供电子对而被 2 个原子共用成键。成键后的 $NH_4^+$ 中 4 个 N—H 键的键参数都一样，没有区别。所以，配位键是一种特殊的共价键。

值得注意的是，同一物质中可能只有一种化学键，也可能同时存在多种化学键。例如，$H_2O$ 中只有共价键；NaCl 中只有离子键；NaOH 既有离子键，又有共价键；$Na_2SO_4$ 中既有离子键，又有共价键，还有配位键。

# 第五节　分子的极性和氢键

## 一、极性分子和非极性分子

根据分子内电荷分布情况不同，分子可分为极性分子和非极性分子。分子中若正、负电荷中心不重合则称为极性分子（polar molecule）。分子中若正、负电荷中心重合就称为非极性分子（non-polar molecule）。

对于双原子分子，分子的极性和分子中键的极性是一致的。因此，以极性共价键结合的双原子分子是极性分子，如 HF、HCl、HBr、HI、CO、NO 等都是极性分子。以非极性共价键

结合的双原子分子是非极性分子，如 $H_2$、$O_2$、$N_2$、$F_2$、$Cl_2$ 等都是非极性分子。

对于多原子分子，分子的极性取决于分子中键的极性和分子的空间构型。若分子中的化学键为极性共价键，且分子的空间构型不对称，则正、负电荷中心不重合，为极性分子。如 $H_2O$ 分子中的 O—H 键为极性共价键，水分子的构型为 V 形，正、负电荷中心不重合，所以水分子为极性分子。此外，$H_2S$、$NH_3$、$NO_2$、$SO_2$、$CH_3Cl$、$CH_2Cl_2$、$CHCl_3$ 等分子空间结构不对称，均为极性分子。若分子中化学键是极性共价键，但分子的空间构型是对称的，正、负电荷中心重合，为非极性分子。例如，$CH_4$ 分子中的 C—H 键是极性共价键，但由于 4 个 H 原子位于正四面体的 4 个顶角上，整个分子正、负电荷中心重合，键的极性相互抵消，故 $CH_4$ 分子为非极性分子。此外，$CO_2$、$CS_2$、$CCl_4$、$C_2H_2$、$C_2H_4$ 等分子空间结构对称，均为非极性分子。

## 二、氢键

按照分子间作用力来解释，同主族元素的氢化物的熔点和沸点一般随着分子量的增大而升高，HF 的熔点和沸点应低于 HCl、HBr、HI，但实际上 HF 的熔、沸点却最高，这表明在 HF 分子之间除了存在一般的分子间作用力外，还存在一种特殊的分子间作用力，这就是氢键。另外，$H_2O$、$NH_3$ 等分子间也存在氢键。

以 HF 为例说明氢键的形成：在 HF 中分子中，氢原子和氟原子以极性共价键结合，由于 H—F 键的极性很强，共用电子对强烈地偏向氟原子一端，使氢原子几乎成了一个"裸露"的带正电荷的原子核。这个氢原子还可以和另一个分子中带部分负电荷的氟原子产生吸引作用，使分子之间相互结合起来。凡和非金属性很强的原子（如 F、O、N 等）形成共价键的氢原子，还可以再和这类元素的已成键的另一个原子相互作用，这种相互作用称为氢键（hydrogen bond）。

形成氢键必须同时具备两个条件：一是具有非金属性很强的原子（如 F、O、N 等）；二是具有与这些原子以共价键相连的 H 原子。

从本质上看，氢键不是化学键，而是一种特殊的分子间作用力，但氢键一般也具有饱和性和方向性，通常用虚线表示。$H_2O$ 分子之间的氢键如图 3-7 所示。

氢键不仅存在于分子之间，也可存在于分子内。存在于分子间的氢键称为分子间氢键；存在于分子内的氢键称为分子内氢键。例如，在邻羟基苯甲醛的分子内就存在着分子内氢键，如图 3-8 所示。

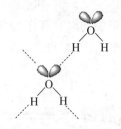

图 3-7　水分子间的氢键

图 3-8　邻羟基苯甲醛的分子内氢键

分子间形成氢键，大大增强了分子间的作用力，使物质的熔、沸点升高，而分子内氢键的形成却使其熔、沸点比同类化合物低。

氢键在生物体内广泛存在，氢键的存在对生物体有着重要作用。例如蛋白质、核酸中都存在分子内氢键。它们在支撑生物体、贮存营养、传递信息等方面起着重要的作用。这种生物大分子之所以具有多种生理功能，氢键在其中起着重要的作用。

# 第六节　配位化合物

配位化合物在生命过程中具有重要的意义，广泛用于疾病的诊断和治疗。因此，学习配合物的知识对于医学专业学生是非常必要的。

## 一、配位化合物的概念

许多化合物（如 HCl、NaOH、NaCl、NaNO$_3$ 等）的组成都符合经典化合价理论，它们相互间按一定计量关系结合，阴、阳离子都比较简单，这些化合物属于简单化合物。但也有一些化合物的阴离子或阳离子组成比较复杂。例如：向盛有 CuSO$_4$ 溶液的试管中逐滴加入氨水，边滴边摇动，开始时有浅蓝色 Cu（OH）$_2$ 沉淀生成，继续滴加过量氨水，沉淀逐渐溶解，得到一种深蓝色透明溶液。向此溶液中滴加 NaOH 溶液，没有 Cu（OH）$_2$ 沉淀和 NH$_3$ 生成；滴加 BaCl$_2$ 溶液时，则有白色 BaSO$_4$ 沉淀生成。以上结果说明深蓝色溶液中存在大量 SO$_4^{2-}$，而不存在自由的 Cu$^{2+}$ 和 NH$_3$ 分子。显然由于加入过量氨水，溶液中生成一种新物质，这种物质的生成使溶液中自由的 Cu$^{2+}$ 和 NH$_3$ 分子变得很少。研究表明，这种物质为 [Cu（NH$_3$）$_4$] SO$_4$。CuSO$_4$ 溶液与过量氨水发生的反应可以表示如下：

$$CuSO_4 + 4NH_3 \rightleftharpoons [Cu（NH_3）_4] SO_4$$

离子方程式为：

$$Cu^{2+} + 4NH_3 \rightleftharpoons [Cu（NH_3）_4]^{2+}$$

反应过程中，Cu$^{2+}$ 和 NH$_3$ 分子以配位键结合形成一种更为稳定的复杂离子 [Cu（NH$_3$）$_4$]$^{2+}$。这种由简单离子（或原子）与一定数目的中性分子（或阴离子）通过配位键结合而形成的复杂离子称为配离子。有的配离子带负电荷，如 [Fe（CN）$_6$]$^{3-}$；有的配离子带正电荷，如 [Cu（NH$_3$）$_4$]$^{2+}$；也有的是不带电荷的中性分子，如 Ni（CO）$_4$，不带电荷的中性分子称为配位分子。凡是含有配离子或配位分子的化合物称为配位化合物（coordination compound），简称配合物。

## 二、配合物的组成

（一）内界和外界

大多数配合物可分为内界和外界两部分。内界即配离子，是由金属离子或原子与一定数目的中性分子或阴离子以配位键结合而成，把它写在方括号之内。配合物中除了内界以外的其他离子称为外界。如图 3-9 所示，在配合物 [Cu（NH$_3$）$_4$] SO$_4$ 中，[Cu（NH$_3$）$_4$]$^{2+}$ 是内界，SO$_4^{2-}$ 是外界。配位分子只有内界，没有外界。

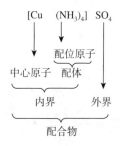

图 3-9　配合物的结构示意图

配合物内界和外界之间以离子键相结合，配合物在溶液中容易解离出内界和外界，而内界很难发生解离。

（二）中心原子

在配合物内界中，能接受孤对电子而与配体形成配位键的阳离子或原子称为中心原子（central atom）。中心原子位于内界的中心，它一般是带正电荷的金属阳离子或金属原子，特别是副族元素的阳离子和原子，如 $Cu^{2+}$、$Fe^{3+}$、$Fe^{2+}$、$Zn^{2+}$、$Co^{3+}$、$Co^{2+}$、$Ag^+$、$Cr^{3+}$、$Pt^{4+}$ 等。中心原子的最外层都具有能接受孤对电子的空轨道。

（三）配体和配位原子

在配合物内界中，提供孤对电子与中心原子以配位键结合的中性分子或阴离子称为配体（ligand）。如 $[Cu(NH_3)_4]^{2+}$ 中的 $NH_3$、$[Fe(NCS)_3]$ 中的 $NCS^-$（异硫氰根）都是配体，常见的配体还有 $X^-$、$CN^-$、$H_2O$、$SCN^-$（硫氰根）等。

配体中能提供孤对电子与中心原子形成配位键的原子称为配位原子（coordinating atom），如 $NH_3$ 中的 N，$H_2O$ 中的 O 等，常见的配位原子为电负性较大的 F、Cl、Br、I、O、S、N、C 等原子，其最外电子层中至少含有 1 对孤对电子。

按配体所含配位原子的个数，可将配体分为单齿配体和多齿配体。只含 1 个配位原子的配体为单齿配体（monodentate ligand），含有 2 个或 2 个以上配位原子的配体为多齿配体（multidentate ligand）。例如，$NH_3$、$H_2O$、$Br^-$ 等都是单齿配体，其配位原子分别为 N、O、Br。乙二胺（$H_2NCH_2CH_2NH_2$，缩写为 en）分子中含有 2 个配位原子，乙二胺四乙酸分子 $[(HOOCH_2C)_2NCH_2CH_2N(CH_2COOH)_2$，缩写为 EDTA] 中含有 6 个配位原子，两者均为多齿配体。

（四）配位数

配合物中与中心原子形成配位键的配位原子的数目称为中心原子的配位数（coordination number）。例如，$[Ag(NH_3)_2]^+$ 中，中心原子 $Ag^+$ 的配位数为 2；$[Cu(NH_3)_4]^{2+}$ 中，中心原子 $Cu^{2+}$ 的配位数为 4；$[Fe(CN)_6]^{4-}$ 中，中心原子 $Fe^{2+}$ 的配位数为 6。目前已知中心原子的配位数有 2、4、6、8，其中最常见的配位数为 2、4、6。

由单齿配体形成的配合物，配位数等于内界配体的总数；若配体是多齿的，则配位数等于各配体的配位原子数与配体个数乘积之和。在计算配位数时，一般是先确定中心原子和配体，如果配体是单齿的，配体数目就是配位数。例如，$[Pt(NH_3)_4]Cl_2$ 中心原子为 $Pt^{2+}$，配体为 $NH_3$，$NH_3$ 为单齿配体，因此配位数为 4。如果配体是多齿的，配体的数目则不等于中心原子的配位数。例如，$[Cu(en)_2]^{2+}$ 中的乙二胺是双齿配体，每个乙二胺中有 2 个 N 原子与中心原子 $Cu^{2+}$ 配位，因此配位数为 4。

（五）配离子的电荷数

配离子的电荷数等于中心原子的电荷数和配体的电荷数的代数和。例如，配离子 $[Cu(NH_3)_4]^{2+}$ 的电荷数 $= +2 + 0 \times 4 = +2$。由于配合物是电中性的，因此也可以利用配合物外界离子的电荷数来确定配离子的电荷数，如 $K_3[Fe(CN)_6]$ 中，外界有 3 个 $K^+$ 离子，可知 $[Fe(CN)_6]^{3-}$ 是 –3 价的，从而推断中心原子是 $Fe^{3+}$。

配位化合物的组成可用表 3-6 表示。

表 3-6　配合物的组成

| 配合物 | 内界（配离子） | 中心原子 | 配位体 | 配位数 | 外界 |
| --- | --- | --- | --- | --- | --- |
| $[Ag(NH_3)_2]Cl$ | $[Ag(NH_3)_2]^+$ | $Ag^+$ | $NH_3$ | 2 | $Cl^-$ |
| $[Zn(NH_3)_4]SO_4$ | $[Zn(NH_3)_4]^{2+}$ | $Zn^{2+}$ | $NH_3$ | 4 | $SO_4^{2-}$ |
| $K_3[Fe(CN)_6]$ | $[Fe(CN)_6]^{3-}$ | $Fe^{3+}$ | $CN^-$ | 6 | $K^+$ |

### 三、配合物的命名

配合物的命名与一般无机化合物的命名相同，但因含有配离子，因此命名有一定的特殊性。

1. 配合物整体的命名　与无机化合物酸、碱、盐的命名相似，阴离子在前，阳离子在后，称为"某化某""某酸"或"某酸某"。

2. 配合物内界的命名　将配体名称列在中心原子名称之前；配体数用"二""三""四"等数字表示；不同配体之间加中圆点"·"；在最后一种配体名称后缀以"合"字；在中心原子名称后用加括号的罗马数字表示其化合价；复杂配体用括号括起来，以免混淆。内界命名顺序为：

配体数（中文数字）-配体-"合"-中心原子（化合价：罗马数字）-离子

配合物若含有多个配体，配体列出的顺序为：先无机配体，后有机配体；先阴离子，后中性分子；若配体为同类型，即均为阴离子或中心分子时，按配位原子元素符号的英文字母顺序排列。

按照上述命名规则，配合物命名实例如下：

| | |
|---|---|
| $[Ag(NH_3)_2]^+$ | 二氨合银（Ⅰ）离子 |
| $[CoCl_2(NH_3)_4]^+$ | 二氯·四氨合钴（Ⅲ）离子 |
| $[Co(NH_3)_5H_2O]^{3+}$ | 五氨·水合钴（Ⅲ）离子 |
| $[Co(NH_3)_2(en)_2]^{3+}$ | 二氨·二（乙二胺）合钴（Ⅲ）离子 |
| $[Cu(NH_3)_4]SO_4$ | 硫酸四氨合铜（Ⅱ） |
| $[Ag(NH_3)_2]OH$ | 氢氧化二氨合银（Ⅰ） |
| $[Co(NH_3)_6]Cl_3$ | 三氯化六氨合钴（Ⅲ） |
| $K_3[Fe(CN)_6]$ | 六氰合铁（Ⅲ）酸钾 |
| $H_2[PtCl_6]$ | 六氯合铂（Ⅳ）酸 |
| $K[Co(NO_2)_4(NH_3)_2]$ | 四硝基·二氨合钴（Ⅲ）酸钾 |
| $[Co(NH_3)_2(en)_2]Cl_3$ | 三氯化二氨·二（乙二胺）合钴（Ⅲ） |
| $[Ni(CO)_4]$ | 四羰基合镍（0） |

## 第七节　氧化还原反应

### 一、氧化还原反应的概念

#### （一）氧化还原反应的特征

人们对氧化还原反应的认识是随着科学的发展而逐步深入的。化学发展的早期，人们把物质得到氧的反应称为氧化反应；物质失去氧的反应称为还原反应。例如，氢气还原氧化铜。

$$\text{失氧　还原反应}$$
$$CuO + H_2 \xrightarrow{\triangle} Cu + H_2O$$
$$\text{得氧　氧化反应}$$

在反应中，氢气得到氧，发生氧化反应；氧化铜失去氧，发生还原反应。这种从得、失氧的角度来分析氧化反应有很大的局限性，只能分析有氧参加的反应。

后来，人们又从元素化合价的升降角度来分析氧化还原反应。例如，在氢气还原氧化铜的反应中，化合价变化情况如下：

$$\text{CuO} + \text{H}_2 \xrightarrow{\triangle} \text{Cu} + \text{H}_2\text{O}$$

从上式可以看出，反应前后，物质的化合价发生了变化，铜元素从氧化铜中的 +2 价降低为单质铜中的 0 价；氢元素从氢气中的 0 价升高为水中的 +1 价。因此，从化合价变化的角度来说，物质所含元素化合价升高的反应就是氧化反应（oxidation reaction），物质所含元素化合价降低的反应就是还原反应（reduction reaction）。

由此可知，氧化还原反应的特征是：反应前后，元素化合价有升降变化。如果反应前后元素化合价没有发生变化，则该反应为非氧化还原反应。

（二）氧化还原反应的本质

分析上述反应元素化合价升降的原因，参加反应的原子之间发生了电子得失。氧化铜中的铜原子得到 2 个电子，化合价由 +2 价降为 0 价；氢气中 2 个氢原子各失去 1 个电子，化合价由 0 价升高为 +1 价，反应前后化合价升降的数值和得失电子的数目相等。如果用字母"e"表示 1 个电子，反应中电子转移的方向和数量可用下式表示：

$$\text{CuO} + \text{H}_2 \xrightarrow{\triangle} \text{Cu} + \text{H}_2\text{O}$$

共用电子对的偏移也能引起元素化合价发生升降变化。氢气和氯气反应生成氯化氢时，氯原子和氢原子之间没有发生电子的得失，而是发生了共用电子对的偏移。氢原子和氯原子以共价键结合，两者之间共用电子对偏向氯原子，偏离氢原子，共用电子对的偏移使氢为 +1 价，氯为 –1 价，反应的电子转移方向和数量可用下式表示：

$$\text{Cl}_2 + \text{H}_2 \xrightarrow{\quad\quad} 2\text{HCl}$$

由此可知，氧化还原反应的实质是：反应中发生了电子的得失或共用电子对的偏移（一般统称为反应中发生了电子的转移）。凡发生电子转移的反应称为氧化还原反应。物质失去电子，化合价升高的反应是氧化反应；物质得到电子，化合价降低的反应是还原反应。在化学反应中，一种物质失去电子时，必然有一种物质得到电子，所以，氧化反应和还原反应总是同时发生，而且一种物质失去电子的总数一定等于另一种物质得到电子的总数。

## 二、氧化剂和还原剂

在氧化还原反应中，得到电子的物质称为氧化剂（oxidizing agent），失去电子的物质称为还原剂（reducing agent）。电子从还原剂转移到氧化剂。

氧化剂在反应中得到电子，化合价降低，氧化剂具有氧化性，它能使反应中其他物质氧化，而本身发生还原反应，化合价降低的元素被还原。还原剂在反应中失去电子，化合价升高，还原剂具有还原性，它能使反应中其他物质还原，而本身发生氧化反应，化合价升高的元素被氧化。例如：

$$\overset{2e}{\underset{\downarrow}{|}}$$

$$\overset{0}{Zn} + \overset{+1}{H_2}SO_4 == ZnSO_4 + \overset{0}{H_2}\uparrow$$

硫酸中氢得到电子,从 +1 价降低为 0 价,被还原,硫酸是氧化剂;单质锌失去电子,从 0 价升高到 +2 价,被氧化,是还原剂。

$$\overset{6e}{\underset{\downarrow}{|}}$$

$$3\overset{+2}{C}O + Fe_2\overset{+3}{O_3} == 2\overset{0}{Fe} + 3C\overset{+4}{O_2}$$

三氧化二铁中铁得到电子,从 +3 价降低为 0 价,被还原,三氧化二铁是氧化剂;一氧化碳中碳失去电子,从 +2 价升高到 +4 价,被氧化,一氧化碳是还原剂。

发生氧化还原反应后生成的物质,称为氧化产物和还原产物。氧化还原反应各物质关系如下图:

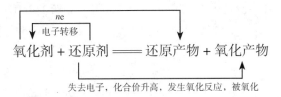

氧化还原反应中,氧化剂化合价降低的总数与还原剂化合价升高的总数相等,氧化剂得到电子的总数与还原剂失去电子的总数相等。

## 自测题

**一、单项选择题**

1. 放射性同位素 $^{131}_{53}I$ 被人体吸入会引发甲状腺疾病,该核素的中子数和质子数之差为
   A. 131
   B. 25
   C. 53
   D. 21
   E. 78

2. 某电子层当它作为最外层时,最多只能容纳 8 个电子,当它作为次外层时,最多只能容纳 18 个电子,该电子层可能是
   A. M 层
   B. K 层
   C. L 层
   D. N 层
   E. 以上都可以

3. 下列有关 $^{131}_{53}I$ 的叙述错误的是
   A. $^{131}_{53}I$ 的化学性质与 $^{127}_{53}I$ 相同
   B. $^{131}_{53}I$ 的原子序数为 53
   C. $^{131}_{53}I$ 的原子核外电子数为 78
   D. $^{131}_{53}I$ 的原子核内中子数多于质子数
   E. $^{131}_{53}I$ 的质子数为 53

4. 元素在周期表中的位置,反映了元素的原子结构和元素性质,下列说法正确的是
   A. 第三周期元素从左至右金属性逐渐增强,非金属性逐渐减弱
   B. 第三周期元素的最高正化合价等于它所处的主族序数
   C. 短周期元素形成离子后最外层电子都达到 8 个电子稳定结构
   D. 同一主族的元素的原子,最外层电子数相同,化学性质完全相同

E．以上均正确

5．下列表述正确的是

A．$CO_2$ 是极性分子

B．$Cl^-$ 有 18 个电子

C．甲烷中碳氢键的键角是 90°

D．氯原子 $^{37}_{17}Cl$，质量数为 17

E．化学键包括离子键、共价键、金属键和氢键

6．下列不存在配位键的是

A．$Na_2CO_3$

B．$NaNO_3$

C．$Na_2SO_4$

D．$Na_3PO_4$

E．$NH_4Cl$

7．下列物质中，含有非极性共价键的离子化合物的是

A．$NH_4NO_3$

B．$Cl_2$

C．$H_2O_2$

D．$Na_2O_2$

E．NaCl

8．下列物质中，既含有离子键又含有共价键的是

A．NaOH

B．$H_2O$

C．HCl

D．NaCl

E．$NH_3$

9．下列不具有强氧化性的是

A．$KMnO_4$

B．浓 $H_2SO_4$

C．HCl

D．$HNO_3$

E．$KCr_2O_7$

10．下列不可用作外用消毒剂的是

A．$KMnO_4$

B．$H_2O_2$

C．75% 乙醇

D．$Na_2CO_3$

E．碘酊

## 二、多项选择题

1．下列属于极性分子的是

A．$CO_2$

B．CO

C．HCl

D．$CH_4$

E．$H_2O$

2．下列属于非极性分子的是

A．$CS_2$

B．$CO_2$

C．$NH_3$

D．$CH_4$

E．$H_2S$

3．下列分子中存在配位键的是

A．NaOH

B．$Na_2CO_3$

C．$Na_2SO_4$

D．$NaNO_3$

E．NaCl

4．下列分子间可形成氢键的是

A．$CO_2$—$H_2O$

B．$NH_3$—$H_2O$

C．HCl—$H_2O$

D．$CH_4$—$H_2O$

E．$H_2O$—$H_2O$

5．下列表示电子亚层的符号错误的是

A．1s

B．2s

C．2d

D．3f

E．4s

## 三、填空题

1．各电子层中轨道数为_____，最多可容纳的电子数为_____。

2．配位键的形成条件是，一方具有_____，另一方具有_____。

3．配合物 $[Cu(NH_3)_4]SO_4$ 的中心原子是_____，配离子是_____，配体是_____，配位原子是_____，配位数是_____，命名为_____。

4．配位化合物 H [PtCl₃ (NH₃)] 的中心原子是_____，配位原子是_____，配位数为_____，命名为_____。

5．[Co (en)₃] Cl₃ 的中心原子为_____，配位体为_____，命名为_____。

6．写出下列配合物的化学式：

(1) 六氟合铝（Ⅲ）酸_____；

(2) 二氯化三（乙二胺）合镍（Ⅱ）_____；

(3) 氯化二氯·四水合钴（Ⅲ）_____；

(4) 四氯合铂（Ⅱ）酸_____。

7．Fe + H₂SO₄ = FeSO₄ + H₂↑，该反应中的还原剂是_____，氧化剂是_____，氧化产物是_____，还原产物是_____。

8．核外电子排布遵守_____、_____、_____三大规律。

9．氧化还原反应中，还原剂化合价升高的总数与氧化剂化合价降低的总数_____。

10．氧化还原反应中，还原剂失去电子的总数与氧化剂得到电子的总数_____。

## 四、简答题

1．什么叫化学键？主要包括哪些类型？

2．氧化还原反应的特征是什么？

3．氧化还原反应的实质是什么？

（曾琦斐）

# 第四章

# 化学反应速率和化学平衡

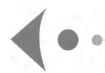

## 学习目标

1. 掌握化学反应速率的概念及影响化学反应速率的因素。
2. 掌握化学平衡的概念、特点及影响化学平衡移动的因素。
3. 熟悉可逆反应的概念。
4. 了解化学平衡常数的表示方法。

## 第一节　化学反应速率

### 一、化学反应速率的概念及表示方法

化学反应速率是指在一定条件下反应物转变为产物的速率，通常用单位时间内反应物或产物浓度改变量的绝对值来表示。化学反应速率常用平均速率来表示。平均速率的数学表达式为：

$$\bar{v} = \left| \frac{\Delta c}{\Delta t} \right|$$

式中，$\bar{v}$ 为平均速率，常用单位为摩 /（升·秒）[mol/(L·s)]；$\Delta c$ 为浓度变化量，常用单位为摩 / 升（mol/L）；$\Delta t$ 为反应时间，常用单位为秒（s）、分钟（min）和小时（h）。

例如，氨的合成反应，$N_2 (g) + 3H_2 (g) \rightleftharpoons 2NH_3 (g)$，一定条件下开始时 $N_2$、$H_2$ 的浓度分别为 1 mol/L 和 3 mol/L，2 s 后，测得 $N_2$、$H_2$、$NH_3$ 的浓度分别为 0.8 mol/L、2.4 mol/L、0.4 mol/L，则反应速率可分别表示为：$\bar{v}(N_2) = 0.1$ mol/(L·s)；$\bar{v}(H_2) = 0.3$ mol/(L·s)；$\bar{v}(NH_3) = 0.2$ mol/(L·s)。

从计算结果可以看出：对于同一反应，用不同物质浓度的变化表示该反应速率的数值不同，但均代表同一化学反应的反应速率，且两物质间的速率之比等于对应方程式中该物质的化学计量数之比。因此，表示反应速率时，必须注明是用哪一种物质浓度的变化来表示的。

实际在反应过程中，绝大部分化学反应不能匀速进行，因此，反应的平均速率并不能说明反应进行的真实情况。而反应时间 $\Delta t$ 越小，反应的平均速率越接近反应的真实速率。

由于整个反应过程中，反应物和生成物的浓度在随时变化，反应速率也在随时变化，所以，反应速率通常是指某一段时间内的平均速率。同一反应可以采用反应中任何一种物质在单位时间内浓度的变化量来表示整个反应的速率。

## 二、影响化学反应速率的因素

化学反应千差万别，其反应速率也各不相同。其原因有二：一是内因，即反应物质的本性，它因物质的组成、结构和性质的不同而不同；二是外因，如外界的温度、浓度、压强、催化剂等对反应速率有较大影响。为此，人们提出了各种理论学说，影响较大的是有效碰撞理论。

### （一）有效碰撞理论

20 世纪初，路易斯在气相双分子反应的基础上，提出了有效碰撞理论。有效碰撞理论认为：

1. 反应物分子间的相互碰撞是发生化学反应的前提条件。如果分子间不碰撞，反应就不能发生。

2. 只有少数碰撞能导致化学反应，能导致化学反应的碰撞称为有效碰撞。发生有效碰撞的分子称为活化分子。当具有足够高能量的分子在碰撞时，才能克服分子中电子云间的排斥力，使旧的化学键断裂和新的化学键形成或者使分子中原子发生重排，从而导致反应的发生。可见，具有足够能量的分子间碰撞是分子间发生反应的必要条件。

3. 发生有效碰撞，还取决于碰撞分子间的取向，这是有效碰撞的充分条件。例如：

$$CO\ (g) + NO_2\ (g) \longrightarrow CO_2\ (g) + NO\ (g)$$

当 CO 和 $NO_2$ 两个反应物分子碰撞时，它们的相对取向必须合适，即 CO 分子中的 C 原子与 $NO_2$ 中的 O 原子相碰撞时，才有可能发生反应，否则反应就不能发生（图 4-1）。

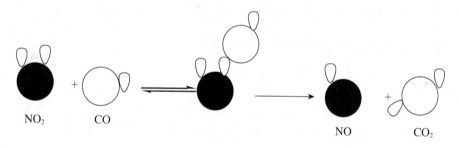

**图 4-1　分子碰撞的取向**

### （二）活化能

根据有效碰撞理论，活化分子具有的最低能量（$E^*$）与反应物分子的平均能量（$E_{平}$）之差称为活化能，用 $E_a$ 来表示，单位为千焦 / 摩（kJ/mol），即 $E_a = E^* - E_{平}$。

活化能 $E_a$ 越低，活化分子所占的比例越大，满足能量要求的有效碰撞越多，反应速率也越快；反之，$E_a$ 越高，活化分子越少，反应速率越慢。因此活化能是决定反应速率的根本因素。不同反应的活化能不同，就表现出不同的反应速率。

### （三）影响化学反应速率的外部因素

化学反应速率的大小首先取决于参加反应的物质的本性，此外，浓度、温度、催化剂等外界因素也对化学反应速率有较大影响。

1. 浓度（或压强）对化学反应速率的影响

（1）基元反应和非基元反应：一步就能完成的化学反应称为基元反应，又称简单反应。例如：

$$2NO_2\ (g) \Longrightarrow 2NO\ (g) + O_2\ (g)$$
$$NO_2\ (g) + CO\ (g) \Longrightarrow NO\ (g) + CO_2\ (g)$$

绝大多数化学反应并不能一步完成，而往往是分成几步进行的，这样的化学反应称为复杂反应，又称非基元反应。例如，研究发现，下面的反应分两步进行：

$$I_2 (g) === 2I (g) \quad （快）$$
$$H_2 (g) + 2I (g) === 2HI (g) \quad （慢）$$

在复杂反应中，各步反应的速率是不同的。整个反应的反应速率取决于反应速率最慢的那一步反应。

（2）质量作用定律：1867 年，挪威科学家 Guldberg 和 Waage 在总结大量实验数据的基础上，提出反应速率和反应物浓度之间的定量关系：在一定温度下，基元反应的反应速率与各反应物浓度幂的乘积成正比，各浓度幂次在数值上等于基元反应中各反应物前面的化学计量数。这一规律称为质量作用定律。例如，对于基元反应：

$$aA + bB === cC + dD$$

其反应速率可直接表示为：

$$v = kc_A^a c_B^b$$

上式称为质量作用定律表达式。式中，$c_A$、$c_B$ 为反应物 A 和 B 的浓度，单位为摩/升（mol/L）；$a$、$b$ 分别为反应式中反应物 A、B 的系数；$k$ 为反应速率常数，表示反应物浓度均为 1 mol/L 时的化学反应速率。

运用质量作用定律应注意三点：

1）质量作用定律只适用于基元反应；

2）对于固态和纯液态的反应物，其浓度不写入速率方程式。如基元反应：

$$C (s) + O_2 (g) \longrightarrow CO_2 (g)$$
$$v = kc(O_2)$$

3）$k$ 与反应物浓度无关，但与温度有关，一定温度下 $k$ 为常数。

对于有气态物质参加的反应，在一定温度下，压力增大，气态反应物的浓度也增大，反应速率将加快；反之，压力降低，气态反应物的浓度也减小，反应速率将减慢；对于没有气体参加的反应，在其他条件不变的情况下，压力对反应速率影响不大。

2．温度对化学反应速率的影响　温度是影响化学反应速率的又一重要因素。许多化学反应都是在加热的条件下进行的。如常温下 $H_2$ 和 $O_2$ 的反应十分缓慢，慢到难以察觉，但当温度升高到 873 K 时，反应则通过剧烈的爆炸瞬间完成。许多实验证明：当其他条件不变时，升高温度，可以增大化学反应速率；降低温度，可以减小化学反应速率。温度每升高 10 ℃，化学反应速率增大到原来的 2～4 倍。

升高温度，化学反应速率之所以会增大，是因为反应物分子的平均能量增加，单位体积内活化分子百分数增加，活化分子总数增加，有效碰撞次数增加。

3．催化剂对化学反应速率的影响　催化剂是一种能改变化学反应速率，而本身的质量和化学性质在反应前后均不改变的物质。催化剂具有催化作用，凡能加快反应速率的催化剂称为正催化剂。可以减慢化学反应速率的催化剂称为负催化剂，又称阻化剂。一般情况下，使用催化剂的目的在于加快化学反应速率。

催化剂能改变化学反应速率的原因，是催化剂参与了化学反应，改变了反应的历程，增大或降低了反应的活化能，从而减小或增加了活化分子的百分数，有效碰撞次数减少或增加，从而导致反应速率减慢或加快。

催化剂具有以下基本特点：

（1）催化剂只改变化学反应速率，而不影响化学反应的始态和终态，即催化剂不能改变反应的方向。

（2）对可逆反应，催化剂可以同等程度地加快正、逆反应的速率。

（3）催化剂具有专一的选择性。不同的化学反应使用不同的催化剂；反应物相同，催化剂不同，生成物也不同。

除了浓度、温度和催化剂三个主要影响因素外，光照、紫外线、超声波、磁场及固体物质的颗粒度等因素也会影响反应速率，而随着科学技术的发展，还会产生更多的影响因素，这里不再详述。

## 第二节　化学平衡

研究一个化学反应，不仅要看它的反应速率如何，还要看反应完成的程度，即在一定条件下有多少反应物转化为生成物，这就涉及化学平衡问题。

### 一、可逆反应和化学平衡

#### （一）可逆反应

在一定条件下，有些化学反应能进行到底，反应物完全转化为生成物，而相反方向的反应不能进行。这种只能向一个方向进行的反应称为不可逆反应。实际上，绝大多数化学反应进行得不彻底，在反应物转变为生成物的同时，生成物又可以转变为反应物。在同一条件下，既能向正反应方向进行，又能向逆反应方向进行的化学反应，称为可逆反应。常用符号"$\rightleftharpoons$"表示可逆反应。如合成氨的反应：

$$N_2 (g) + 3H_2 (g) \rightleftharpoons 2NH_3 (g)$$

在可逆反应中，通常把从左向右进行的反应称为正反应，从右向左进行的反应称为逆反应。

#### （二）化学平衡

可逆反应不能进行完全，反应物不能全部转化为产物，反应体系中反应物和产物总是同时存在。

以氨的合成为例：

$$N_2 (g) + 3H_2 (g) \rightleftharpoons 2NH_3 (g)$$

反应刚开始，在密闭容器中只有 $H_2$ 和 $N_2$，它们的浓度最大，所以正反应速率最大，逆反应速率为零。随着反应的进行，$H_2$ 和 $N_2$ 浓度逐渐减小，而由于 $NH_3$ 的生成，其浓度逐渐增大，所以正反应速率逐渐减小，逆反应速率逐渐增大。另一方面，反应一旦发生，逆反应便开始进行，一部分 $NH_3$ 开始分解为 $H_2$ 和 $N_2$。当反应进行到一定程度时，逆反应速率等于正反应速率，容器中反应物 $H_2$ 和 $N_2$ 及生成物 $NH_3$ 的浓度不再随时间而改变，这时可逆反应达到一种特定的状态，即化学平衡状态，如图 4-2 所示。

化学平衡是指在一定条件下，可逆反应的正、逆反应速率相等，体系中反应物和生成物的浓度不再随时间而改变的状态。处于平衡状态下的各物质的浓度称为平衡浓度。化学平衡具有以下特点。

（1）化学平衡是动态平衡：平衡时，$v_正 = v_逆$，但反应并没有停止，仍在进行。

（2）可逆反应处于相对静止状态：平衡时，外界条件不改变，体系中各物质的浓度保持一定，不再随时间的变化而变化。

（3）可逆反应的平衡状态只与反应条件有关，而与反应途径无关、条件不变时，可逆反应

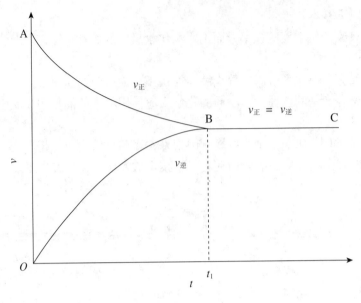

图 4-2　化学平衡

不论采取什么途径进行，最后所处的平衡状态都是相同的。

（4）化学平衡是在一定条件下建立的：外界条件一旦改变，$v_正$、$v_逆$将不再相等，原来的平衡即被破坏，直到建立新的平衡，各物质的浓度也随之改变。

## 二、化学平衡常数

（一）实验平衡常数

当可逆反应达到化学平衡时，反应混合物中各物质的浓度之间还存在着定量关系。

对于可逆反应

$$aA + bB \rightleftharpoons dD + eE$$

正反应速率　　　　　$v_正 = K_正 [A]^a [B]^b$

逆反应速率　　　　　$v_逆 = K_逆 [D]^d [E]^e$

平衡时　　　　　　　$v_正 = v_逆$

则　　　　　　　　　$K_正 [A]^a [B]^b = K_逆 [D]^d [E]^e$

$$\frac{K_正}{K_逆} = \frac{[D]^d [D]^e}{[A]^a [B]^b} = K_c$$

从上述关系式可知：在一定温度下，可逆反应达到平衡时，生成物浓度的幂次方乘积与反应物浓度的幂次方乘积的比值是一个常数，即浓度平衡常数 $K_c$。

化学平衡常数的大小是化学反应进行程度的标志。$K_c$ 值越大，表示平衡混合物中生成物的浓度越大，反应进行得越完全；$K_c$ 值越小，表示平衡混合物中生成物的浓度越小，反应进行得越不完全。

在使用 $K_c$ 计算时，$K_c$ 的表达式要与所书写的化学方程式相对应。固体物质和纯液态物质的浓度不写在平衡常数的表达式中。

对于气相反应，温度一定时，气体的分压与浓度成正比，因此，可用平衡时气体的分压来代替气态物质的浓度，得到压力平衡常数 $K_p$。

$$K_p = \frac{p_D^d p_E^e}{p_A^a p_B^b}$$

$K_c$ 和 $K_p$ 分别为浓度平衡常数和压力平衡常数，都是从实验数据推导得到的，所以统称为实验平衡常数。

（二）标准平衡常数

在实验平衡常数表达式中，如果把平衡浓度和平衡分压用相对平衡浓度 $c/c^{\theta}$ 和相对平衡分压 $p/p^{\theta}$ 来代替（平衡浓度和平衡分压分别除以标准浓度 $c^{\theta}$ 和标准压强 $p^{\theta}$ 即得），其中，$c^{\theta} = 1$ mol/L，$p^{\theta} = 100$ kPa。

对于溶液中进行的可逆反应：

$$a\text{A（aq）} + b\text{B（aq）} \rightleftharpoons d\text{D（aq）} + e\text{E（aq）}$$

当达到平衡时，其标准平衡常数表达式为：

$$K^{\theta} = \frac{(c_D/c^{\theta})^d\,(c_E/c^{\theta})^e}{(c_A/c^{\theta})^a\,(c_B/c^{\theta})^b}$$

同样地，对于气体反应：

$$a\text{A（g）} + b\text{B（g）} \rightleftharpoons d\text{D（g）} + e\text{E（g）}$$

当达到平衡时，其标准平衡常数表达式为：

$$K^{\theta} = \frac{(p_D/p^{\theta})^d\,(p_E/p^{\theta})^e}{(p_A/p^{\theta})^a\,(p_B/p^{\theta})^b}$$

标准平衡常数 $K^{\theta}$ 无浓度平衡常数和压力平衡常数之分，是无量纲的量。在后面章节中涉及的平衡常数均为标准平衡常数。

使用标准平衡常数表达式时应注意以下几点：

（1）平衡常数表达式中各物质的浓度（或分压）必须是在系统达到平衡状态时相应的值。

（2）平衡常数表达式要与反应方程式相对应。反应方程式的写法不同，平衡常数表达式就不同，得到的平衡常数值也不同。例如：

$$\text{N}_2\text{O}_4\text{（g）} \rightleftharpoons 2\text{NO}_2\text{（g）}, \quad K_p = \frac{p_{\text{NO}_2}^2}{p_{\text{N}_2\text{O}_4}}$$

$$2\text{NO}_2\text{（g）} \rightleftharpoons \text{N}_2\text{O}_4\text{（g）}, \quad K_p' = \frac{p_{\text{N}_2\text{O}_4}}{p_{\text{NO}_2}^2}$$

$$\text{N}_2\text{O}_4\text{（g）} \rightleftharpoons \text{NO}_2\text{（g）}, \quad K_p'' = \frac{p_{\text{NO}_2}}{p_{\text{N}_2\text{O}_4}}$$

$$K_p = 1/K_p' = (K_p'')^2$$

（3）如果反应物和产物为纯液体、纯固体或稀溶液中的溶剂，它们不出现在标准平衡常数的表达式中。如：

$$\text{CaCO}_3\text{（s）} \rightleftharpoons \text{CaO（s）} + \text{CO}_2\text{（g）}$$
$$K_p = p(\text{CO}_2)/p^{\theta}$$

（4）标准平衡常数的大小是可逆反应进行程度的标志。标准平衡常数越大，说明正反应进行的程度越大，反应越完全；标准平衡常数越小，说明正反应进行的程度越小，反应越不完全。

（5）标准平衡常数是可逆反应的特征性常数。标准平衡常数取决于反应的本性和温度，对于给定的化学反应，标准平衡常数值随温度而变化，与反应物的初始浓度及反应途径无关。

## 二、影响化学平衡移动的因素

化学平衡是暂时的、相对的、有条件的平衡。如果外界条件发生变化，化学平衡就被破坏，可逆反应从暂时的平衡状态转变为不平衡状态，各物质的浓度会随之发生改变。经过一段时间，在新的条件下，重新建立起新的平衡状态。这种因反应条件的改变，使可逆反应从一种平衡状态转变到另一种平衡状态的过程，称为化学平衡的移动。

影响化学平衡移动的主要因素有浓度、压强和温度等。

1. 浓度对化学平衡移动的影响　在其他条件不变的情况下，对于已经达到平衡状态的可逆反应，如果增大反应物的浓度或减小产物的浓度，平衡将向正反应方向移动；相反，如果增大产物的浓度或减小反应物的浓度，平衡将向逆反应方向移动。

例如，在某一温度下，可逆反应

$$FeCl_3 + 6KSCN \rightleftharpoons K_3[Fe(SCN)_6]（血红色）+ 3KCl$$

此反应在试管中进行，达到平衡时溶液的颜色为血红色，当向试管中加入 $FeCl_3$ 或 KSCN，溶液的颜色加深，说明平衡向正反应方向移动；若向试管中加入 KCl 晶体，溶液的颜色变浅，说明平衡向逆反应方向移动。

在药物生产中，常利用这一原理加大价格低廉原料的投料比，使价格昂贵的原料得到充分利用，从而降低成本，提高经济效益。

2. 压强对化学平衡移动的影响　由于压强对固体或液体的体积影响很小，在固体和液体反应的平衡体系中，可不必考虑压强对化学平衡的影响。对于有气态物质存在的化学平衡体系，如果反应前后，化学方程式两边的气体分子数不相等，增大或减小压强，反应物和生成物的浓度都会改变，正、逆反应速率不再相等。所以，恒温下改变压强，也会使化学平衡发生移动。平衡移动的方向与反应前后气体分子数有关。

如 $NO_2$（红棕色气体）与 $N_2O_4$（无色气体）在密闭容器里一定条件下达到化学平衡：

$$2NO_2(s) \rightleftharpoons N_2O_4(g)$$
$$\text{红棕色} \qquad \text{无色}$$

由化学方程式可知，反应前后气体分子数不相等，正反应是气体分子数减少（体积减小）的反应，逆反应是气体分子数增加（体积增大）的反应。增大反应容器体积，气体的压强减小，混合气体的颜色变浅。但由于化学平衡发生移动，混合气体的颜色又逐渐变深，这表明平衡向生成 $NO_2$ 的方向，即向气体分子数增加的方向移动。如果减小反应容器体积，气体的压强增大，浓度增大，混合气体的颜色先变深又逐渐变浅，表明平衡向生成 $N_2O_4$ 的方向，即向气体分子数减少的方向移动。

总之，对于有气体参加的可逆反应，在其他条件不变的情况下，增大压强，化学平衡向着气体分子数减少（气体体积缩小）的方向移动；减小压强，化学平衡向着气体分子数增加（气体体积增大）的方向移动。

有些可逆反应，虽有气态物质参加，但反应前后气态物质的分子数之和相等，对于这些反应，改变压强，不会使化学平衡移动。例如，一氧化碳和水蒸气的反应：

$$CO(g) + H_2O(g) \rightleftharpoons CO_2(g) + H_2(g)$$

压强对于固态或液态物质的体积影响很小，可以忽略不计。例如用炽热的炭将二氧化碳还原成一氧化碳：

$$C(s) + CO_2(g) \rightleftharpoons 2CO(g)$$

对于此反应可只考虑反应体系中气态物质分子数的变化，而不须考虑固态的炭。

3. 温度对化学平衡移动的影响　温度对化学平衡移动的影响同前两种情况有着本质区别。改变浓度、压强时使平衡点改变，从而引起平衡的移动，平衡常数并不发生变化。然而，温度的改变直接导致平衡常数的改变。例如，反应 $N_2(g) + 3H_2(g) \rightleftharpoons 2NH_3(g) + 92.38$ kJ，正反应是放热反应，逆反应是吸热反应。降低温度，正、逆反应速率都减小，但减小的程度不同，放热反应减小的倍数小于吸热反应减小的倍数，使平衡常数 $K$ 增大，平衡将向正向移动，即向放热反应方向移动；升高温度，正、逆反应速率都增大，但吸热反应增大的倍数大于放热反应增大的倍数，使平衡常数 $K$ 减小，平衡将向逆向移动，即向吸热反应方向移动。

总之，对于任一可逆反应，升高温度，化学平衡向着吸热反应的方向移动；降低温度，化学平衡向着放热反应的方向移动。

4. 平衡移动原理　法国化学家吕·查德里（H. L. Chatelier）将浓度、压强、温度对化学平衡的影响加以总结，概括为一条普遍的规律：任何已经达到平衡的体系，如果改变平衡体系的一个条件，如浓度、压强或温度，平衡则向减弱这个改变的方向移动。这个规律称为吕·查德里原理，又称平衡移动原理。

平衡移动原理是一个普遍规律，对所有的动态平衡均适用。但应注意，平衡移动原理只应用于已达到平衡的体系，而不适用于非平衡体系。

## 自测题

### 一、单项选择题

1. 在 2 L 的溶液中含 4.0 mol 的某反应物，经过 2 s 后，该反应物剩下 2.0 mol，则以该反应物表示的反应速率为
   A. 1.0 mol/(L·s)
   B. 0.5 mol/(L·s)
   C. 3.0 mol/(L·s)
   D. 1.5 mol/(L·s)
   E. 无法确定

2. 下列说法正确的是
   A. 质量作用定律适用于所有反应
   B. 速率常数与温度无关，与反应物或生成物的浓度有关
   C. 速率常数越大，反应速率越大
   D. 改变压强，可以改变化学反应的速率
   E. 以上都不正确

3. 20 ℃时，将 1.0 ml 0.1 mol/L 的 $Na_2S_2O_3$ 溶液和 10 ml 0.1 mol/L 的 $H_2SO_4$ 溶液混合，2 min 后溶液中明显出现浑浊。已知温度每升高 10 ℃，化学反应速率增大到原来的 2 倍，那么升温至 50 ℃，同样的反应要看到同样的浑浊，需要的时间是
   A. 40 s
   B. 15 s
   C. 20 s
   D. 48 s
   E. 无法计算

4. 增大压强和降低温度，平衡移动方向一致的是
   A. $N_2 + O_2 \rightleftharpoons 2NO - Q$
   B. $N_2 + 3H_2 \rightleftharpoons 2NH_3 + Q$
   C. $H_2 + I_2 \rightleftharpoons 2HI + Q$
   D. $4NH_3 + 3O_2 \rightleftharpoons 2N_2 + 6H_2O + Q$
   E. 无法确定

5. 能够说明可逆反应 $N_2 + 3H_2 \rightleftharpoons 2NH_3 + Q$ 已达平衡的条件是
   A. 氢气和氮气不再反应
   B. 氢气和氮气的浓度等于氨的浓度
   C. 氨的浓度为零
   D. 三者的浓度不再变化
   E. 无法确定

6. 可逆反应的特点是
   A. 正、逆反应速率相等
   B. 反应物的浓度等于生成物的浓度

C．在密闭体系中反应不能进行到底
D．温度对正、逆反应速率影响相同
E．以上均不正确
7．在可逆反应中加入催化剂可
　　A．使反应物浓度增加

B．使生成物浓度增加
C．缩短达到平衡所需时间
D．使平衡向正反应方向移动
E．无法确定

## 二、多项选择题

1．影响化学反应速率的因素有
　　A．浓度
　　B．温度
　　C．压强
　　D．催化剂
　　E．颜色
2．影响化学平衡移动的因素有
　　A．浓度
　　B．温度

　　C．压强
　　D．催化剂
　　E．颜色
3．可逆反应达到化学平衡的特点有
　　A．正、逆反应速率相等
　　B．各物质浓度相等
　　C．各物质浓度不再变化
　　D．反应继续进行，是动态平衡
　　E．一旦条件改变，平衡就会被破坏

## 三、简答题

1．影响化学反应速率的主要因素是哪些？这些因素分别产生怎样的影响？
2．影响化学平衡移动的因素有哪些？这些因素分别产生怎样的影响？
3．什么叫化学平衡的移动？

（刘江平）

# 电解质溶液

第五章数字资源

## 学习目标

1. 掌握酸碱质子理论，弱电解质的解离平衡，解离平衡常数 $K_a$、$K_b$ 的含义，水的离子积常数 $K_w$ 含义。
2. 掌握一元弱酸、一元弱碱水溶液中 $[H^+]$ 和 pH 的计算，水溶液的酸碱性及 pH（pOH）与溶液中的 $[H^+]$（$[OH^-]$）的关系和换算。
3. 熟悉缓冲溶液的组成、缓冲作用，以及缓冲溶液的 pH 的计算和配制方法。
4. 了解人体血液中的几对重要的缓冲对及缓冲溶液在医学中的应用。

在水溶液中或熔融状态下能导电的化合物称为电解质（electrolyte），根据其导电能力强弱又可分为强电解质（strong electrolyte）和弱电解质（weak electrolyte）。强电解质在水溶液中完全解离成离子，强酸（HCl、$HNO_3$、$H_2SO_4$）、强碱（NaOH、KOH）和绝大多数盐类（NaCl、KCl、$NaNO_3$ 等）都是强电解质；弱电解质在水溶液中只能部分地解离成离子，弱酸（HAc、$H_2CO_3$、$H_2S$ 等）、弱碱（$NH_3 \cdot H_2O$、$CH_3NH_2$ 等）及少数盐类（$Hg_2Cl_2$、$PbAc_2$）都是弱电解质。

人体体液和组织液中含有多种电解质离子，如 $K^+$、$Na^+$、$Ca^{2+}$、$Mg^{2+}$、$HCO_3^-$、$CO_3^{2-}$、$H_2PO_4^-$、$HPO_4^{2-}$、$PO_4^{3-}$、$SO_4^{2-}$、$Cl^-$ 等。这些离子对维持体内的渗透平衡、酸碱平衡，以及神经、肌肉等组织的生理、生化过程起着重要作用。

许多化学反应，尤其是生物体内的化学反应通常需要在一定 pH 条件下才能顺利进行。pH 超出一定范围，人体的生理活动就无法正常进行，从而导致某些疾病发生，严重时甚至危及生命。因此，维持溶液和体液的酸酸度在化学上和医学上都具有重要的意义。

## 第一节　弱电解质在溶液中的解离

电解质是指在水溶液中或熔融状态下能导电的化合物，而在水溶液中或熔融状态下都不能导电的化合物称为非电解质。根据化合物在水溶液中或熔融状态下导电性能的强弱，把电解质分为强电解质和弱电解质。强电解质能完全解离，弱电解质只有部分解离，存在解离平衡。

### 一、解离平衡和解离平衡常数

电解质溶液中存在着自由移动的阴、阳离子，所以电解质溶液能够导电。电解质在水溶液中或熔融状态下能够离解成自由移动离子的过程称为解离（dissociation）。

强电解质能完全解离，是不可逆的，如盐酸、氯化钠、氢氧化钠在水溶液中的解离方程式为：

$$HCl \rightleftharpoons H^+ + Cl^-$$
$$NaCl \rightleftharpoons Na^+ + Cl^-$$
$$NaCl \rightleftharpoons Na^+ + OH^-$$

弱电解质只有部分解离，其解离过程是可逆的，即存在解离平衡。如醋酸、氨水在水溶液中的解离方程式为：

$$HAc \rightleftharpoons H^+ + Ac^-$$
$$NH_3 \cdot H_2O \rightleftharpoons NH_4^+ + OH^-$$

（一）弱电解质的解离平衡

以醋酸（HAc）为例，分析当弱电解质达到解离平衡时，溶液中 HAc、$H^+$ 和 $Ac^-$ 的浓度之间的关系。醋酸的解离方程式为：

$$HAc \rightleftharpoons H^+ + Ac^-$$

在醋酸溶于水形成溶液时，HAc 分子受水分子的作用发生解离。随着 HAc 分子的解离，溶液中 HAc 分子的浓度不断降低，$H^+$ 和 $Ac^-$ 浓度不断增高，正反应速率逐渐减小，逆反应速率逐渐增大。当正、逆反应速率相等时，溶液中 HAc、$H^+$ 和 $Ac^-$ 的浓度不再发生变化，体系就处于平衡状态。

在一定温度下，当弱电解质分子解离成离子的速率（$v_{正}$）等于离子又相互结合重新生成分子的速率（$v_{逆}$）时，溶液中各种离子的浓度不再改变，解离过程就达到了平衡状态，这种平衡状态称为弱电解质的解离平衡（dissociation equilibrium），解离平衡的建立如图 5-1 所示。

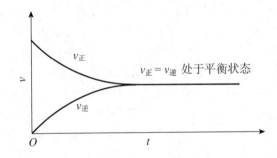

图 5-1　弱电解质解离平衡状态建立示意图

解离平衡和化学平衡一样，也是动态平衡。化学平衡原理也适用于解离平衡，当浓度、温度等条件改变时，弱电解质的解离平衡也会发生移动。

（二）解离平衡常数

在一定条件下，当弱电解质的解离达到平衡时，溶液中各组成成分的浓度不再发生变化，而达到平衡时各组分浓度存在一定的关系，如对于一元弱酸或一元弱碱，溶液中解离所生成的各种离子浓度的乘积，与溶液中未解离的分子浓度的比是一个常数，这个常数称为解离平衡常数（简称解离常数，dissociation constant）。弱酸的解离常数用 $K_a$ 表示，弱碱的解离常数用 $K_b$ 表示。

以 HAc 的解离过程为例：

$$HAc \rightleftharpoons H^+ + Ac^-$$

$$K_a = \frac{[H^+][Ac^-]}{[HAc]} \tag{5-1}$$

$NH_3 \cdot H_2O$ 的解离过程为：

$$NH_3 \cdot H_2O \Longrightarrow NH_4^+ + OH^-$$

$$K_b = \frac{[NH_4^+][OH^-]}{[NH_3 \cdot H_2O]} \tag{5-2}$$

由上式可以看出，$K$ 值越大，溶液中离子浓度也越大，表示该弱电解质在该条件下越容易解离。

一般情况下，$K$ 在 $10^{-10} \sim 10^{-5}$ 范围内的电解质为弱电解质，$K < 10^{-10}$ 的电解质为极弱电解质。另外，解离常数与温度有关，而与浓度无关。常见弱酸与弱碱的解离常数如表 5-1 所列。

表 5-1　弱酸、弱碱的解离常数（25 ℃）

| 名称 | 解离常数 | 名称 | 解离常数 |
|---|---|---|---|
| 醋酸（HAc） | $1.76 \times 10^{-5}$ | 氢氰酸（HCN） | $4.93 \times 10^{-10}$ |
| 碳酸（$H_2CO_3$） | $4.30 \times 10^{-7}$（$K_{a1}$） | 磷酸（$H_3PO_4$） | $7.52 \times 10^{-3}$（$K_{a1}$） |
| | $5.61 \times 10^{-11}$（$K_{a2}$） | | $6.23 \times 10^{-8}$（$K_{a2}$） |
| | $5.90 \times 10^{-2}$（$K_{a1}$） | | $2.20 \times 10^{-10}$（$K_{a3}$） |
| 草酸（$H_2C_2O_4$） | $6.40 \times 10^{-5}$（$K_{a2}$） | 氨水（$NH_3 \cdot H_2O$） | $1.79 \times 10^{-5}$ |
| 柠檬酸（$C_6H_8O_7$） | $7.40 \times 10^{-4}$（$K_{a1}$） | | |
| | $1.73 \times 10^{-5}$（$K_{a2}$） | | |
| | $4.00 \times 10^{-7}$（$K_{a3}$） | | |

注：表中 $K_{a1}$、$K_{a2}$、$K_{a3}$ 分别表示多元酸的分级解离常数。

### （三）解离度

不同的弱电解质在水溶液中的解离程度是不同的，有的解离程度大，有的解离程度小。弱电解质的解离程度可以用解离度的大小来区分。解离度（degree of dissociation）是指在一定温度下，当弱电解质在溶液中达到解离平衡时，已解离的弱电解质分子数占弱电解质分子总数的百分比，通常用符号 $\alpha$ 表示。

$$\alpha = \frac{\text{已解离的弱电解质分子数}}{\text{弱电解质分子总数}} \times 100\% \tag{5-3}$$

 **例 5-1**

在某温度下，0.10 mol/L 的 HAc 溶液中，每 1000 个 HAc 分子有 72 个分子解离成离子，求 HAc 在此温度下的解离度。

**解：**

$$\alpha = \frac{\text{已解离的弱电解质分子数}}{\text{弱电解质分子总数}} \times 100\% = \frac{72}{1000} \times 100\% = 7.2\%$$

**答：** HAc 的解离度为 7.2%。

电解质解离度的大小，主要取决于电解质的本性，还与溶剂、温度和电解质溶液的浓度有关。浓度越小，解离度越大；温度越高，解离度越大。所以在表示弱电解质的解离度时，应该指明溶剂、温度和溶液的浓度。一般不加说明时，溶剂通常指水。

## 二、同离子效应

弱电解质的解离平衡是暂时的、相对的，一旦条件发生改变，平衡也会发生移动。弱电解质溶液达到平衡时，溶液中分子和离子都保持一定浓度。如果向溶液中加入与弱电解质具有相同离子的强电解质，则弱电解质的解离度会降低，这种现象称为同离子效应（common ion effect）。如在 HAc 溶液中加入 NaAc，因为 NaAc 是强电解质，在溶液中完全解离成 $Na^+$ 和 $Ac^-$，使溶液中 $Ac^-$ 浓度显著增高，破坏了 HAc 原来的解离平衡，使平衡向左移动。当建立新的平衡时，溶液中 HAc 分子浓度相应地增加，而 $H^+$ 浓度相应地减少，即由于 NaAc 的加入使醋酸较多地以分子状态存在，结果使 HAc 的解离度降低。

$$HAc \rightleftharpoons H^+ + Ac^-$$
$$NaAc \longrightarrow Na^+ + Ac^-$$

同理，如果在 $NH_3 \cdot H_2O$ 中加入 $NH_4Cl$，也会导致 $NH_3 \cdot H_2O$ 的解离度降低。

$$NH_3 \cdot H_2O \rightleftharpoons NH_4^+ + OH^-$$
$$NH_4Cl \longrightarrow NH_4^+ + Cl^-$$

## 第二节　酸碱质子理论

大量的化学反应都属于酸碱反应。掌握酸碱反应的本质和规律，研究酸碱理论，是化学基础研究的重要内容。

人们对于酸、碱的认识，经历了一个由浅入深、由低级到高级的过程。最初，人们是根据物资的性质来区分酸和碱的。有酸味、能使紫色石蕊变成红色的是酸，有涩味、滑腻感，使石蕊变成蓝色的是碱。随着生产和科学技术的发展，19 世纪后期，解离理论产生后出现了近代的酸碱理论。近代酸碱理论主要包括酸碱解离理论、酸碱质子理论和酸碱电子理论。本节主要讲述酸碱质子理论。

酸碱解离理论认为：酸是解离时产生的阳离子全部是氢离子的化合物；碱是解离时产生的阴离子全部是氢氧根离子的化合物。然而，酸碱解离理论有其局限性，它所指的酸、碱仅限于水溶液中。所以酸碱解离理论无法说明物质在非水溶液中的酸碱性问题。

1923 年布朗斯特和托马斯·马丁·劳里提出了酸碱质子理论，扩大了酸碱的范围，更新了酸碱的概念。

### 一、酸碱的概念

酸碱质子理论认为：凡是能给出质子（$H^+$）的物质都是酸；凡是能接受质子（$H^+$）的物质都是碱，如 HCl、$NH_4^+$、$HSO_4^-$、$H_2PO_4^-$ 等都是酸，因为它们都能给出质子；$Cl^-$、$NH_3$、$HSO_4^-$、NaOH 等都是碱，因为它们都能接受质子。酸碱质子理论中，酸和碱不局限于分子，还可以是阴、阳离子。

根据酸碱质子理论，酸和碱不是孤立的。酸给出质子后生成碱，碱接受质子后变成酸。

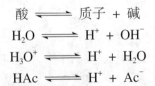

$$酸 \rightleftharpoons 质子 + 碱$$
$$H_2O \rightleftharpoons H^+ + OH^-$$
$$H_3O^+ \rightleftharpoons H^+ + H_2O$$
$$HAc \rightleftharpoons H^+ + Ac^-$$

$$NH_4^+ \rightleftharpoons H^+ + NH_3$$

$$H_2CO_3 \rightleftharpoons H^+ + HCO_3^-$$

$$HCO_3^- \rightleftharpoons H^+ + CO_3^{2-}$$

$$H_2SO_4 \rightleftharpoons H^+ + HSO_4^-$$

$$HCl \rightleftharpoons H^+ + Cl^-$$

从上面的例子可以看出，左边的物质都是酸，它们给出质子后变成右边对应的碱，右边的碱得到质子后变成左边对应的酸，因此左边的酸和右边的碱相互依存，并通过接受一个质子而相互转化，这种关系称为共轭关系（conjugate relation）。在组成上仅相差一个质子的酸和碱称为共轭酸碱对（conjugate acid-base pair）。如上述例子中，左边的酸为其对应碱的共轭酸（conjugate acid），而右边的碱为其对应酸的共轭碱（conjugate base）。共轭酸在组成上总是比其共轭碱多一个质子（$H^+$）。其关系式表示为：

$$共轭酸 \rightleftharpoons H^+ + 共轭碱$$

上述所列各式包含的共轭酸碱对为：$H_2O$-$OH^-$、$H_3O^+$-$H_2O$、$HAc$-$Ac^-$、$NH_4^+$-$NH_3$、$H_2CO_3$-$HCO_3^-$、$HCO_3^-$-$CO_3^{2-}$、$H_2SO_4$-$HSO_4^-$、$HCl$-$Cl^-$。由此可见，有酸必有碱，有碱必有酸；酸可变碱，碱亦可变酸。

一种酸给出质子的能力越强，其酸性就越强；而其对应的共轭碱接受质子的能力就越弱，即碱性越弱。强酸的共轭碱是弱碱，强碱的共轭酸是弱酸，如 $HCl$ 是强酸，而 $Cl^-$ 是弱碱。有些物质既可以给出质子又可以接受质子，属于两性物质。如 $H_2O$ 作为酸时其共轭碱是 $OH^-$，作为碱时其共轭酸为 $H_3O^+$；$HCO_3^-$ 作为酸时其共轭碱是 $CO_3^{2-}$，作为碱时其共轭酸是 $H_2CO_3$。

## 二、酸碱反应的本质

根据酸碱质子理论，酸碱反应的本质就是两个共轭酸碱对之间质子传递的反应。例如：

$$\overset{\displaystyle H^+}{\overbrace{\phantom{HCl + NH_3 \rightleftharpoons}}}$$

$$\underset{酸_1 \quad\quad 碱_2 \quad\quad\quad 酸_2 \quad\quad 碱_1}{HCl + NH_3 \rightleftharpoons NH_4^+ + Cl^-}$$

$NH_3$ 和 $HCl$ 的反应，无论在水溶液、液氨溶液、苯溶液或气相中，其本质都是一样的，即 $HCl$ 是酸，传递质子给 $NH_3$，然后转变为它的共轭碱 $Cl^-$；$NH_3$ 是碱，接受质子后，转变为它的共轭酸 $NH_4^+$。强碱夺取了强酸给出的质子，转化为较弱的共轭酸和共轭碱。

酸碱质子理论不仅扩大了酸和碱的范围，还把酸碱解离理论中的解离作用、中和作用、水解作用等一并包括在酸碱反应的范围之内，这些都可以看作是质子传递的酸碱反应。

（一）解离作用

根据酸碱质子理论的观点，解离作用就是水与酸碱分子的质子传递反应。在水溶液中，酸将质子传给水，生成水合质子并产生共轭碱。

强酸给出质子的能力很强，其共轭碱极弱，几乎不能结合质子，因此反应几乎完全进行（相当于解离理论的全部解离）。例如：

$$\overset{\displaystyle H^+}{\overbrace{\phantom{HCl + H_2O \rightleftharpoons}}}$$

$$\underset{酸_1 \quad\quad 碱_2 \quad\quad\quad 酸_2 \quad\quad 碱_1}{HCl + H_2O \rightleftharpoons H_3O^+ + Cl^-}$$

弱酸给出质子的能力较弱，其共轭碱则较强，因此，反应不能进行完全，为可逆反应（相当于解离理论的部分解离）。例如：

$$HAc + H_2O \rightleftharpoons H_3O^+ + Ac^-$$
$$\text{酸}_1 \quad \text{碱}_2 \qquad \text{酸}_2 \quad \text{碱}_1$$

氨和水反应时，$H_2O$ 给出质子，由于 $H_2O$ 是弱酸，所以反应也进行得很不完全，是可逆反应（相当于 $NH_3$ 在水中的解离过程）。

$$H_2O + NH_3 \rightleftharpoons NH_4^+ + OH^-$$
$$\text{酸}_1 \quad \text{碱}_2 \qquad \text{酸}_2 \quad \text{碱}_1$$

可见，在酸的解离过程中，$H_2O$ 接受质子，是一种碱，而在碱的解离过程中，$H_2O$ 给出质子，又是一种酸，所以水是两性物质。在水的质子自递过程中，也体现了酸碱共轭关系。由于 $H_3O^+$ 是强酸，$OH^-$ 是强碱，平衡强烈向左移动。

$$H_2O + H_2O \rightleftharpoons H_3O^+ + OH^-$$
$$\text{酸}_1 \quad \text{碱}_2 \qquad \text{酸}_2 \quad \text{碱}_1$$

（二）中和反应

酸碱解离理论中酸碱的中和反应也是质子的传递过程。例如：

$$HAc + NH_3 \rightleftharpoons NH_4^+ + Ac^-$$
$$\text{酸}_1 \quad \text{碱}_2 \qquad \text{酸}_2 \quad \text{碱}_1$$

（三）水解反应

酸碱质子理论中没有盐的概念，因此，也没有盐水解的反应。

酸碱解离理论中的水解反应相当于酸碱质子理论中水与离子酸、碱的质子传递反应。例如：

$$H_2O + AC^- \rightleftharpoons HAc + OH^-$$
$$\text{酸}_1 \quad \text{碱}_2 \qquad \text{酸}_2 \quad \text{碱}_1$$

$$NH_4^+ + H_2O \rightleftharpoons H_3O^+ + NH_3$$
$$\text{酸}_1 \quad \text{碱}_2 \qquad \text{酸}_2 \quad \text{碱}_1$$

通过上面的分析可以看出，酸碱质子理论扩大了酸碱的含义和酸碱反应的范围，摆脱了酸碱必须在水溶液中发生反应的局限性，解决了一些非水溶剂或气体间的酸碱反应，并把水溶液中进行的各种离子反应系统地归纳为质子传递的酸碱反应。这样，加深了人们对于酸碱和酸碱反应的认识。关于酸碱的定量标度问题，酸碱质子理论也能像解离理论一样，应用平衡常数来定量地衡量某种酸或碱的强度，这就使酸碱质子理论得到了广泛的应用。目前分析化学课程中已经用到酸酸质子理论来解决问题。

## 第三节  水溶液的酸碱性及 pH 的计算

根据酸碱质子理论分析，水溶液中许多离子平衡都可归结为涉及质子传递平衡的酸碱反应，现分述如下。

### 一、水的质子自递反应

水既能给出质子，又能接受质子，属两性物质。在水分子之间可以进行质子转移，使部分 $H_2O$ 转变为它的共轭酸 $H_3O^+$，另一部分变成它的共轭碱 $OH^-$。这种发生在同种物质分子之间的质子传递作用称为质子自递反应（autoprotolysis reaction）。水的质子自递可表示如下：

$$\overset{\underset{\longrightarrow}{\quad H^+ \quad}}{H_2O + H_2O} \rightleftharpoons H_3O^+ + OH^-$$

在一定温度下，当水的质子自递反应达到平衡时，$H_2O$ 的平衡常数表示为：

$$K_i = \frac{[H_3O^+][OH^-]}{[H_2O][H_2O]}$$

因为水的质子自递作用非常微弱，所以式中 $[H_2O]$ 可以看作常数。

$$[H_3O^+][OH^-] = [H_2O]^2 \cdot K_i = K_w \tag{5-4}$$

式中，$K_w$ 称为水的自递反应常数，又称水的离子积。

式（5-4）表明，在一定温度下，水中 $[H_3O^+]$ 和 $[OH^-]$ 的乘积即水的离子积是一个常数。实验测得 25 ℃时的纯水中，$K_w = 1.0 \times 10^{-14}$；100 ℃时，$K_w = 1.0 \times 10^{-12}$。

水的离子积不仅适用于纯水，也适用于一切稀释水溶液。根据式 5-4，若已知水溶液中的 $[H_3O^+]$，就可以简便地计算出溶液中的 $[OH^-]$，反之亦然。

由于上述关系，溶液的酸度或碱度均可用 $[H_3O^+]$ 或 $[OH^-]$ 来表示。如 25 ℃时，不同溶液的酸碱度如下。

中性溶液：$[H_3O^+] = [OH^-] = 10^{-7}$ mol/L；

酸性溶液：$[H_3O^+] > 10^{-7}$ mol/L $> [OH^-]$；

碱性溶液：$[H_3O^+] < 10^{-7}$ mol/L $< [OH^-]$。

当溶液中 $[H_3O^+]$ 很小时，直接用 $[H_3O^+]$ 或 $[OH^-]$ 表示溶液的酸碱性不方便，因此常用 pH 来表示溶液的酸碱性。所谓 pH 就是 $[H_3O^+]$ 的负对数。

$$pH = -\lg[H_3O^+] \text{ 或 } pH = -\lg[H^+] \tag{5-5}$$

因此，25 ℃时，溶液的酸碱性和 pH 的关系如下。

中性溶液：$[H_3O^+] = 10^{-7}$ mol/L，即 pH = 7；

酸性溶液：$[H_3O^+] > 10^{-7}$ mol/L，即 pH < 7；

碱性溶液：$[H_3O^+] < 10^{-7}$ mol/L，即 pH > 7。

溶液的酸碱性也可以用 pOH 表示，pOH 是 $[OH^-]$ 的负对数。

$$pOH = -\lg[OH^-] \tag{5-6}$$

25 ℃时，水溶液中 $[H_3O^+][OH^+] = 1.0 \times 10^{-14}$，故有 pH+pOH = 14.00。

上述内容表明：溶液的 pH 越小，溶液的酸性就越强；溶液的 pH 越大，溶液的碱性就越强。溶液的 pH 与 $[H_3O^+]$（mol/L）的对应关系可以表示如下：

| $[H^+]$ | $10^{-1}$ | $10^{-2}$ | $10^{-3}$ | $10^{-4}$ | $10^{-5}$ | $10^{-6}$ | $10^{-7}$ | $10^{-8}$ | $10^{-9}$ | $10^{-10}$ | $10^{-11}$ | $10^{-12}$ | $10^{-13}$ | $10^{-14}$ |
|---|---|---|---|---|---|---|---|---|---|---|---|---|---|---|
| pH | 1 | 2 | 3 | 4 | 5 | 6 | 7 | 8 | 9 | 10 | 11 | 12 | 13 | 14 |

　　　　　　　　　　　　　　　　→ 中性 ←

酸性增强　　　　　　　　　　　　　　　　　　碱性增强

从 pH 与 [$H_3O^+$] 的对应关系可以看出：pH 每改变 1 个单位，[$H_3O^+$] 或 [$OH^-$] 相应改变 10 倍；pH 每改变 2 个单位，[$H_3O^+$] 或 [$OH^-$] 相应改变 100 倍。

当 [$H_3O^+$] 或 [$OH^-$] 大于 1 mol/L 时，用 pH 表示溶液的酸碱性强弱并不简便，此时可以直接用 [$H_3O^+$] 或 [$OH^-$] 来表示溶液的酸碱性。

## 二、共轭酸碱对的关系

弱酸或弱碱在溶液中与水分子的质子传递是可逆反应，在一定条件下可达平衡，称为质子传递平衡（proton transfer balance）。

一元弱酸 HB 在水溶液中的质子传递平衡可以表示为：

$$HB + H_2O \rightleftharpoons H_3O^+ + B^-$$

其平衡表达式为：

$$K = \frac{[H_3O^+][B^-]}{[HB][H_2O]} \tag{5-7}$$

在稀水溶液中，[$H_2O$] 可以视为常数，弱酸 HB 的平衡常数表示为：

$$K_a = \frac{[H_3O^+][B^-]}{[HB]} \tag{5-8}$$

上式中，$K_a$ 称为酸的质子传递平衡常数（proton transfer constant of acid），简称酸常数。在一定温度下，$K_a$ 只与酸的本性和温度有关，与酸的浓度无关，是弱酸的特征性常数。$K_a$ 值越大，表明该酸在水溶液中越容易给出质子，酸性越强。

$B^-$ 是 HB 的共轭碱，它在水溶液中的质子传递平衡可表示为：

$$B^- + H_2O \rightleftharpoons HB + OH^-$$

$$K_b = \frac{[HB][OH^-]}{[B^-]} \tag{5-9}$$

$K_b$ 称为碱的质子传递平衡常数（proton transfer constant of base），简称碱常数。在一定温度下，$K_b$ 只与碱的本性和温度有关，与碱的浓度无关，是弱碱的特征性常数。$K_b$ 值越大，表明该碱在水溶液中越容易接受质子，碱性越强。

一元弱酸 HB 的质子传递平衡常数 $K_a$ 与其共轭碱 $B^-$ 的质子传递平衡常数 $K_b$ 之间有确定的关系，根据式（5-8）和式（5-9）得：

$$K_a \cdot K_b = \frac{[H_3O^+][B^-]}{[HB]} \cdot \frac{[HB][OH^-]}{[B^-]} = [H_3O^+][OH^-] = K_w$$

即

$$K_a \cdot K_b = K_w \tag{5-10}$$

或

$$pK_a + pK_b = pK_w \tag{5-11}$$

式（5-10）定量地反映了质子酸碱强弱的相对性，$K_a$ 与 $K_b$ 呈反比关系。表明若某种酸的酸性越强，即 $K_a$ 值越大，其共轭碱的碱性越弱，即 $K_b$ 值越小；若某种碱的碱性越强，即 $K_b$ 值越大，其共轭酸的酸性越弱，即 $K_a$ 值越小。因此，只要知道一种弱酸的 $K_a$ 值，就可以求出其共轭碱的 $K_b$ 值。

**例 5-2**

已知 $NH_3 \cdot H_2O$ 的 $K_b$ 值为 $1.79 \times 10^{-5}$，求 $NH_4^+$ 的 $K_a$ 值为多少？

**解**：$NH_4^+$ 是 $NH_3 \cdot H_2O$ 的共轭酸，根据式（5-10），得：

$$K_a = \frac{K_w}{K_b} = \frac{1.00 \times 10^{-14}}{1.79 \times 10^{-5}} = 5.59 \times 10^{-10}$$

**答**：$NH_4^+$ 的 $K_a$ 值为 $5.59 \times 10^{-10}$。

### 三、溶液 pH 的计算

（一）强酸与强碱溶液

强酸和强碱在水溶液中全部解离，pH 可直接由其浓度求得。例如：0.10 mol/L HCl 溶液，其 $pH = -lg0.10 = 1.00$；0.01 mol/L NaOH 溶液，其 $pH = 12.0$。

需要指出的是，任何水溶液中都同时存在质子传递反应。当强酸、强碱浓度很低的情况下（$c < 10^{-6}$ mol/L），就要同时考虑水解离产生的 $[H^+]$。

（二）弱电解质溶液 pH 近似计算

对于弱酸、弱碱的水溶液，它们的关系是其酸强度（$H^+$ 浓度）和碱强度（$OH^-$ 浓度）。如知道解离常数，便可计算弱酸、弱碱水溶液的 $H^+$ 浓度、$OH^-$ 浓度和 pH。

在一元弱酸 HB 的水溶液中存在着下列两个质子传递平衡：

$$HB + H_2O \rightleftharpoons B^- + H_3O^+$$
$$H_2O + H_2O \rightleftharpoons OH^- + H_3O^+$$

HB 水溶液中的 $H_3O^+$ 分别来自 HB 和 $H_2O$ 的解离，由于 HB 解离产生的 $H_3O^+$ 浓度等于 $B^-$ 浓度，由 $H_2O$ 解离产生的 $H_3O^+$ 浓度等于 $OH^-$ 浓度。而在溶液中，HB、$B^-$、$H_3O^+$、$OH^-$ 四种物质的浓度都是未知的，要精确计算 $[H_3O^+]$ 相当复杂。

当弱酸水溶液中弱酸的 $K_a \cdot c \geq 20 K_w$ 时，水的质子传递平衡可以忽略，溶液中 $[H_3O^+]$ 主要来自弱酸的质子传递平衡。

设 HB 的起始浓度为 $c$，此溶液中质子传递平衡为：

$$HB + H_2O \rightleftharpoons B^- + H_3O^+$$

平衡时：

$$K_a = \frac{[H_3O^+][B^-]}{[HB]} = \frac{[H_3O^+]^2}{c - [H_3O^+]}$$

由于弱酸的解离度小，溶液中 $[H_3O^+]$ 远小于弱酸的总浓度 $c$，则 $c - [H_3O^+] \approx c$，故可得：

$$[H_3O^+] = \sqrt{K_a \cdot c} \tag{5-12}$$

式（5-12）是计算一元弱酸的 $[H_3O^+]$ 最简式，使用公式要满足两个条件：$c \cdot K_a \geq 20 K_w$，$c/K_a \geq 500$，否则将造成较大的误差。

同理，对于一元弱碱溶液，当 $c \cdot K_b \geq 20 K_w$，$c/K_b \geq 500$ 时，可以推出计算一元弱碱溶液 $[OH^-]$ 的最简式为：

$$[OH^-] = \sqrt{K_b \cdot c} \tag{5-13}$$

**例 5-3**

25 ℃时，HAc 的解离常数为 $1.76 \times 10^{-5}$。计算 0.100 mol/L HAc 溶液的 $H^+$ 浓度。

**解：** $c \cdot K_a = 0.100 \times 1.76 \times 10^{-5} > 20 K_w$，$c/K_a \gg 500$，可用式（5-12）计算。

已知 $K_a = 1.76 \times 10^{-5}$，$c = 0.100$ mol/L，则：

$$[H^+] = \sqrt{K_a \cdot c} = \sqrt{1.76 \times 10^{-5} \times 0.100} = 1.33 \times 10^{-3} \ (mol/L)$$

**答：** 该溶液的 $H^+$ 浓度为 $1.33 \times 10^{-3}$ mmol/L。

 **例 5-4**

25 ℃时，计算 0.100 mol/L $NH_4Cl$ 溶液的 pH。

**解：** 根据酸碱质子理论，$NH_4^+$ 为一元弱酸，$NH_4^+$-$NH_3$ 为共轭酸碱对。

已知 $K_b(NH_3) = 1.79 \times 10^{-5}$，则 $NH_4^+$ 的 $K_a$ 为：

$$K_a = \frac{K_w}{K_b} = \frac{1.00 \times 10^{-14}}{1.79 \times 10^{-5}} = 5.59 \times 10^{-10}$$

因为 $c \cdot K_a > 20 K_w$，$c/K_a = 0.100/5.59 \times 10^{-10} > 500$，则可用式（5-12）计算。

$$[H^+] = \sqrt{K_a \cdot c} = \sqrt{5.59 \times 10^{-10} \times 0.100} = 7.48 \times 10^{-6} \ (mol/L)$$

$$pH = -lg [H^+] = 5.13$$

**答：** 该溶液的 pH 为 5.13。

 **例 5-5**

25 ℃时，计算 0.10 mol/L $NH_3 \cdot H_2O$ 的 pH。

**解：** 已知 c = 0.10mol/L，$K_b = 1.79 \times 10^{-5}$。

因为，$c \cdot K_b > 20 K_w$，$c/K_b > 500$，则可用式（5-12）计算。

$$[OH^-] = \sqrt{K_b \cdot c} = \sqrt{1.79 \times 10^{-6} \times 0.10} = 1.34 \times 10^{-3} \ (mol/L)$$

$$pOH = -lg [OH^-] = 2.87$$

$$pH = pK_w - pOH = 14 - 2.87 = 11.13$$

**答：** 该溶液的 pH 为 11.13。

 **例 5-6**

25 ℃时，计算 0.100 mol/L NaAc 溶液的 pH。

**解：** 已知 $K_a(HAc) = 1.76 \times 10^{-5}$

则 $\quad K_b(Ac^-) = \dfrac{K_w}{K_a(HAc)} = \dfrac{1.00 \times 10^{-14}}{1.76 \times 10^{-5}} = 5.68 \times 10^{-10}$

因为 $c/K_b > 500$，则可用式（5-12）计算。

$$[OH^-] = \sqrt{K_b \cdot c} = \sqrt{5.68 \times 10^{-10} \times 0.100} = 7.54 \times 10^{-6} \ (mol/L)$$

$$pOH = -lg [OH^-] = 5.12$$

$$pH = pK_w - pOH = 14 - 5.12 = 8.88$$

答：该溶液的 pH 为 8.88。

注意：多元弱酸和多元弱碱存在多级电离，但一级电离是主要的，所以在计算 $H^+$ 浓度时，可以按照一元弱酸或一元弱碱的计算公式进行计算。

# 第四节　缓冲溶液

## 一、缓冲溶液的组成及缓冲作用

（一）缓冲溶液的概念

许多化学反应要在一定的 pH 范围内才能正常进行，例如人体血液的 pH 是 7.4 左右，大于 7.8 或小于 7.0 就会导致死亡，一些药物制剂只有在一定的 pH 范围内才有疗效。因此，要使机体内的化学反应正常进行，就必须有一个具有稳定的 pH，并能保持 pH 在反应过程中几乎不变的溶液，具有这种性能的溶液就是缓冲溶液。

在室温下，向 1 L 纯水、0.10 mol HAc 和 0.10 mol NaAc 的混合溶液种分别加入少量 HCl 或 NaOH，溶液 pH 变化结果如表 5-2 所列。

表 5-2　加入少量 HCl 或 NaOH 后溶液 pH 的变化

| 溶液 | 溶液自身 pH | 加 HCl 后 pH | 加 NaOH 后 pH |
|---|---|---|---|
| 纯 $H_2O$ | 7.00 | 2.00 | 12.00 |
| HAc-NaAc 混合溶液 | 4.75 | 4.66 | 4.84 |

表 5-2 表明：在室温下纯水的 pH = 7.00，若在 1 L 纯水中加入 0.01 mol HCl，pH 由 7.00 下降至 2.00，改变了 5 个 pH 单位；若在 1 L 纯水中加入 0.01 mol NaOH，则 pH 由 7.00 上升至 12.00，也改变了 5 个 pH 单位。说明纯水更加容易接受外界加入的少量强酸、强碱的影响。如果在 1 L 含有 0.10 mol HAc 和 0.10 mol NaAc 的混合溶液中加入 0.10 mol HCl，溶液的 pH 由 4.75 下降至 4.66，仅仅改变了 0.09 个 pH 单位；若在上述同样的混合溶液中加入 0.01 mol NaOH，溶液的 pH 由 4.75 上升至 4.84，也仅仅改变了 0.09 个 pH 单位。可见，HAc 和 NaAc 的混合溶液能对抗外加的少量强酸或强碱的影响，保持溶液 pH 几乎不变。

这种能对抗少量外来强酸、强碱或有限稀释，而溶液本身的 pH 几乎不变的作用称为缓冲作用，具有缓冲作用的溶液称为缓冲溶液（buffer solution）。

（二）缓冲溶液的组成

缓冲溶液具有缓冲作用，其原因在于缓冲溶液中含有抗酸、抗碱两种成分，且两种成分之间存在着化学平衡。抗酸成分和抗碱成分合称缓冲系或缓冲对。

按照酸碱质子理论，缓冲对都是共轭酸碱对，抗酸成分为共轭碱，抗碱成分为共轭酸，根据组成的不同，缓冲对可分为三种类型。

1. 弱酸及其对应的盐

弱酸（抗碱成分）　　　　　　对应的盐（抗酸成分）

醋酸（HAc）　　　　　　　　醋酸钠（NaAc）

碳酸（$H_2CO_3$）　　　　　　碳酸氢钠（$NaHCO_3$）

磷酸（$H_3PO_4$）　　　　　　磷酸二氢钠（$NaH_2PO_4$）

邻苯二甲酸（$H_2C_8H_4O_4$）　　　邻苯二甲酸氢钾（$KHC_8H_4O_4$）

**2．弱碱及其对应的盐**

弱碱（抗酸成分）　　　　　　　对应的盐（抗碱成分）

氨水（$NH_3 \cdot H_2O$）　　　　　　氯化铵（$NH_4Cl$）

二甲胺 $[(CH_3)_2NH]$　　　　　　盐酸二甲胺 $[(CH_3)_2NH \cdot HCl]$

**3．多元弱酸的酸式盐及其对应的次级盐**

多元弱酸的酸式盐（抗碱成分）　　对应的次级盐（抗酸成分）

碳酸氢钠（$NaHCO_3$）　　　　　碳酸钠（$Na_2CO_3$）

磷酸二氢钠（$NaH_2PO_4$）　　　　磷酸氢二钠（$Na_2HPO_4$）

一些常见的缓冲对如表 5-3 所列。

表 5-3　常见的缓冲系

| 缓冲系 | 质子传递平衡 | $pK_a$（25℃） |
| --- | --- | --- |
| HAc-NaAc | $HAc + H_2O \rightleftharpoons Ac^- + H_3O^+$ | 4.75 |
| $H_2CO_3$-$NaHCO_3$ | $H_2CO_3 + H_2O \rightleftharpoons HCO_3^- + H_3O^+$ | 6.35 |
| $H_2C_8H_4O_4$-$KHC_8H4O_4^*$ | $H_2C_8H_4O_4 + H_2O \rightleftharpoons HC_8H_4O_4^- + H_3O^+$ | 2.89 |
| $Tris \cdot HCl$-$Tris^{**}$ | $Tris \cdot H^+ + H_2O \rightleftharpoons Tris + H_3O^+$ | 8.08 |
| $NH_4Cl$-$NH_3$ | $NH_4^+ + H_2O \rightleftharpoons NH_3 + H_3O^+$ | 9.25 |
| $CH_3NH_3^+Cl^-$-$CH_3NH_2^{***}$ | $CH_3NH_3^+ + H_2O \rightleftharpoons CH_3NH_2 + H_3O^+$ | 10.63 |
| $H_3PO_4$-$NaH_2PO_4$ | $H_3PO_4 + H_2O \rightleftharpoons H_2PO_4^- + H_3O^+$ | 2.16 |
| $NaH_2PO_4$-$Na_2HPO_4$ | $H_2PO_4^- + H_2O \rightleftharpoons HPO_4^{2-} + H_3O^+$ | 7.21 |
| $Na_2HPO_4$-$Na_3PO_4$ | $HPO_4^{2-} + H_2O \rightleftharpoons PO_4^{3-} + H_3O^+$ | 12.32 |

注：* 邻苯二甲酸 - 邻苯二甲酸氢钾；** 三（羟甲基）甲胺盐酸盐 - 三（羟甲基）甲胺；*** 甲胺盐 - 甲胺。

**（三）缓冲作用原理**

缓冲溶液为什么具有缓冲作用呢？现在以相同浓度的 HAc-NaAc 组成缓冲溶液为例来说明缓冲溶液的缓冲作用原理。

在 HAc-NaAc 体系中，存在共轭酸碱对 HAc-$Ac^-$。HAc 是共轭酸，释放出质子；$Ac^-$ 是共轭碱，接受质子。

在含有 HAc 和 NaAc 的溶液中存在下列电离过程：

$$HAc \rightleftharpoons H^+ + Ac^-$$

$$NaAc \rightleftharpoons Na^+ + Ac^-$$

NaAc 是强电解质，能完全电离，HAc 是弱酸，同时存在同离子效应，使 HAc 的解离度降低，所以 HAc 仅仅发生微弱的电离。故在某一条件下，在上述混合溶液中，$c_{HAc}$（来自弱酸）和 $c_{Ac^-}$（主要来自于 NaAc）都较大，而且存在 HAc 的电离平衡。

在上述混合溶液中加入少量酸（如 HCl）时，溶液中大量的 $Ac^-$ 就与 $H^+$ 结合生成 HAc，同时 HAc 的电离平衡向左移动。当建立新的平衡时，$c_{HAc}$ 略有增高，$c_{Ac^-}$ 略有降低，而溶液中 $c_{H^+}$ 几乎保持不变。所以 NaAc 是缓冲溶液的抗酸成分。

抗酸的离子反应方程式：

$$H^+ + Ac^- \rightleftharpoons HAc$$

如果在上述混合溶液中加入少量强碱（如 NaOH），增加 $OH^-$ 与溶液中的 $H^+$ 结合生成

$H_2O$，$H^+$ 浓度的降低使得 HAc 的电离平衡向右移动，以补充 $H^+$ 的减少。建立新的平衡时，$c_{HAc}$ 略有降低，$c_{Ac^-}$ 略有增高，而溶液的 pH 几乎保持不变。所以 HAc 是缓冲溶液中的抗碱成分。

抗碱的离子反应方程式：

$$OH^- + HAc \rightleftharpoons Ac^- + H_2O$$

当加水稀释时，溶液中的 $c_{H^+}$ 减少，而解离度增加，补充了 $c_{H^+}$ 的减少。因此，pH 维持相对稳定。

显然，如加入大量的酸、碱，溶液中的 HAc 或 $Ac^-$ 消耗将尽时，就不再具有缓冲能力，所以缓冲溶液的缓冲能力是有限的。如果外界条件的改变超过了该溶液的缓冲能力，则溶液的 pH 不再维持稳定。

## 二、缓冲溶液 pH 的计算

既然缓冲溶液具有保持溶液 pH 相对稳定的能力，那么，知道缓冲溶液本身的 pH 就具有十分重要意义。

每一种缓冲溶液都具有一定的 pH，根据缓冲对的质子传递平衡，可以近似地计算其 pH。假设组成缓冲溶液的弱酸（HA）的浓度为 $c_a$，其共轭碱（$A^-$）的浓度为 $c_b$，缓冲对的质子传递平衡为：

$$HA + H_2O \rightleftharpoons A^- + H_3O^+$$

$$K_a = \frac{[H_3O^+][A^-]}{[HA]}$$

$$[H_3O^+] = \frac{K_a[HA]}{[A^-]}$$

$$pH = pK_a + \lg \frac{[A^-]}{[HA]}$$

上述式子称为亨德森 - 哈斯尔鲍尔奇（Henderson-Hasselbalch）方程，又称缓冲公式。式中 $[A^-] / [HA]$ 称为缓冲比。在缓冲公式中，HA 是弱电解质，加之共轭碱（$A^-$）的同离子效应，使 HA 的解离度更小，所以平衡时，[HA] 近似等于弱酸 HA 的浓度 $c_a$，$[A^-]$ 近似等于弱碱 $A^-$ 的浓度 $c_b$，缓冲公式可近似为：

$$pH = pK_a + \lg \frac{c_b}{c_a} \tag{5-14}$$

由式（5-14）可知：

（1）缓冲溶液的 pH 取决于缓冲对中弱酸的解离常数 $K_a$ 和缓冲溶液中的缓冲比。

（2）对于同一缓冲溶液，$K_a$ 相同，其 pH 只取决于缓冲比。当缓冲比等于 1，即 $c_a = c_b$ 时，缓冲溶液的 $pH = pK_a$。

 **例 5-7**

在 25 ℃时，1 L 缓冲溶液中含有 0.10 mol/L HAc 和 0.20 mol/L NaAc，求该缓冲溶液的 pH。

**解：** 已知 $K_a$（HAc）$= 1.76 \times 10^{-5}$，$c_a = 0.10$ mool/L，$c_b = 0.20$ mmol/L

$$pH = pK_a + \lg \frac{c_b}{c_a} - \lg (1.76 \times 10^{-5}) + \lg \frac{0.20}{0.10} = 4.75 + \lg 2 = 5.05$$

**答：** 该缓冲溶液的 pH 为 5.05。

### 三、缓冲容量

**（一）缓冲容量的概念**

每一种缓冲溶液的缓冲能力都是有限的，超过这个限度，缓冲溶液就会失去缓冲能力。缓冲能力的大小常用缓冲容量 $\beta$ 来衡量。缓冲容量（buffer capacity）是指能使 1 L 或 1 ml 缓冲溶液的 pH 改变一个单位所加入强酸或强碱的物质的量（mol 或 mmol）：

$$\beta = \frac{\Delta n}{|\Delta pH| V} \tag{5-15}$$

在式（5-15）中，$\beta$ 为缓冲容量，单位为摩尔 / 升（mol/L）；$\Delta n$ 为加入一元强酸或一元强碱的物质的量，单位为摩尔（mol）或毫摩尔（mmol）；$|\Delta pH|$ 为缓冲溶液 pH 改变的绝对值。

**（二）影响缓冲容量的因素**

缓冲容量的大小取决于缓冲溶液的总浓度和缓冲比。

（1）总浓度：对于一定的缓冲溶液，当缓冲比为定值时，缓冲溶液的总浓度越大，缓冲容量（$\beta$）越大。缓冲溶液的总浓度是溶液中弱酸和共轭碱浓度之和，即 $c_{总} = [HA] + [A^-] \approx c_a + c_b$。总浓度越大，抗酸、抗碱成分越多，$\beta$ 也越大；总浓度越小，抗酸、抗碱成分越少，$\beta$ 也就越小。

（2）缓冲比：对于一定总浓度的缓冲溶液，当组成缓冲对的成分浓度相等时，即 $[A^-] / [HA] = 1$ 时，缓冲容量（$\beta$）最大，此时，$pH = pK_a$；反之，缓冲对的浓度差别越大，缓冲容量越小。

一般来说，缓冲比在 1/10 ～ 10/1 时，即溶液的 pH 在 $pK_a \pm 1$ 之间时，缓冲溶液才能有效地发挥缓冲作用。化学上习惯把 $pH = pK_a \pm 1$ 称为缓冲溶液的缓冲范围。

### 四、缓冲溶液的配制

在实际工作中，常常需要配制一定 pH 范围的缓冲溶液。配制缓冲溶液通常按照下列原则和步骤进行。

1. 选择合适的缓冲对　首先所配制缓冲溶液的 pH 在所选缓冲对的缓冲范围内（即 $pH = pK_a \pm 1$），并尽量接近共轭酸的 $pK_a$，使所配制缓冲溶液具有较大的缓冲容量。其次，所选择的缓冲对不能与溶液中的主要物质发生反应。

2. 缓冲溶液的总浓度要适当　总浓度太低，缓冲容量小；总浓度太高，则会造成浪费溶液。一般实际工作中要求缓冲溶液的总浓度在 0.05 ～ 0.2 mol/L。

3. 计算所需共轭酸、碱的量　当缓冲对及其总浓度确定后，可以使用亨德森 - 哈斯尔鲍尔奇方程计算出所需共轭酸、碱的量。

在实际操作中，通常利用相同浓度的共轭酸和共轭碱混合，配制成缓冲溶液。对于 HA-A$^-$ 缓冲对所组成的缓冲溶液，当 $c_{HA} = c_{A^-}$ 时，亨德森 - 哈斯尔鲍尔奇方程可以表示如下：

$$pH = pK_a + \lg \frac{V_{A^-}}{V_{HA}}$$

利用上式和所需要的缓冲溶液的 pH，就能计算出共轭酸和共轭碱的体积比，再根据缓冲溶液的总体积 $V = V_{A^-} + V_{HA}$，能分别计算出所需共轭酸、碱的体积。

4. 校正　按照以上方法计算、配制的缓冲溶液，其实际 pH 与计算值会有差异，因此必须校正。一般用精密 pH 试纸或 pH 计对所配制的缓冲溶液进行校正。

此外，也可以利用弱酸与强碱溶液按照一定体积比混合或将弱碱与强酸溶液按照一定体积比混合配制一定 pH 的缓冲溶液。

 **例 5-8**

如何配制 pH = 5.00 的缓冲溶液 100 ml？

**解：** 因为要配制的缓冲溶液的 pH = 5.00 接近 $pK_a = 4.75$，故选择用 HAc-Ac⁻ 缓冲对。选用浓度相同的 HAc 和 NaAc 溶液，按照一定体积比混合后，设 HAc 的体积为 $V_{HAc}$ ml，NaAc 的体积为 $V_{Ac^-}$ ml。则得：

$$pH = pK_a + \lg \frac{c_{Ac^-}}{c_{HAc}} \Rightarrow 5.00 = 4.75 + \lg \frac{V_{Ac^-}}{V_{HAc}} \tag{1}$$

$$\left[ \frac{c_{Ac^-}}{c_{HAc}} = \frac{c_{原\,Ac^-} \cdot V_{原\,Ac} / V_{混}}{c_{原\,HAc} \cdot V_{原\,HAc} / V_{混}} = \frac{V_{Ac^-}}{V_{HAc}} \right]$$

又因为：

$$V_{Ac^-} + V_{HAc} = 36 \ (ml) \tag{2}$$

联系（1）（2）解得：$V_{Ac^-} = 64\ (ml)$，$V_{HAc} = 36\ (ml)$

**答：** 取相同浓度（0.05 ～ 0.2 mol/L）的 HAc 溶液 36 ml 和 NaAc 溶液 64 ml，混合后便得到所需要的缓冲溶液。

## 五、缓冲溶液在医学上的意义

缓冲溶液在临床医学上应用广泛。如在体外，微生物的培养、组织切片的染色、血液的冷藏保存、药液的配制都需要一定 pH 的缓冲溶液；在体内，血液的酸碱度能经常保持恒定（pH = 7.4±0.05）的原因是各种排泄器官将过多的酸、碱物质排出体外，并且血液具有一系列的缓冲对，才能保持人体自身的酸碱平衡。

血浆中的缓冲对：$H_2CO_3$-$NaHCO_3$；H- 蛋白质 -Na- 蛋白质；$NaH_2PO_4$-$Na_2HPO_4$。

红细胞中的缓冲对：H- 血红蛋白 -K- 血红蛋白；H- 氧合血红蛋白 -K- 氧合血红蛋白；$H_2CO_3$-$KHCO_3$；$KH_2PO_4$-$K_2HPO_4$。

在这些缓冲对中，以碳酸缓冲对在血液中的浓度最高，缓冲能力最大，在维持血液 pH 稳定时起到重要作用。碳酸在溶液中主要以溶解状态的 $O_2$ 形式存在，其质子传递平衡式为：

$$CO_2\,(g) + H_2O \rightleftharpoons H_2CO_3 \rightleftharpoons HCO_3^- + H^+$$

当外来酸（如硫酸、磷酸、盐酸等）或体内各种组织及细胞代谢产生的酸（如乳酸、丙酮酸等）进入血液使血液中酸度稍微增加时，血液中的抗酸成分 $HCO_3^-$ 与外来的 $H^+$ 结合生成 $H_2CO_3$，结果使缓冲溶液中 $HCO_3^-$ 的浓度降低，而 $CO_2$ 浓度增高。增多的 $CO_2$ 大部分可以由肺呼出，使血液中的 pH 几乎不变，降低的 $HCO_3^-$ 可以经肾的生理调节得到补充。$HCO_3^-$ 是血浆中抵抗外来酸的最主要成分。

当碱性物质进入血液时，$H_2CO_3$ 发挥其重要抗碱作用，生成的过量的 $HCO_3^-$ 可通过肾加速对 $HCO_3^-$ 的排泄来调节，消耗的 $H_2CO_3$ 则由体内代谢产生的 $CO_2$ 溶于血浆得到补充，这样也使血液 pH 维持稳定。$H_2CO_3$ 是血浆中抵抗外来碱的最主要成分。

总之，由于血液中的多种缓冲对的缓冲作用，以及肺、肾的生理调节作用，可使正常人体血液的 pH 维持正常。

当机体发生某些疾病，代谢发生障碍或摄取食物不当导致体内蓄积的酸或碱过多，超越了缓冲能力的极限时，血液的 pH 就会发生改变。当血液的 pH 低于 7.35 或高于 7.45 时，就会出现酸中毒或碱中毒。若 pH 改变超过 0.4 个单位，就会有生命危险。

同样，若某些疾病引起肺、肾功能下降，使机体产生的废物和毒素不能及时排除，也会造成酸中毒或碱中毒。如肺气肿引起肺部换气不足，糖尿病、肾衰竭引起排泄不畅，使机体的代谢功能减退等。

 **知识链接**

### 人体的酸碱度

酸碱度是指溶液的酸碱性强弱程度，一般用 pH 来表示。溶液 pH < 7.0 为酸性，pH = 7.0 为中性，pH > 7.0 为碱性。

人体的体液占人体体重的 65% 以上。人体体液有酸碱之分，人体体液的正常 pH 为 7.0 ~ 7.4，血液的正常 pH 为 7.35 ~ 7.45。血液的 pH 始终要保持一个比较稳定的状态，如果血液的 pH 下降 0.2，机体的输氧量就会减少 69.4%，可造成整个机体组织缺氧。表 5-4 列出了细胞外液 pH 的正常范围。

表 5-4　细胞外液 pH 的正常范围

| 细胞外液 | 血液 | 骨髓液 | 唾液 | 胃液 | 十二指肠液 | 粪便 | 尿液 | 胆汁 | 胰液 |
|---|---|---|---|---|---|---|---|---|---|
| pH | 7.35 ~ 7.45 | 7.30 ~ 7.50 | 6.50 ~ 7.50 | 0.80 ~ 1.50 | 4.20 ~ 8.20 | 4.60 ~ 8.40 | 4.80 ~ 8.40 | 7.10 ~ 8.50 | 8.00 ~ 8.30 |

在中性、弱碱性的体液环境中，细胞能正常工作。但是当体液的酸碱度超出了细胞的容受范围时，细胞的正常生理功能就难以为继，细胞功能的缺失可导致器官和组织功能的受损，器官和组织功能受损可引发困扰现代人的内源性疾病。体液的酸化对于细胞而言，就像把一个习惯在平原地区作业的人突然调到青藏高原工作，其工作的效能必然下降。

酸性体液会导致全体细胞活力下降，脏器功能减弱，机体抵抗力减弱。如果不补充碱性物质，人就会疾病缠身直至死亡，这是因为细胞本身有着很强的自救意识和自救能力。它们每天的重要"工作"就是平衡体内的酸碱度，调集身体每个地方的碱性资源（最主要的是矿物质）来中和酸性物质，以保持身体器官的正常工作。但是，这种自救能力是有限度的。酸性物质量少时，平衡的问题不大，若酸性物质量多了，就不能完全做到平衡和清理，体液（包括血液）就越来越酸性化。于是，细胞活力下降，平衡与清理的能力也随之下降。

## 自测题

### 一、选择题

1. 下列各组溶液不是缓冲溶液的是
   A. $NaH_2PO_4$-$Na_2HPO_4$ 混合液
   B. 0.2 mol/L $NH_4Cl$ 与 0.1 mol/L NaOH 等体积混合液
   C. 0.1 mol/L NaOH 与 0.1 mol/L HAc 等体积混合液

D．$NH_4Cl$-$NH_3 \cdot H_2O$ 混合液

E．0.1 mol/L NaAc 与 0.1 mol/L HAc 等体积混合液

2．$HPO_4^{2-}$ 的共轭碱是

A．$OH^-$

B．$Ac^-$

C．$H_2PO_4^-$

D．$H_3PO_4$

E．$PO_4^{3-}$

3．常温下，某一元酸的解离度 $\alpha$ 为 8%，溶液中氢离子浓度为 0.08 mol/L，该溶液的浓度为

A．1.0 mol/L

B．0.1 mol/L

C．0.001 mol/L

D．0.01 mol/L

E．2.0 mol/L

4．共轭酸碱对，酸的解离常数 $K_a$ 与碱的解离常数 $K_b$ 的数学关系式是

A．$K_a + K_b = K_w$

B．$K_a \cdot K_b = K_w$

C．$K_a + K_b = 1$

D．$K_a \cdot K_b = 1$

E．$K_a / K_b = 1$

5．若需要配制 pH = 9.0 的缓冲溶液，较为适合的缓冲对是

A．HCOOH-HCOONa（$K_a = 1.80 \times 10^{-4}$）

B．HAc-NaAc（$K_a = 1.80 \times 10^{-5}$）

C．$NaHCO_3$-$Na_2CO_3$（$K_a = 5.60 \times 10^{-11}$）

D．$NH_3 \cdot H_2O$-$NH_4Cl$（$K_b = 1.80 \times 10^{-5}$）

E．$H_3PO_4$-$NaH_2PO_4$（$K_a = 6.90 \times 10^{-3}$）

**二、多项选择题**

1．关于酸性溶液，下列叙述错误的是

A．只有 $H^+$ 存在

B．pH $\leqslant$ 7

C．$[H^+] > [OH^-]$

D．$[OH^-] > [H^+]$

E．$[OH^-] = [H^+]$

2．水的离子积适用于

A．纯水

B．中性溶液

C．酸性溶液

D．碱性溶液

E．稀溶液

3．下列属于共轭酸碱对的是

A．$NH_3$-$NH_2^-$

B．$NaOH$-$Na^+$

C．$HS^-$-$S^{2-}$

D．$H_2O$-$OH^-$

E．$HAc$-$Ac^-$

4．在氨水中加入下列哪种物质可以产生同离子效应

A．$NH_4Cl$

B．KOH

C．$(NH_4)_2SO_4$

D．NaOH

E．HCl

5．能够配制成缓冲溶液的物质是

A．$NH_4Cl$/HAc

B．$NH_3$/$NH_4Cl$

C．$NH_4Cl$/HCl

D．$NH_3$/NaAc

E．NaAc/HAc

**三、填空题**

1．能抵抗外加少量强酸、强碱或稍加稀释而保持_____的溶液称为缓冲溶液。

2．在弱电解质溶液中，加入_____，使弱电解质_____降低的现象，称为同离子效应。

3．缓冲溶液的 pH 取决于_____和_____。

4．根据酸碱质子理论，$H_2O$ 作为酸，其共轭碱为_____；$H_2O$ 作为碱，其共轭酸为_____。酸碱反应的实质是_____。

5．在 HAc 溶液中加入 NaAc 固体，HAc 的解离度会_____，这种现象称为_____。

6．在氯化铵和氨水组成的缓冲溶液中，抗酸成分是_____，抗碱成分是_____。

7．在 $H_2CO_3\text{-}HCO_3^-$ 缓冲体系中，抗酸的离子反应式为_____。抗碱的离子反应式为_____。

8．正常人血浆的 pH 范围是_____，pH >_____时称为碱中毒，pH <_____时称为酸中毒。在血浆中存在的一系列缓冲对，有_____、_____和_____，其中浓度最高、缓冲作用最大的缓冲对是_____。

## 四、简答题

1．影响缓冲溶液 pH 的主要因素有哪些？

2．在缓冲溶液中加入大量强碱或强酸，或者用大量的水稀释时，缓冲溶液的 pH 是否保持基本不变？

3．什么叫共轭酸碱对？根据酸碱质子理论的观点，酸和碱反应的实质是什么？

4．以 $NH_3 \cdot H_2O\text{-}NH_4Cl$ 为例，说明缓冲溶液的缓冲作用原理。

## 五、计算题

1．已知乳酸的 $K_a = 1.37 \times 10^{-4}$，测得某酸奶样品的 pH 为 2.43，试计算牛奶中乳酸的浓度是多少？

2．分别计算 0.10 mol/L HCl 和 0.10 mol/L HAc 溶液的 pH。

3．在 50 ml 0.10 mol/L $NH_3 \cdot H_2O$ 中加入 25 ml 0.10 mol/L HCl 溶液，该溶液是否为缓冲溶液？并求该溶液的 pH。

（洪开文）

# 第六章

# 胶体溶液

---

## 学习目标

1. 掌握分散系的定义及分类。
2. 掌握溶胶的光学、动力学、电学性质。
3. 熟悉溶胶的稳定因素及聚沉方法。
4. 了解高分子化合物溶液对溶胶的保护作用。

---

胶体与医学有着密切的关系。构成人体组织和细胞的基本物质（如核酸、蛋白质和糖原等）都是胶体物质，体液（如血液、细胞液和淋巴液）都是胶体溶液。生物体内发生的很多生理和病理变化都与胶体的性质密切相关，因此学习胶体溶液的基本知识在医学上有着重要意义。

## 第一节 分 散 系

对于一个体系来说，物理性质、化学性质相同的部分称为一个相。每一个相内部是完全均匀的，而相与相之间有明显的分界面，称为相界面。根据物质的存在状态不同可分为气相、液相和固相。

分散系（disperse system）是指一种或几种物质以微粒的形式分散在另一种物质中所形成的体系。被分散的物质称为分散相（disperse phase）或分散质，而容纳分散相的物质称为分散介质（disperse medium）或分散剂。例如，葡萄糖溶液是葡萄糖分散在水中而形成的分散系，其中葡萄糖为分散相，水为分散介质；生理盐水是 NaCl 分散在水中的分散系，其中 NaCl 为分散相，水为分散介质。

分散系可以是液态的（如葡萄糖溶液、生理盐水等），也可以是气态的（如空气）或固态的（如玻璃、合金等）。根据分散相颗粒的大小，通常将分散系分为三类：分子或离子分散系、胶体分散系（colloid disperse system）和粗分散系。各类分散系的特点如表 6-1 所列。

表 6-1　各类分散系的特点

| 分散相粒子大小 | 分散系类型 | 分散相粒子 | 性质 | 举例 |
|---|---|---|---|---|
| <1 nm | 分子或离子分散系 | 真溶液 小分子或离子 | 均相、稳定体系，分散相粒子扩散快，能透过滤纸和半透膜 | 葡萄糖溶液、生理盐水等 |

续表

| 分散相<br>粒子大小 | 分散系类型 | 分散相粒子 | 性质 | 举例 |
|---|---|---|---|---|
| 1 ～ 100 nm | 胶体分<br>散系 | 溶胶 | 胶粒（小分子、离<br>子、原子聚集体） | 非均相、亚稳定体系，分散相粒子<br>扩散较慢，能透过滤纸，不能透过<br>半透膜 | $Fe(OH)_3$溶胶、$As_2S_3$<br>溶胶等 |
| | | 高分子<br>溶液 | 高分子 | 均相、稳定体系，分散相粒子扩散<br>慢，能透过滤纸，不能透过半透膜 | 蛋白质、核酸溶液等 |
| > 100 nm | 粗分<br>散系 | 悬浊液<br>乳浊液 | 固体小颗粒<br>小液滴 | 非均相、不稳定体系，易聚沉或分<br>层，不能透过滤纸和半透膜 | 泥浆等<br>牛奶等 |

## 一、分子或离子分散系

分子或离子分散系是指分散相粒子的直径小于 1 nm（$1 nm = 10^{-9} m$）的分散系，又称为真溶液，简称溶液。在这类分散系中，分散相微粒是单个分子或离子，分散相和分散介质之间没有界面，光线可自由通过。其分散相粒子能透过滤纸和半透膜。

## 二、粗分散系

粗分散系是指分散相粒子的直径大于 100 nm 的分散系。在这类分散系中，分散相粒子是大量分子的聚集体，分散相和分散介质之间存在界面，能阻止光线通过，容易受重力作用的影响而沉降。粗分散系主要包括悬浊液和乳浊液。

## 三、胶体分散系

胶体分散系是指分散相粒子的直径在 1 ～ 100 nm 的分散系。胶体分散系包括溶胶和高分子化合物溶液。溶胶的分散相粒子是由许多小分子、原子或离子组成的聚集体，分散相与分散介质之间存在着界面。溶胶是高度分散的多相系统，具有很大的表面积和很高的表面能，是不稳定体系。高分子化合物溶液的分散相粒子是单个的高分子，分散相能自动、均匀地分散到分散介质中，分散相与分散介质之间没有界面，所以，高分子化合物溶液是单相稳定体系。可见，溶胶与高分子化合物溶液两者在性质上有相似之处，但在本质上又有区别。

# 第二节 溶 胶

溶胶（sol）按分散介质存在的状态不同，可分为液溶胶、气溶胶和固溶胶。分散介质为液体的称为液溶胶，简称溶胶，如 $Fe(OH)_3$ 溶胶、硅酸溶胶等。溶胶是许多小分子、原子或离子的聚集体，因此在光学、动力学和电学等方面具有一些特殊性质。

## 一、溶胶的基本性质

### （一）溶胶的光学性质

1869 年，英国物理学家丁铎尔（Tyndall）发现，在暗室或黑暗背景下，用一束聚焦的光线照射在溶胶上，在与光束垂直的方向上观察，可以看到在溶胶中有一条明亮的光带，这一现象称为丁铎尔现象（Tyndall phenomenon）（图 6-1）。

丁铎尔现象的产生与分散相粒子的直径及入射光的波长有关。当光线照射到分散相粒子上时，若分散相粒子的直径小于

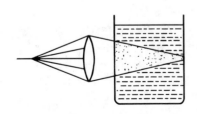

图 6-1 丁铎尔现象

入射光的波长，就会发生光的散射，这时每个粒子本身就好像一个光源，向各个方向发射出光线。由于溶胶粒子的直径（1～100 nm）小于可见光波长（400～760 nm），光波就会环绕着溶胶粒子向各个方向散射，这种光称为散射光（又称乳光）。若粒子直径小于 1 nm，光的散射作用极弱，当光线射入真溶液时，则大部分光线能直接透射过去，故真溶液无明显的丁铎尔现象。若分散相粒子直径远远大于入射光的波长，则发生光的反射，如粗分散系因反射入射光而呈现浑浊，所以悬浊液也无明显的丁铎尔现象。高分子化合物溶液的分散相粒子被一层分散介质的分子裹住，对光的散射作用也很弱，也观察不到明显的丁铎尔现象。因此可利用丁铎尔现象来鉴别溶胶。

（二）溶胶的动力学性质

1. 布朗运动　1827 年，英国植物学家布朗（Brown）在显微镜下观察悬浮在水中的花粉和孢子时，发现它们不停地做无规则的运动，后来人们在研究溶胶时也发现了类似的现象，像这种粒子在介质中不停地做无规则运动称为布朗运动（Brownian motion）（图 6-2）。胶粒越小，温度越高，布朗运动越明显。

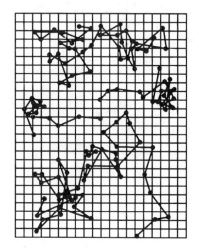

图 6-2　布朗运动示意图

溶胶分散相粒子的布朗运动是由于分散介质的分子不断地从各个方向撞击胶粒，使胶粒在每一瞬间所受合力的方向、大小不断改变，这样运动方向时刻都在发生改变，形成了不规则的曲折运动。布朗运动可以克服重力作用的影响，这是溶胶能保持相对稳定的原因之一。

2. 扩散　溶胶中存在浓度差时，胶粒自动地从浓度高的区域向浓度低的区域移动，最终达到浓度均匀的状态，这种现象称为扩散（diffusion）。浓度差越大，扩散越快。扩散作用在生物体内的物质运输或跨细胞膜运动中起着非常重要的作用。利用胶粒扩散但不能透过半透膜的性质，可除去溶胶中的小分子杂质，使其净化，这种方法称为透析或渗析。临床上利用透析原理，用人工合成高分子（如聚甲基丙烯酸甲酯）膜作半透膜制成人工肾来净化血液，称为"血液透析"疗法。

3. 沉降　胶体粒子在重力作用下逐渐下沉的现象称为沉降（sedimentation）。在溶胶中，扩散和沉降两种作用同时存在：一方面粒子受重力作用的影响而下沉，造成上下部分浓度的差别；另一方面，粒子的布朗运动引起的扩散又力图使浓度趋于均一。当扩散速率与沉降速率相等时，即达到动态平衡，粒子的分布便达到平衡状态，这种状态称为沉降平衡（sedimentation equilibrium）。达到沉降平衡时，胶体下部的浓度最高，越向上浓度越低，随高度不同呈稳定的浓度分布，形成了一定的浓度梯度，其分布规律与大气层中气体的分布相似。

达到沉降平衡所需时间主要与粒子大小有关，粒子越小，建立平衡所需时间越长。为了加速沉降平衡的建立，用超速离心机，在比地球重力场大数十万倍的离心力场作用下，使得溶胶中的胶粒迅速达到沉降平衡。目前超速离心机已广泛用于医学研究，可测定溶胶或生物大分子的分子量，也可纯化蛋白质、分离病毒等。

（三）溶胶的电学性质

在一 U 形管中注入红棕色的 $Fe(OH)_3$ 溶胶，两端插入惰性电极，接通电源，一段时间后，可以看到 U 形管阴极附近颜色逐渐变深，说明胶粒在电场的作用下向阴极移动（图 6-3）。这种在外电场的作用下，带电粒子在介质中做定向移动的现象称为电泳（electrophoresis）。电泳实验说明胶粒是带电的，根据电泳的方向可以判断胶粒所带电荷。大多数金属氢氧化物的胶粒，在电场作用下向负极定向移动，说明胶粒带正电荷，这类溶胶称为正溶胶，如上述 $Fe(OH)_3$ 溶胶为正溶胶；大多数金属硫化物、硅酸等溶胶的胶粒，在电场作用下向正极定向移动，说明胶粒带负电荷，这类溶胶称为负溶胶，如硫化砷（$As_2S_3$）溶胶。电泳技术在临床生化检验及研究中常用来分离和鉴定各种蛋白质、氨基酸和核酸等物质，为疾病诊断提供依据。

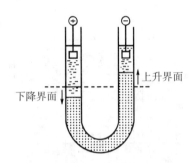

图 6-3　电泳示意图

若使溶胶固定在多孔性物质（如多孔陶瓷、活性炭等）中，胶粒被多孔性物质吸附而固定，接通电源，可看到分散介质定向移动。这种在外电场的作用下，分散介质通过多孔性物质做定向移动的现象称为电渗（electroosmosis）。如胶粒带负电荷，介质必然带正电荷向负极移动。电渗方法可以用于海水淡化等。

## 二、胶团的结构

现以 $Fe(OH)_3$ 溶胶为例，讨论胶团的结构。

将 $FeCl_3$ 溶液缓慢滴加到沸水中制备 $Fe(OH)_3$ 溶胶，反应为：

$$FeCl_3 + 3H_2O \longrightarrow Fe(OH)_3 + 3HCl$$

溶液中部分 $Fe(OH)_3$ 与 HCl 作用生成 FeOCl，FeOCl 再解离为 $FeO^+$ 和 $Cl^-$

$$Fe(OH)_3 + HCl \longrightarrow FeOCl + 2H_2O$$
$$FeOCl \longrightarrow FeO^+ + Cl^-$$

许多（设为 m 个）$Fe(OH)_3$ 分子聚集在一起构成胶体粒子的核心，称为胶核（colloidal nucleus）。胶核优先吸附与其组成类似的部分（设为 $n$ 个）$FeO^+$ 而带正电荷，被吸附的 $FeO^+$ 又能吸附部分（设为 $n-x$ 个）带相反电荷的 $Cl^-$（反离子）构成吸附层。胶核和吸附层组成了胶粒。电泳时，吸附层与胶核一起运动，在吸附层外，还有 $x$ 个 $Cl^-$ 分散在胶粒的周围，形成扩散层。扩散层与胶粒所带电荷相反、电量相等，它与胶粒一起构成胶团（micelle）。图 6-4 是 $Fe(OH)_3$ 溶胶的胶团结构示意图。

整个胶团是电中性的，它分散在液体介质中形成溶胶。$Fe(OH)_3$ 溶胶的胶团结构也可以表示如下：

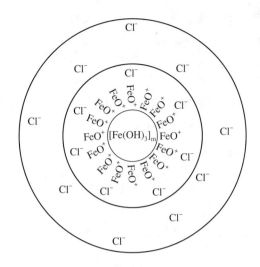

**图 6-4　氢氧化铁溶胶胶团结构示意图**

$$\underbrace{\{[Fe(OH)_3]_m}_{\text{胶核}} \cdot \underbrace{nFeO^+ \cdot (n-x)Cl^-]^{x+}}_{\text{吸附层}} \cdot \underbrace{xCl^-}_{\text{扩散层}}$$

胶核　　　　吸附层　　　扩散层

胶粒

胶团

式中，$m$ 表示胶核中所含 Fe（OH）$_3$ 的分子数（约为 $10^3$），$n$ 表示胶核所吸附的 $FeO^+$ 的离子数，而 $m$ 比 $n$ 要大得多，$x$ 表示扩散层的 $Cl^-$ 数，因为 $n > x$，故胶粒带正电荷。

As$_2$S$_3$ 溶胶的胶团结构可用下式表示：

$$[(As_2S_3)]_m \cdot nHS^- \cdot (n-x)H^+]^{x-} \cdot xH^+ \quad \text{（胶粒带负电荷）}$$

由于胶核与吸附层结合紧密，而扩散层与胶粒结合疏松，在外加电场的作用下，胶团实际上是从吸附层和扩散层之间的界面上发生分离的。这时，胶粒向一极移动，发生电泳；扩散层中的溶剂化异电荷离子向另一极移动，发生电渗。

### 三、溶胶的稳定性和聚沉

（一）溶胶的稳定性

溶胶之所以具有相对的稳定性，主要是由以下 3 个因素决定的。

1．胶粒带电　同一溶胶中胶粒带有相同的电荷，使胶粒之间相互排斥，从而阻止了胶粒接近、聚集。胶粒带电越多，斥力越大，溶胶越稳定。胶粒带电是溶胶相对稳定的主要因素。

2．溶胶表面水化膜的保护作用　由于胶核吸附的离子溶剂化能力非常强，使胶粒表面包了一层保护性的水化膜，可以阻止胶粒互相聚集而保持稳定。水化膜越厚，溶胶越稳定。

3．胶粒的布朗运动　胶粒在溶液中不停地做无规则的布朗运动，导致其在重力场中不易沉降，起到了使其稳定的作用。

（二）溶胶的聚沉

溶胶的稳定性是相对的，在一定条件下胶粒会聚集成较大的颗粒而沉淀，这种现象称为溶胶的聚沉（coagulation）。使溶胶聚沉的方法很多，如加入电解质、加入带相反电荷的溶液、加热等。

1．加入电解质　溶胶对电解质是非常敏感的，向溶胶中加入少量电解质就能使溶胶发生聚沉，主要是由于增加了溶液中电解质离子的浓度，特别是与胶粒电性相反的离子，胶粒的电荷被中和，水化膜被破坏，从而使溶胶失去其稳定因素而发生聚沉。如在 Fe（OH）$_3$ 溶胶中加入少量 Na$_2$SO$_4$ 溶液，SO$_4^{2-}$ 就可以中和 Fe（OH）$_3$ 胶粒所带正电荷，溶胶立即发生聚沉作用，析出 Fe（OH）$_3$ 沉淀。又如江、河入海处的三角洲，就是由于江、河中泥沙所带的负电荷被海水中的电解质中和而沉淀所堆积而成的。

电解质对溶胶的聚沉能力主要取决于反离子的电荷数。反离子电荷数越高，聚沉能力就越强。如电解质对带正电荷的 Fe（OH）$_3$ 溶胶的聚沉能力的大小顺序为：Na$_3$PO$_4$ > Na$_2$SO$_4$ > NaCl；而电解质对带负电荷的 As$_2$S$_3$ 溶胶的聚沉能力的大小顺序为：AlCl$_3$ > CaCl$_2$ > NaCl。

2. 加入带相反电荷的溶胶　当两种带相反电荷的溶胶按一定比例混合时，由于相互中和了彼此所带的电荷，因此使两种溶胶同时聚沉。如河水中的悬浮粒子一般都是带负电荷的，加入明矾 [KAl（SO$_4$）$_2$·12H$_2$O] 后，Al$^{3+}$ 水解形成带正电荷的 Al（OH）$_3$ 溶胶，与河水中的悬浮粒子相互聚沉，再加上 Al（OH）$_3$ 絮状物的吸附作用，能清除水中污物，从而达到净化河水的目的。

3. 加热　许多溶胶在加热时都会发生聚沉。一方面由于温度升高，可以增加胶粒的运动速度和碰撞机会；另一方面，升高温度降低了胶粒对离子的吸附作用，降低胶粒所带的电荷和水化程度，使得胶粒在碰撞时聚沉。如将 As$_2$S$_3$ 溶胶加热到沸腾，可看到黄色的 As$_2$S$_3$ 沉淀析出。

聚沉在日常生活中应用广泛。在药物生产过程中，为了得到沉淀或使沉淀便于过滤，常通过破坏胶体的形成，促使溶胶聚沉。

# 第三节　高分子化合物溶液

高分子化合物（polymer）通常是指由众多原子或原子团主要以共价键结合而成的分子量在 1 万以上的化合物。如核酸、蛋白质、淀粉、纤维素等天然高分子化合物，以及人工合成的高聚物，如各种塑料、合成橡胶、合成纤维、涂料与黏合剂等。高分子化合物分散到合适介质中所形成的单相分子、离子分散体系称为高分子化合物溶液。高分子化合物溶液的性质类似于真溶液，但因这些物质的分子比较大，单个分子的大小就能达到胶粒的大小范围，因此，在某些方面与溶胶有相似的性质，又因高分子化合物溶液是均相的稳定体系，所以又存在不同于溶胶的特殊性质。

## 一、高分子化合物溶液的特性

（一）稳定性

高分子化合物溶液在形成溶液时，溶剂分子首先慢慢进入卷曲成团的高分子化合物分子链空隙中，使高分子化合物链舒展开来，最后达到完全溶解。许多高分子化合物具有较多的极性亲水基（如—OH、—COOH、—NH$_2$、—SH 等），它们与水分子有较强的亲和力，在高分子化合物周围形成一层水化膜，这层水化膜比溶胶粒子的水化膜更厚、更紧密。这是高分子化合物溶液具有稳定性的主要原因。

（二）黏度

高分子化合物溶液的黏度比一般真溶液和溶胶大得多，这与高分子化合物具有链状或分枝状结构有关。当它运动时，在溶液中能牵制介质使其流动困难，再加上其很强的溶剂化能力，使自由流动的溶剂减少，因此黏度很大。很多高分子化合物溶液（如淀粉、糊精、蛋白质溶液）因这一性质而被用作黏合剂。

高分子化合物溶液与溶胶的性质比较见表 6-2。

表 6-2　高分子化合物溶液与溶胶的性质

| 性质 | 高分子化合物溶液 | 溶胶 |
| --- | --- | --- |
| 分散系 | 均相、单相 | 非均相 |
| 分散相 | 单个高分子 | 小分子、原子或离子聚集体 |
| 溶解性 | 可溶 | 不溶 |
| 热力学稳定性 | 稳定（粒子不自动聚集） | 不稳定（粒子自动聚集） |
| 形成条件 | 自动形成 | 需稳定剂 |
| 对电解质敏感性 | 不敏感 | 敏感 |
| 扩散速率 | 很慢 | 很慢 |
| 透过性 | 能透过滤纸，不能透过半透膜 | 能透过滤纸，不能透过半透膜 |
| 光学现象 | 丁铎尔现象不明显 | 丁铎尔现象明显 |
| 黏度 | 大 | 小 |

## 二、高分子化合物溶液在医学上的应用

### （一）对溶胶的保护作用

在一定量溶胶中加入足量的高分子化合物溶液，可以显著地增加溶胶的稳定性，当受外界因素作用时（如电解质的作用），也不易发生聚沉，这种现象称为高分子溶液对溶胶的保护作用。高分子化合物溶液之所以对溶胶具有保护作用，一方面是由于加入的高分子化合物被吸附在胶粒表面，将整个胶粒包裹起来，形成一个保护层，使胶粒不能聚集；另一方面是高分子化合物有很强的溶剂化能力，这就等于在胶粒外面又形成一层致密的溶剂化膜，因而阻止了胶粒从溶液中吸附异电荷离子，减少了胶粒之间的碰撞机会，使胶粒不易聚集，从而提高了溶胶的稳定性。

高分子化合物溶液对溶胶的保护作用在生理过程中具有重要意义。如血液中所含有的微溶性 $CaCO_3$、$Ca_3(PO_4)_2$ 等无机盐都以溶胶的形式存在，由于受到蛋白质的保护，所以在血液中的浓度虽然比在纯水中的浓度高得多，但仍然能稳定存在而不发生聚沉。若由于某种原因导致血液中蛋白质减少，就会减弱对这些微溶盐溶胶的保护作用，则容易在某些器官（肾、肝等）中形成结石。高分子化合物溶液比溶胶稳定得多，在无菌、溶剂不挥发的条件下，长期放置溶液不会发生沉降，这种稳定性与高分子化合物自身的结构有关。

高分子化合物溶液对溶胶的保护作用在医药方面也很重要。如用于胃肠道造影的硫酸钡合剂，就是利用足够量的高分子化合物——阿拉伯胶对 $BaSO_4$ 溶胶的保护作用；用作防腐剂的胶体银如蛋白银，就是利用蛋白质的保护作用制成银溶胶的。

### （二）凝胶

大多数高分子化合物溶液在适当的条件下（如黏度增大到一定程度），整个体系就形成了一种不能流动的、外观均匀并保持一定形态的、具有网状结构的弹性半固体，这种弹性半固体称为凝胶（gel）。形成凝胶的过程称为凝胶化（gelation）。凝胶实际上是胶体的一种存在方式。例如，豆浆加入卤水后变成了豆腐，豆腐即是凝胶；将琼脂溶于热水中配成溶液，冷却后便形成凝胶，琼脂凝胶是一种常用的细菌培养基。

凝胶的形成原因：在温度降低或溶解度下降时，高分子化合物或溶胶的粒子在适当的条件下能相互连接起来，形成线状，然后线与线相互交织成松软的立体网状结构，溶剂分子被包围在网状结构中，不能自由流动，因此形成了半固体的凝胶。

凝胶在生物体的组织中有着重要的地位，生物体的肌肉、皮肤、细胞膜、软骨等都可以看作是凝胶。人体中大约占体重 2/3 的水，也是基本上保存在凝胶里面。凝胶与医学、生物学有着非常密切的关系。

## 自测题

### 一、单项选择题

1. 胶体分散系分散相粒子的大小是
   - A. ＜ 1 nm
   - B. 1 ～ 100 nm
   - C. 100 ～ 1000 nm
   - D. ＞ 100 nm
   - E. ＞ 1000 nm

2. 能透过滤纸，但不能透过半透膜的是
   - A. NaCl 溶液
   - B. AgI 溶胶
   - C. 乙醇溶液
   - D. 葡萄糖溶液
   - E. 泥浆

3. 蛋白质溶液属于
   - A. 分子分散系
   - B. 悬浊液
   - C. 粗分散系
   - D. 胶体
   - E. 乳浊液

4. 某一溶胶电泳时胶粒向负极移动，用下列电解质聚沉该溶胶，其中聚沉能力最大的是
   - A. $K_3PO_4$
   - B. $Na_2SO_4$
   - C. $Na_2CO_3$
   - D. $AlCl_3$
   - E. NaCl

5. 高分子溶液稳定的主要原因是
   - A. 分子量大
   - B. 黏度大
   - C. 溶剂化膜
   - D. 布朗运动
   - E. 扩散

6. 溶胶粒子在电场中定向移动的现象是
   - A. 布朗运动
   - B. 丁铎尔现象
   - C. 电渗
   - D. 吸附
   - E. 电泳

7. 河水中悬浮粒子是带负电的。由此可判断下列物质中聚沉能力最大的是
   - A. $Al(NO_3)_3$
   - B. NaCl
   - C. $CaCl_2$
   - D. $MgCl_2$
   - E. $Na_2SO_4$

### 二、多项选择题

1. 下列属于溶胶的基本性质的是
   - A. 丁铎尔现象
   - B. 布朗运动
   - C. 电泳
   - D. 电渗
   - E. 乳化作用

2. 溶胶相对稳定的因素有
   - A. 布朗运动
   - B. 胶粒带电
   - C. 水化膜
   - D. 胶粒直径大
   - E. 胶粒直径小

3. 溶胶聚沉的方法有

   - A. 加入电解质
   - B. 加入带相反电荷的溶胶
   - C. 加入带相同电荷的溶胶
   - D. 加热
   - E. 布朗运动

4. 关于高分子化合物溶液的特性下列正确的是
   - A. 黏度大
   - B. 丁铎尔现象显著
   - C. 溶剂化能力强
   - D. 能透过半透膜
   - E. 布朗运动

**三、填空题**

1. 电解质对溶胶的聚沉作用取决于反离子的价数，反离子的价数越＿＿＿＿，聚沉能力越强。

2. 溶胶和高分子化合物溶液的分散相粒子的直径都在＿＿＿＿nm 范围内，能透过滤纸，＿＿＿＿透过半透膜；与溶胶相比，高分子化合物溶液具有＿＿＿＿和＿＿＿＿等特性。

3. 在外加电场作用下，电泳是＿＿＿＿在介质中做定向运动的现象，而电渗是＿＿＿＿通过多孔性物质做定向运动的现象。

4. 用 $AgNO_3$ 溶液和过量 KI 溶液制备 AgI 溶胶，胶核为＿＿＿＿，它优先吸附＿＿＿＿离子，胶粒带＿＿＿＿电荷。

**四、简答题**

1. 溶胶稳定的原因有哪些？

2. 使溶胶聚沉的方法有哪些？

3. 怎样解释高分子化合物对溶胶的保护作用？

（王英玲）

# 第七章

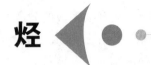

# 烃

## 学习目标

1. 掌握有机化合物的定义、组成元素及结构特点。
2. 掌握烷烃、烯烃、炔烃、环烷烃和芳香烃的结构特点、命名原则及主要化学性质。
3. 熟悉有机化合物的特性、分类方法及有机化合物结构的表示方法。
4. 了解稠环芳香烃的结构。

烃是指只由碳和氢两种元素组成的化合物，又称碳氢化合物（hydrocarbon）。烃是一切有机化合物的母体，其他有机化合物均可看作是烃的衍生物。根据结构不同，烃可以分为：

$$
\left\{
\begin{array}{l}
开链烃（脂肪烃）\left\{
\begin{array}{l}
饱和开链烃：烷烃 \\
不饱和开链烃：烯烃、炔烃
\end{array}
\right. \\
闭链烃（环烃）\left\{
\begin{array}{l}
脂环烃：环烷烃、环烯烃、环炔烃 \\
芳香烃：单环芳烃、多环芳烃、稠环芳烃
\end{array}
\right.
\end{array}
\right.
$$

本章重点学习烷烃、烯烃、炔烃、环烷烃和单环芳烃。

## 第一节 有机化合物概述

有机化合物与人类的关系密切，在人们的衣、食、住、行方面和医疗保健、工农业生产、能源、材料、生命科学和其他科学技术等领域都具有重要作用。

### 一、有机化合物与有机化学

19世纪以前，有机化合物被认为是"有生命功能"的神秘物质，只能在"生命力"作用下生成。随着科学的发展，科学家们在实验室中用无机物合成了很多有机化合物。例如，德国化学家弗里德里希·韦勒（Friedrich Wohler）在1828年首次用无机物氰酸钾与氯化铵合成有机化合物尿素，从此打破了只能从有机体中取得有机化合物的错误观点。

研究发现，有机化合物中都含有碳元素，绝大多数还含有氢元素，有的还含有O、S、N、P、卤素等元素。由于有机化合物分子中的氢原子可被其他原子或原子团所代替，从而衍生出许多其他的有机化合物，因此，通常把碳氢化合物及其衍生物称为有机化合物，简称有机物

（organic compound）。但是，CO、CO₂、NaHCO₃、Na₂CO₃、CaC₂、HCN 等少数含碳元素的化合物，均具有典型的无机物的成键方式和化学性质，通常把这些物质仍归为无机物。有机化学（organic chemistry）是研究有机化合物的组成、结构、性质、合成方法、应用及变化规律的科学。

## 二、有机化合物的特性

与无机物相比，大多数有机化合物具有如下特性。

1．易燃烧　绝大多数有机化合物都能燃烧，生成 $CO_2$ 和 $H_2O$，放出大量的热，如汽油、乙醇（酒精）、油脂、天然气等。

2．熔点低　有机化合物的熔点较低，一般不超过 400 ℃。常温下，大多数有机化合物为气体、液体或低熔点固体。无机物大多为固体，熔点较高，如 NaCl 的熔点为 800 ℃。

3．溶解性　根据相似相溶原理，绝大多数有机化合物难溶于水，易溶于有机溶剂。无机物大多易溶于水，难溶于有机溶剂。

4．稳定性差　大多数有机化合物不如无机物稳定，通常因温度、细菌、空气或光照的影响而分解、变质。如维生素 C 片剂放置时间过长会被空气氧化而变质，失去药效。

5．反应速率比较慢　大多数有机化合物之间的反应速率比较慢，需要较长时间才能完成。因此，常采用加热、光照或使用催化剂等方法来加快其反应速率。而多数无机物之间反应速率较快，往往瞬间就能完成。

6．反应产物复杂　多数有机化合物之间的反应，常伴有副反应发生，反应产物通常为混合物。而无机物之间的反应，一般很少有副反应发生。

## 三、有机化合物的结构特点

（一）碳原子的结构

碳元素位于周期表中第二周期ⅣA族，基态时电子构型为 $1s^2\,2s^2\,2p^2$。s轨道呈球形；p轨道呈哑铃形，分为 $p_x$、$p_y$、$p_z$ 三种，它们的形状相同、空间取向不同，分别沿 $x$ 轴、$y$ 轴和 $z$ 轴方向伸展，相互间夹角为 90°。碳原子最外层有 4 个电子，不易失电子，也不易得电子，而是通过共用电子对与其他原子结合。因此，有机化合物分子中的化学键主要是共价键。

根据原子光谱可知，碳原子最外电子层上 2 个 2s 电子已成对，只有 2 个未成对的 2p 电子能形成共价键，碳原子只能显 2 价。但是在有机物分子中，碳原子显 4 价。这是因为碳原子在成键过程中，2s 轨道的 1 个电子被激发跃迁到 2p 空轨道上，碳原子从基态变为激发态，形成 4 个未成对电子（图 7-1）。这种电子由低能轨道跃迁到高能轨道的过程称为激发。激发态碳原子的 4 个价电子中，1 个是 s 电子，3 个是 p 电子，其成键的方向、能量不完全相同。但是，$CH_4$ 分子中碳的 4 个键是完全相同的。为了解释这种现象，Pauling 等人提出了杂化轨道理论。

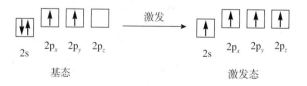

图 7-1　碳原子的激发态

（二）杂化轨道理论

1．杂化轨道理论要点

（1）杂化：在成键过程中，因原子间的相互影响，同一原子中能量相近的不同原子轨道相互混合，重新组成一种新的原子轨道的过程称为杂化。

（2）杂化轨道：杂化所形成的新轨道称为杂化轨道。有几个原子轨道参加杂化，就形成几个杂化轨道。与原子轨道相比，杂化轨道能量平均化，形状和方向均发生了变化。全部由只含单电子的原子轨道或全部由空原子轨道进行的杂化称为等性杂化，所形成的杂化轨道的形状、能量和所含原子轨道成分均相同。含有孤对电子的原子轨道参与的杂化称为不等性杂化。

（3）杂化轨道的成键能力：杂化轨道的形状一端肥大，在成键时有利于轨道最大程度重叠，成键能力增强。不同轨道的成键能力：$sp^3 > sp^2 > sp > p > s$。

（4）杂化轨道的空间构型：$sp^3$、$sp^2$、$sp$ 杂化轨道分别呈正四面体、正三角形和直线形。

2．杂化轨道的类型

（1）$sp^3$ 杂化轨道：由 1 个 2s 轨道和 3 个 2p 轨道杂化形成的 4 个能量、形状完全相同的新轨道，称为 $sp^3$ 杂化轨道。每个 $sp^3$ 杂化轨道中含有 1/4 s 轨道成分和 3/4 p 轨道成分，4 个 $sp^3$ 杂化轨道对称地指向正四面体的 4 个顶端，夹角为 109°28′。$sp^3$ 杂化轨道一头大一头小，成键时，大头电子云区域重叠程度比未杂化的 s 或 p 轨道都大，故 $sp^3$ 杂化轨道形成的共价键较牢固。烷烃分子中碳的 4 个共价键均由 $sp^3$ 杂化轨道形成。

（2）$sp^2$ 杂化轨道：由 1 个 2s 轨道和 2 个 2p 轨道杂化形成的 3 个能量、形状完全相同的新轨道，称为 $sp^2$ 杂化轨道。每个 $sp^2$ 杂化轨道中含有 1/3 s 轨道成分和 2/3 p 轨道成分，3 个 $sp^2$ 杂化轨道对称分布在同一平面上，夹角为 120°，形成平面正三角形。剩余未参与杂化的 1 个 p 轨道的对称轴垂直于 3 个 $sp^2$ 杂化轨道的对称轴所形成的平面。如乙烯分子中的碳原子是 $sp^2$ 杂化，乙烯分子为平面结构。

（3）sp 杂化轨道：由 1 个 2s 轨道和 1 个 2p 轨道杂化形成的 2 个能量、形状完全相同的新轨道，称为 sp 杂化轨道。每个 sp 杂化轨道中含有 1/2 s 轨道成分和 1/2 p 轨道成分，2 个 sp 杂化轨道的对称轴在同一直线上，夹角为 180°，呈直线形。2 个未参与杂化的 p 轨道与 sp 杂化轨道相互垂直。如乙炔分子中的碳原子是 sp 杂化，乙炔为直线形结构。

$sp^3$、$sp^2$、sp 杂化轨道的形成过程如图 7-2 所示。

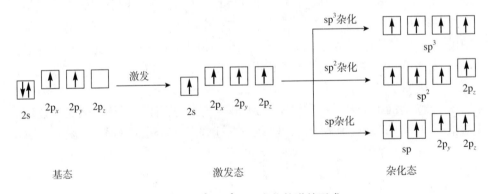

**图 7-2　$sp^3$、$sp^2$、sp 杂化轨道的形成**

（三）共价键的类型

根据原子轨道重叠方式不同，共价键分为 σ 键和 π 键两种类型。

1．σ 键　成键原子轨道沿键轴方向以"头碰头"方式发生轨道重叠，重叠部分沿键轴呈圆柱形对称分布，在两核间电子云密度最大，这样的共价键称为 σ 键。σ 键以键轴为旋转轴自由旋转，这是有机化合物存在构象异构的原因。

2．π 键　两个相互平行的 p 轨道从侧面以"肩并肩"方式发生重叠，重叠部分与 C—C σ 键轴所在平面呈上下块状对称分布，这样的共价键称为 π 键。π 键不能进行旋转，这是含有 π 键的化合物存在顺反异构的原因之一。

　　在有机化合物中，两个碳原子之间共用 1 对电子形成的键称为碳碳单键，共用 2 对电子形成的键称为碳碳双键，共用 3 对电子形成的键称为碳碳三键。单键是 1 个 σ 键，双键是 1 个 σ 键和 1 个 π 键，三键是 1 个 σ 键和 2 个 π 键。单键、双键、三键分别表示如下：

単键　　　　　双键　　　　　三键

　　碳原子之间可相互连接成长短不一的开链结构和各种不同的环状结构，构成有机化合物的基本骨架。例如：

　　综上所述，有机化合物中碳原子结合能力强，可形成单键，也可形成双键、三键；可形成开链，也可形成环状碳链。这些结构特点是有机化合物种类众多的原因之一。

（四）同分异构现象

　　很多有机化合物的分子式相同，但性质上却有差异。这种性质上的差异是分子结构不同所导致的。分子结构不同，就是不同的物质。例如，分子式 $C_2H_6O$ 的有机化合物存在两种不同的结构，可表示为：

乙醇（沸点 78.5 ℃）　　　　甲醚（沸点 −23.4 ℃）

　　以上化学式既表示有机化合物分子中原子种类和数目，又表示原子之间的连接顺序和方式。这种能表示有机化合物分子中原子间的连接顺序和方式的化学式，称为结构式。

　　乙醇和甲醚分子式相同，但结构不同。这种分子式相同而结构不同的化合物互称为同分异构体（isomer），这种现象称为同分异构现象（isomerism）。同分异构现象在有机化合物中普遍存在，是有机化合物种类众多的又一重要原因。

（五）有机化合物结构的表示方法

　　由于有机化合物具有同分异构现象，一个分子式可能代表多种物质，因此有机化合物通常不能用分子式来表示，而用电子式、结构式、结构简式和键线式来表示。如戊烷的电子式、结构式、结构简式和键线式分别表示如下。

（1）电子式：

（2）结构式：

（3）结构简式：$CH_3CH_2CH_2CH_2CH_3$

（4）键线式：

## 四、有机化合物的分类

有机化合物常用的分类方法有两种：一种是根据分子中碳原子连接方式（碳的骨架）分类，另一种是按官能团分类。

（一）按碳架分类

1．开链化合物　是指碳原子间相互连接成开链状结构的有机化合物。这类化合物最初是在油脂中发现的，所以又称为脂肪族化合物。例如：

$$CH_3—CH_2—CH_2—CH_2—CH_3$$
戊烷

2．闭链化合物　又称为环状化合物，是指碳原子间或碳原子与其他原子间结合成环状结构的有机化合物。根据成环的原子种类不同，闭链化合物又分为碳环化合物和杂环化合物。

（1）碳环化合物：是指分子中的环全部由碳原子组成的化合物。根据碳环结构不同，可分为脂环族化合物和芳香族化合物。

1）脂环族化合物：与脂肪族化合物性质相似的碳环化合物。例如：

环戊烷　　　　　　　环己烷

2）芳香族化合物：分子中含有苯环的化合物。例如：

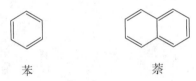

苯　　　　　　　　萘

（2）杂环化合物：组成环的原子除碳原子外，还含有其他元素的原子（称为杂原子）的化合物。杂原子常常是 O、S、N 等原子。例如：

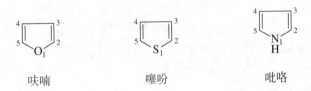

呋喃　　　　　　　噻吩　　　　　　　　吡咯

（二）按官能团分类

能决定一类有机化合物主要化学性质的原子或原子团，称为官能团（functional group）。含有相同官能团的有机化合物，化学性质相似。根据所含官能团不同，可将有机化合物进行分类（表7-1）。

**表 7-1 常见官能团及相应有机化合物的类别**

| 官能团名称 | 官能团结构 | 化合物类别 | 官能团名称 | 官能团结构 | 化合物类别 |
|---|---|---|---|---|---|
| 碳碳双键 | $\diagup C{=}C\diagdown$ | 烯烃 | 羰基 | $\underset{\text{—}C\text{—}}{\overset{O}{\parallel}}$ | 酮 |
| 碳碳三键 | $-C{\equiv}C-$ | 炔烃 | 醛基 | $-CHO$ | 醛 |
| 卤素原子 | $-X$ | 卤代烃 | 羧基 | $-COOH$ | 羧酸 |
| 羟基 | $-OH$ | 醇、酚 | 氨基 | $-NH_2$ | 胺 |
| 醚键 | $-O-$ | 醚 | 硝基 | $-NO_2$ | 硝基化合物 |

通常把两种分类方法结合起来，如 $CH_3CH_2CH_2NH_2$ 属于脂肪胺，$C_6H_5NH_2$ 属于芳香胺。

# 第二节 烷 烃

分子中碳原子间相互连接成开链状结构的烃称为开链烃，又称脂肪烃。烷烃（alkane）是指分子中碳原子间都以单键相连接，碳原子的其余价键全部与氢原子结合的开链烃，又称为饱和开链烃。

## 一、烷烃的结构和命名

### （一）烷烃的同系物

甲烷、乙烷、丙烷、丁烷的分子式分别为 $CH_4$、$C_2H_6$、$C_3H_8$、$C_4H_{10}$。从这些烷烃的分子式可以看出，烷烃分子中碳原子和氢原子数目之比为 $n:(2n+2)$，因此烷烃可用通式 $C_nH_{2n+2}$（$n \geq 1$）来表示。在烷烃分子中，C 与 C、C 与 H 之间都以单键相连接，相邻两个烷烃在分子组成上相差 1 个 $CH_2$ 原子团。这种结构相似，分子组成上相差 1 个或几个 $CH_2$ 原子团的一系列化合物称为同系列（homologous series）。同系列中的各个化合物互称为同系物。$CH_2$ 原子团称为同系差。同系物具有相似的化学性质，物理性质也随碳原子数的增加而呈规律性变化。

### （二）烷烃的结构

烷烃分子中，碳原子间以单键相连接，所有碳原子均为 $sp^3$ 杂化，价键分布为正四面体。例如，甲烷分子中，C 原子以 4 个 $sp^3$ 杂化轨道分别和 4 个 H 原子的 s 轨道重叠，形成 4 个 σ 键。C 原子处在正四面体的中心，4 个碳氢键指向正四面体的 4 个顶点，键角均为 $109°28'$，4 个碳氢键的键长均为 109 pm。甲烷的分子结构如图 7-3 所示。甲烷的立体结构常用球棍模型（又称凯库勒模型）和比例模型（又称斯陶特模型）表示，如图 7-4 所示。

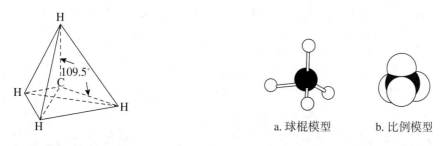

图 7-3 甲烷的分子结构　　　图 7-4 甲烷的立体模型

a. 球棍模型　　　b. 比例模型

### （三）烷烃的同分异构现象

甲烷、乙烷、丙烷没有同分异构体。从丁烷开始，均有同分异构体。例如，丁烷（$C_4H_{10}$）

有 2 种同分异构体：

$$CH_3-CH_2-CH_2-CH_3 \qquad\qquad CH_3-\overset{\displaystyle CH_3}{\overset{|}{CH}}-CH_3$$

正丁烷       异丁烷

  这种由于碳链骨架不同而产生的异构称为碳链异构。随碳原子数的增加，烷烃的同分异构体数目迅速增加。例如，$C_5H_{12}$ 有 3 种，$C_6H_{14}$ 有 5 种，$C_7H_{16}$ 有 9 种，$C_8H_{18}$ 有 18 种。

  （四）烷烃分子中碳原子的类型

  有机化合物分子中，根据一个碳原子所连的碳原子数目不同，可把碳原子分为四种类型：只与 1 个碳原子直接相连的碳原子称为伯碳原子，用 1° 表示，如下式中的 $C^1$、$C^6$、$C^7$、$C^8$、$C^9$；与 2 个碳原子直接相连的碳原子称为仲碳原子，用 2° 表示，如下式中的 $C^3$、$C^4$；与 3 个碳原子直接相连的碳原子称为叔碳原子，用 3° 表示，如下式中的 $C^5$；与 4 个碳原子直接相连的碳原子称为季碳原子，用 4° 表示，如下式中的 $C^2$。

$$\overset{8}{C}H_3 \qquad\qquad\qquad \overset{9}{C}H_3$$
$$\overset{1}{C}H_3-\overset{2}{C}-\overset{3}{C}H_2-\overset{4}{C}H_2-\overset{5}{C}H-\overset{6}{C}H_3$$
$$\overset{7}{C}H_3$$

  连在伯、仲、叔碳原子上的氢原子，分别称伯氢原子（1° H）、仲氢原子（2° H）、叔氢原子（3° H）。不同类型的碳原子和氢原子，其化学活性不同。

  （五）烷烃的命名

  烷基是烷烃分子中去掉一个 H 原子剩余的原子团。通式为 $C_nH_{2n+1}-$，常用 R— 来表示。简单烷基的命名是把相应的烷烃名称中的"烷"字改为"基"字。如常见的烷基：

甲基 $CH_3-$

乙基 $CH_3CH_2-$      简写为 $C_2H_5-$

正丙基 $CH_3CH_2CH_2-$    简写为 $C_3H_7-$

异丙基 $(CH_3)_2CH-$

  烷烃的命名方法有两种：普通命名法和系统命名法。普通命名法只适用于直链烷烃和碳原子数较少的烷烃。对于结构较复杂的烷烃，采用系统命名法。

  1. 普通命名法（习惯命名法） 基本原则：（1）按分子中碳原子总数称为"某烷"。碳原子数在 10 个以内的烷烃，用天干即甲、乙、丙、丁、戊、己、庚、辛、壬、癸表示；碳原子数在 10 个以上的烷烃，用中文数字十一、十二等表示。（2）为了区分异构体，把直链烷烃称为"正某烷"；只在碳链一端第 2 位碳原子上连有 1 个 $CH_3-$ 的烷烃，按碳原子总数称为"异某烷"；只在碳链一端第 2 位碳原子上连有 2 个 $CH_3-$ 的烷烃，按碳原子总数称为"新某烷"。例如：

$$CH_3-CH_2-CH_2-CH_2-CH_3 \qquad CH_3-\overset{\displaystyle CH_3}{\overset{|}{CH}}-CH_2-CH_3 \qquad CH_3-\overset{\displaystyle CH_3}{\underset{\displaystyle CH_3}{\overset{|}{\underset{|}{C}}}}-CH_3$$

正戊烷      异戊烷      新戊烷

  2. 系统命名法 对于直链烷烃，按碳原子总数称为"某烷"。例如：

$$CH_3-CH_2-CH_3 \qquad\qquad CH_3-CH_2-CH_2-CH_3$$

丙烷         丁烷

对于支链烷烃，基本原则：

（1）选择最长碳链作为"主链"。以主链为母体，支链作为取代基。如果有几条长度相等的最长碳链，选择支链最多的一条链为主链。

（2）从靠近取代基一端开始，用阿拉伯数字给主链碳原子依次编号，确定取代基的位置，应使各个取代基编号之和最小。

（3）按主链碳原子数称为"某烷"，把取代基的位置、数目、名称写在"某烷"之前，位置与数目、位置与名称间用短线"-"隔开。主链连接多个烷基时，相同的烷基合并用中文数字二、三等表示，表示相同取代基位置的阿拉伯数字间用","隔开；不同的烷基，把简单烷基写在前，复杂烷基写在后，并用短线"-"隔开。例如：

$$CH_3-CH_2-CH_2-CH_2-CH_3$$
戊烷

$$CH_3-\overset{\displaystyle CH_3}{\underset{\displaystyle |}{CH}}-CH_2-CH_3$$
2-甲基丁烷

$$CH_3-\overset{\displaystyle CH_3}{\underset{\displaystyle |}{CH}}-CH_2-\overset{\displaystyle CH_3}{\underset{\displaystyle |}{CH}}-CH_2-CH_3$$
2,4-二甲基己烷

$$CH_3-\overset{\displaystyle CH_3}{\underset{\displaystyle |}{CH}}-CH_2-\overset{\displaystyle C_2H_5}{\underset{\displaystyle |}{CH}}-CH_2-CH_3$$
2-甲基-4-乙基庚烷

## 二、烷烃的性质

（一）物理性质

直链烷烃的物理性质随碳原子数的增加而呈规律性变化。常温常压下，一般来说，含 $1 \sim 4$ 个碳原子的直链烷烃为气体，含 $5 \sim 16$ 个碳原子的直链烷烃为液体，含 17 个碳原子以上的直链烷烃为固体。直链烷烃的熔点、沸点随碳原子数的增加而升高。烷烃的相对密度小于1，随碳原子数的增加，烷烃的密度逐渐增大，但增加的数值很小。烷烃难溶于水，易溶于有机溶剂如苯、$CCl_4$ 等。

（二）化学性质

1．稳定性　烷烃分子中的 C—C 键和 C—H 键均为 σ 键，化学性质比较稳定，通常不与强酸、强碱、强氧化剂、强还原剂作用。例如，把 $CH_4$ 通入 $KMnO_4$ 酸性溶液中，溶液不褪色。

2．氧化反应　烷烃在空气中燃烧，生成 $CO_2$ 和 $H_2O$，同时放出大量的热。例如：

$$CH_4 + 2O_2 \xrightarrow{\text{点燃}} CO_2 + 2H_2O$$

烷烃燃烧不完全会产生 CO，造成环境污染。

3．取代反应　烷烃在光照、高温或催化剂的作用下，能与卤素发生反应。例如，$CH_4$ 与 $Cl_2$ 在光照或加热条件下发生反应，$CH_4$ 分子中的 H 原子逐个被 Cl 原子取代，生成 $CH_3Cl$（一氯甲烷）、$CH_2Cl_2$（二氯甲烷）、$CHCl_3$（三氯甲烷，又称氯仿）和 $CCl_4$（四氯甲烷，又称四氯化碳）。

$$CH_4 + Cl_2 \xrightarrow{\text{光照}} CH_3Cl + HCl$$

$$CH_3Cl + Cl_2 \xrightarrow{\text{光照}} CH_2Cl_2 + HCl$$

$$CH_2Cl_2 + Cl_2 \xrightarrow{\text{光照}} CHCl_3 + HCl$$

$$CHCl_3 + Cl_2 \xrightarrow{\text{光照}} CCl_4 + HCl$$

有机化合物分子中某些原子或原子团被其他原子或原子团所代替的反应称取代反应（substitution reaction）。有机化合物分子中的氢原子被卤原子取代的反应称卤代反应。卤代烃是指烃分子中的氢原子被卤原子取代所生成的化合物，卤代烃是一种重要的烃的衍生物。

### 三、重要的烷烃

1. 甲烷（$CH_4$） 甲烷是无色、无味、无臭的可燃性气体，大量存在于自然界，是天然气、沼气和石油气的主要成分。$CH_4$ 燃烧产生淡蓝色火焰，生成 $CO_2$ 和 $H_2O$，同时放出大量的热。$CH_4$ 不完全燃烧生成炭黑，是生产炭黑的一种重要方法。炭黑是黑色颜料，可用于制造油墨，也可用作橡胶的填料，来增强橡胶的强度。

2. 固体石蜡 固体石蜡是各种固体烃的混合物，熔点为 50 ~ 65 ℃，用来调节软膏的稠度，医药上可用于石蜡疗法。

3. 液状石蜡 液状石蜡是各种液体烃的混合物，为无色透明的液体，不溶于水和醇，能溶于醚和氯仿。液状石蜡能与多种脂肪油或挥发油混合，作为软膏剂的基质，主要用来调节软膏的稠度。在医药上还可用来配制喷雾剂或滴鼻剂，也可用作缓泻剂。

4. 凡士林 又称软石蜡，是液体烃和固体烃的半固体混合物，熔点为 38 ~ 60 ℃，无臭味、无刺激性，不溶于水，易溶于乙醚和石油醚，性质稳定，能与多种药物配伍，特别适用于遇水不稳定的药物。凡士林有适宜的黏稠性和涂展性，可单独用作软膏基质。凡士林油腻性大、吸水性差，不利于水性分泌物的排出和热量的散发，所以不适用于急性并有大量渗出液的患处。

 **知识链接**

#### 烷烃的来源

烷烃的主要来源是石油和天然气。石油是一种深褐色的黏稠液体，具有工业的"血液"之称。它是多种烃的混合物，包括烷烃、环烷烃和芳香烃。此外，石油还含有少量非烃化合物，如硫化氢、硫醇、噻吩、吡咯、吡啶等。天然气由 $C_1$ ~ $C_8$ 烷烃组成，主要成分是甲烷（80%），其他成分有乙烷（13%）、丙烷（3%）、丁烷（1%）、$C_5$ ~ $C_8$ 烷烃（0.5%）及氮气（2.5%）。天然气中几乎不含硫化物，是一种比石油更清洁的燃料。

## 第三节 烯 烃

烯烃（alkene）是指分子中含有碳碳双键的不饱和开链烃。碳碳双键（$\rangle C{=}C\langle$）是烯烃的官能团。烯烃比相同碳原子数的烷烃少 2 个 H 原子，因此烯烃通式是 $C_nH_{2n}$（$n \geq 2$）。

### 一、烯烃的结构和命名

（一）烯烃的结构

烯烃中双键碳原子采用 $sp^2$ 杂化。碳碳双键是由两个碳原子的 $sp^2$ 杂化轨道沿键轴"头碰头"重叠所形成的 1 个 σ 键和由两个互相平行的 p 轨道"肩并肩"从侧面重叠所形成的 1 个 π 键所组成。乙烯的结构式为：

$$\begin{array}{ccc} & H & H \\ & | & | \\ H-C & = & C-H \end{array}$$

乙烯分子中碳原子为 $sp^2$ 杂化，碳原子上 3 个 $sp^2$ 杂化轨道处于同一平面，夹角为 120°，两个碳原子上还各有一个与该平面垂直的 p 轨道。乙烯分子中的 C—H 键是由 C 的 $sp^2$ 杂化轨道与 H 的 s 轨道沿键轴方向重叠形成的 σ 键，所有 σ 键处于一个平面上，键角为 120°。乙烯分子中，碳碳双键的键长为 134 pm，键能为 610 kJ/mol。乙烷分子中，碳碳单键的键长为 154 pm，键能为 345 kJ/mol。碳碳双键的键能约为碳碳单键键能的 2 倍。

（二）烯烃的同分异构现象

烯烃同分异构体的数目比相同碳原子数的烷烃多。烯烃的同分异构现象主要有 3 种：位置异构、碳链异构和顺反异构。下面主要介绍位置异构和碳链异构。

1．位置异构　由于双键位置不同引起的异构现象。例如：

$$CH_2{=}CH{-}CH_2{-}CH_3 \qquad\qquad CH_3{-}CH{=}CH{-}CH_3$$

2．碳链异构　由于碳链骨架不同引起的异构现象。例如：

$$CH_2{=}CH{-}CH_2{-}CH_3 \qquad\qquad CH_2{=}\overset{\overset{\textstyle CH_3}{|}}{C}{-}CH_3$$

（三）烯烃的命名

烯烃采用系统命名法，其基本原则如下。

1．选择含双键的最长碳链为主链，根据主链碳原子数称为"某烯"。碳原子数在 10 个以内的烯烃用天干表示，碳原子数在 10 个以上的烯烃用中文数字表示，并在烯字前加"碳"字，称为"某碳烯"。

2．从靠近双键一端开始给主链碳原子编号，标出双键和取代基的位置。若双键恰好在主链中间，则从靠近取代基一端开始编号。

3．把双键的位置写在"某烯"前面，中间用短线"-"隔开。将取代基的位置、数目和名称写在双键位置之前，中间用短线"-"隔开。例如：

$$CH_3{-}CH_2{-}CH{=}CH{-}CH_3 \qquad\qquad CH_3{-}CH{=}CH{-}(CH_3)_{10}{-}CH_3$$

　　2- 戊烯　　　　　　　　　　　　2- 十四碳烯

$$CH_3{-}\overset{\overset{\textstyle CH_3}{|}}{CH}{-}CH_2{-}CH{=}CH_2 \qquad\qquad CH_3{-}\overset{\overset{\textstyle CH_3}{|}}{C}{=}CH{-}\overset{\overset{\textstyle C_2H_5}{|}}{CH}{-}CH_2{-}CH_2{-}CH_3$$

　　2- 甲基 -1- 戊烯　　　　　　　　2- 甲基 -4- 乙基 -2- 庚烯

## 二、烯烃的性质

（一）物理性质

烯烃的物理性质与烷烃相似。常温常压下，$C_2 \sim C_4$ 的烯烃为气体，$C_5 \sim C_{17}$ 的烯烃为液体，$C_{18}$ 以上的烯烃为固体。烯烃的密度小于 1，比水轻；熔点、沸点和密度都随碳原子数的增加而升高。烯烃难溶于水，易溶于有机溶剂。

（二）化学性质

烯烃的官能团是碳碳双键（$\overset{}{>}C{=}C\overset{}{<}$），由 1 个 σ 键和 1 个 π 键组成，π 键易断裂。所以，烯烃的化学性质非常活泼，易发生加成、氧化、聚合等反应。

1．加成反应　有机化合物分子中双键或三键中的 π 键断裂，加入其他原子或原子团的反应，称为加成反应（addition reaction）。

（1）催化加氢：在催化剂（Pt、Ni、Pd）的作用下，烯烃与 $H_2$ 发生加成反应生成烷烃，这个反应称为催化加氢。例如：

$$CH_2 = CH_2 + H_2 \xrightarrow{Pt} CH_3 - CH_3$$

（2）加卤素：烯烃易与卤素（$Cl_2$、$Br_2$）加成，生成邻二卤代烃。例如，将乙烯通入 $Br_2$ 的 $CCl_4$ 溶液，红棕色褪去，生成 1,2- 二溴乙烷。常用此反应来鉴别烯烃。

$$CH_2 = CH_2 + Br_2 \longrightarrow BrCH_2 - CH_2Br$$

（3）加卤化氢：烯烃能与卤化氢发生加成反应，生成一卤代烷。例如：

$$CH_2 = CH_2 + HBr \longrightarrow CH_3 - CH_2Br$$

卤化氢与不对称烯烃加成时，有两种不同的加成方式，生成两种不同的产物。化学家马尔科夫尼科夫（Markovnikov）根据实验事实总结出一条经验规则：当不对称烯烃与不对称试剂（如 HX、$H_2O$ 等）发生加成反应时，不对称试剂分子中带负电荷的部分总是加到含 H 较少的双键碳原子上，带正电荷的部分加到含 H 较多的双键碳原子上。这一规则称为马尔科夫尼科夫规则，简称马氏规则。例如，下列反应的主要产物是 2- 溴丙烷。

$$CH_3 - CH = CH_2 + HBr \longrightarrow \begin{cases} CH_3 - \overset{\underset{\displaystyle |}{Br}}{CH} - CH_3 & 2\text{- 溴丙烷} \\ CH_3 - CH_2 - CH_2Br & 1\text{- 溴丙烷} \end{cases}$$

但是，在少量过氧化物存在下，HBr 与不对称烯烃发生的加成反应不遵守马氏规则。这是由于过氧化物的存在，改变了加成反应的历程。这种现象称为过氧化物效应。例如：

$$CH_3 - CH = CH_2 + HBr \xrightarrow{\text{过氧化物}} CH_3 - CH_2 - CH_2Br$$

（4）加水：在酸（如 $H_2SO_4$）的催化作用下，烯烃与水发生加成反应生成醇。例如：

$$CH_2 = CH_2 + H_2O \xrightarrow{H_2SO_4} CH_3CH_2OH$$

不对称烯烃与水发生加成反应遵守马氏规则。

2. 氧化反应　烯烃很容易发生氧化反应，随反应条件和氧化剂的不同，氧化产物也不同。反应过程中，双键中的 π 键先断裂。当反应条件强烈时，σ 键也可断裂。

（1）燃烧：烯烃在空气中燃烧，生成 $CO_2$ 和 $H_2O$，同时放出大量的热。例如：

$$CH_2 = CH_2 + 3O_2 \xrightarrow{\text{点燃}} 2CO_2 + 2H_2O$$

（2）被高锰酸钾氧化：把烯烃通入 $KMnO_4$ 溶液中，溶液的紫红色立即褪去。利用此性质可鉴别烷烃和烯烃。

在中性或碱性条件下，烯烃可被冷的稀 $KMnO_4$ 溶液氧化生成邻二醇。例如：

$$CH_2 = CH_2 \xrightarrow[H_2O]{KMnO_4} \underset{\underset{\displaystyle OH}{|}}{CH_2} - \underset{\underset{\displaystyle OH}{|}}{CH_2}$$

乙二醇

若用酸性高锰酸钾溶液氧化烯烃，则烯烃分子的碳碳双键断裂，根据烯烃结构不同可生成酮、羧酸及 $CO_2$。一般情况下，$CH_2 =$ 结构氧化成 $CO_2$，$RCH =$ 结构氧化成 $RCOOH$，$R_2C =$ 结构氧化成 $R - \overset{\underset{\displaystyle ||}{O}}{C} - R$。因此，根据氧化产物，可推断烯烃的结构。例如，某烯烃经酸性高锰酸钾溶液氧化生成 $CH_3 - CH_2 - COOH$ 和 $CO_2$，则该烯烃结构式为 $CH_3 - CH_2 - CH = CH_2$。反应式如下：

$$CH_3 - CH_2 - CH = CH_2 \xrightarrow{KMnO_4, \ H^+} CH_3 - CH_2 - COOH + CO_2$$

3．聚合反应 在一定条件下，烯烃分子中的 π 键断裂，发生自身加成反应。这种由小分子结合成大分子的过程称为聚合反应（polymerization）。发生聚合反应的小分子称为单体，生成物称为聚合物，$n$ 称为聚合度。例如：

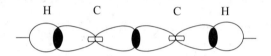

乙烯 聚乙烯

聚乙烯是一种透明柔韧的无毒塑料，可用于制作输液容器、医用导管及整形材料等。

# 第四节 炔 烃

炔烃（alkyne）是指分子中含有碳碳三键的不饱和开链烃。碳碳三键（—C≡C—）是炔烃的官能团。炔烃比相同碳原子数的烯烃少 2 个 H 原子，因此炔烃通式是 $C_nH_{2n-2}$（$n \geq 2$）。

## 一、炔烃的结构和命名

（一）炔烃的结构

乙炔（HC≡CH）是最简单的炔烃。乙炔分子中，两个碳原子均采用 sp 杂化，形成 2 个直线分布的 sp 杂化轨道，夹角为 180°。乙炔分子中的 σ 键如图 7-5 所示。

图 7-5 乙炔分子中的 σ 键示意图

乙炔分子中，每个碳原子还有 2 个未参加杂化的 p 轨道，它们的轴互相垂直。当 2 个碳原子的 2 个 p 轨道平行时，两两侧面重叠，形成 2 个相互垂直的 π 键。2 个 π 键的电子云围绕 σ 键形成一个圆筒形如图 7-6 所示。在乙炔分子中，碳碳三键的键长为 120 pm，键角为 180°，键能为 835 kJ/mol。乙炔分子的结构模型如图 7-7 所示。

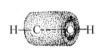

a. 球棒模型 b. 比例模型

图 7-6 乙炔分子中 π 键电子云　　　图 7-7 乙炔分子的结构模型

（二）炔烃的同分异构现象

炔烃的同分异构现象与烯烃相似，有位置异构和碳链异构，但无顺反异构，其异构体的数目比同碳原子数的烯烃少。例如，乙炔、丙炔没有异构现象；丁炔只有三键位置异构；从戊炔开始，既有三键位置异构，又有碳链异构。

（三）炔烃的命名

炔烃的系统命名与烯烃相似。选择含有碳碳三键的最长碳链为主链，根据主链碳原子数称为"某炔"。碳原子编号从离三键最近的一端开始。若分子中既有三键，又有双键，则选择含有三键和双键的最长碳链为主链，命名为"烯炔"，编号时，应使双键、三键的位置数之和为最小。当双键和三键处在相同的位置时，从靠近双键一端开始编号。例如：

$$CH_3-C\equiv C-CH_2-CH_3$$

2- 戊烯

$$CH\equiv C-CH_2-CH_2-\overset{\overset{\displaystyle CH_3}{|}}{CH}-CH_2-CH_3$$

5- 甲基 -1- 庚炔

$$CH_3-CH=CH-CH_2-C\equiv CH_2$$

4- 己烯 -1- 炔

$$CH_2=CH-CH_2-CH_2-C\equiv CH_3$$

1- 己烯 -5- 炔

## 二、炔烃的性质

（一）物理性质

炔烃的物理性质与烯烃相似。常温常压下，$C_2\sim C_4$ 的炔烃为气体，$C_5\sim C_{15}$ 的炔烃为液体，$C_{16}$ 以上的炔烃为固体。炔烃的相对密度小于 1，比水轻；熔点、沸点要比相应的烷烃和烯烃高。炔烃难溶于水，易溶于有机溶剂。

（二）化学性质

炔烃的—$C\equiv C$—中含有 2 个易断裂的 π 键，所以化学性质和烯烃相似，易发生加成反应、氧化反应和聚合反应等。

1. 加成反应

（1）催化加氢：炔烃的催化加氢分两步进行，先生成烯烃，烯烃加氢再生成烷烃。

$$CH\equiv CH \xrightarrow{\frac{H_2}{Pt}} CH_2=CH_2 \xrightarrow{\frac{H_2}{Pt}} CH_3CH_3$$

（2）加卤素：炔烃与卤素（$Cl_2$、$Br_2$）的加成反应分两步进行。例如，把乙炔通入溴水中，溴的红棕色褪去，生成无色的 1,2- 二溴乙烯和 1,1,2,2- 四溴乙烷。利用这个性质可鉴别烷烃和炔烃。

$$CH\equiv CH \xrightarrow{Br_2} BrCH=CHBr \xrightarrow{Br_2} Br_2CH-CHBr_2$$

（3）加卤化氢：

$$CH\equiv CH + 2HBr \longrightarrow H_3C-CHBr_2$$

不对称炔烃与卤化氢加成，遵守马氏规则。

（4）加水：在催化剂（$HgSO_4$ 的 $H_2SO_4$ 溶液）的作用下，乙炔与水发生加成反应生成乙醛，其他炔烃与水发生加成反应生成酮。例如：

$$CH\equiv CH + H_2O \xrightarrow[\text{稀 } H_2SO_4]{HgSO_4} H_3C-\overset{\overset{\displaystyle O}{\|}}{C}-H$$

$$CH_3-C\equiv CH + H_2O \xrightarrow[\text{稀 } H_2SO_4]{HgSO_4} H_3C-\overset{\overset{\displaystyle O}{\|}}{C}-CH_3$$

不对称炔烃与水加成，遵守马氏规则。

2. 氧化反应

（1）燃烧：炔烃在空气中燃烧，生成 $CO_2$ 和 $H_2O$，有浓烟生成，同时放出大量的热。

$$2CH\equiv CH + 5O_2 \xrightarrow{\text{点燃}} 4CO_2 + 2H_2O$$

（2）被氧化剂氧化：炔烃被氧化剂（如 $KMnO_4$ 等）氧化，三键断裂，生成羧酸或 $CO_2$。通常，$RC\equiv$ 结构氧化成 $RCOOH$，$HC\equiv$ 结构氧化成 $CO_2$。因此，根据氧化产物，可推断炔烃的结构。例如，某炔烃经酸性 KMnO$_4$ 溶液氧化生成 CH$_3$—CH$_2$—COOH 和 CO$_2$，则该炔烃的结构式为 CH$_3$—CH$_2$—C≡CH。反应式如下：

$$CH_3-CH_2-C \equiv CH \xrightarrow{KMnO_4, H^+} CH_3-CH_2-COOH + CO_2$$

反应中，KMnO$_4$ 溶液褪色。因此，利用这个性质可鉴别烷烃和炔烃。

3．聚合反应　在高温及催化剂存在的条件下，乙炔能发生聚合反应生成苯。

$$3HC \equiv CH \xrightarrow[\text{高温}]{\text{催化剂}} \bigcirc$$

4．生成金属炔化物的反应　碳碳三键在第一位的炔烃称为端基炔烃。这种炔烃中，三键碳原子上的氢原子能被金属取代生成金属炔化物。例如，将乙炔通入 AgNO$_3$ 的氨溶液中生成白色的乙炔银沉淀，若通入氯化亚铜的氨溶液中生成红棕色的乙炔亚铜沉淀。利用这个性质可鉴别端基炔烃。

# 第五节　脂　环　烃

具有环状结构的烃称为闭链烃，又称环烃。闭链烃又分为脂环烃（alicyclic hydrocarbon）和芳香烃（aromatic hydrocarbon）。性质与脂肪烃相似的闭链烃称为脂环烃。脂环烃及其衍生物广泛存在于自然界中。在石油和某些动、植物体内，都含有脂环烃及其衍生物，如甾体化合物、萜类等。

## 一、脂环烃的分类和命名

（一）脂环烃的分类

脂环烃按照分子中所含环的数目分为单环脂环烃和多环脂环烃。根据成环碳原子数的多少，可分为小环（C$_3$～C$_4$）、常见环（C$_5$～C$_6$）、中环（C$_7$～C$_{12}$）和大环（C$_{13}$ 以上）脂环烃。根据环内有无不饱和键，可分为饱和脂环烃和不饱和脂环烃。前者称为环烷烃，后者环内有双键或三键，分别称为环烯烃或环炔烃。

（二）脂环烃的命名

对于环烷烃，根据成环碳原子数称为"环某烷"，把环上的支链作为取代基。如有多个取代基时，将成环碳原子编号，使取代基的位置最小，同时给予较小的取代基以较低的编号。对于环烯烃或环炔烃，根据成环碳原子数称为"环某烯"或"环某炔"，编号从不饱和碳原子开始，把 1、2 号位置给双键或三键的两个碳原子。例如：

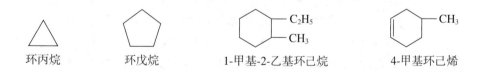

环丙烷　　　　环戊烷　　　　1-甲基-2-乙基环己烷　　　　4-甲基环己烯

## 二、脂环烃的性质

（一）物理性质

常温常压下，C$_3$～C$_4$ 的环烷烃为气体，C$_5$～C$_{12}$ 的环烷烃为液体，C$_{13}$ 以上的环烷烃为固体。环烷烃的熔点、沸点比相同碳原子数的烷烃高。随着成环碳原子数的增加，环烷烃的熔点、沸点升高。环烷烃不溶于水，易溶于有机溶剂。

（二）化学性质

环烷烃的化学性质与烷烃相似，在高温或光照下能发生取代反应。环烯烃的化学性质与烯烃相似，易发生加成反应、氧化反应。此外，小环（$C_3 \sim C_4$）环烷烃易发生开环加成反应。

1．取代反应

$$\text{（五元环）} + Br_2 \xrightarrow[\text{或 300 ℃}]{\text{光照}} \text{（五元环）}-Br + HBr$$

2．加成反应

$$\triangle + H_2 \xrightarrow[\text{80 ℃}]{Ni} CH_3CH_2CH_3$$

$$\triangle + Br_2 \xrightarrow{\text{室温}} BrCH_2CH_2CH_2Br$$

$$\triangle + HBr \longrightarrow CH_3CH_2CH_2Br$$

环丙烷的烷基衍生物与 HX 发生加成反应时，开环发生在含 H 最多和含 H 最少的两个碳原子间，并且 H 原子加在含 H 多的碳原子上，X 原子加在含 H 少的碳原子上。

# 第六节　芳　香　烃

芳香烃是指分子中含有一个或多个苯环结构的烃，简称为芳烃。芳香烃具有高度的不饱和性，化学性质表现为苯环上易发生取代反应，难发生加成反应和氧化反应。苯分子中的 H 原子可以被其他原子或原子团取代，生成各种芳香族化合物。因此，苯是芳香族化合物的母体。

## 一、苯的结构和苯的同系物

（一）苯的结构

苯是最简单的芳香烃，分子式为 $C_6H_6$。1865 年德国化学家凯库勒提出苯的结构式（即凯库勒式），用　　来表示。

苯是平面型分子，苯分子中的每个 C 原子都采取 $sp^2$ 杂化，6 个 C 原子各以 2 个 $sp^2$ 杂化轨道与相邻 C 原子相互重叠形成 6 个 C—C σ 键，构成一个平面正六边形；6 个 C 原子再各以 1 个 $sp^2$ 杂化轨道与 H 原子 s 轨道重叠形成 6 个 C—H σ 键，12 个 σ 键处于同一平面。6 个碳原子还各有 1 个未杂化的 p 轨道，垂直于上述 12 个 σ 键所在的平面，相互重叠形成 1 个环状 π-π 共轭体系，简称为大 π 键（图 7-8）。共轭体系能量降低，使苯分子具有稳定性。同时电子云发生了离域，键长发生了平均化，在苯分子中没有单、双键之分（图 7-9）。近代物理方法证明，苯分子具有平面正六边形结构，碳碳键的键长均为 140 pm，键角为 120°。

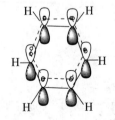

图 7-8　苯的共轭大 π 键

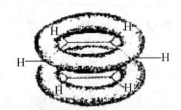

图 7-9　苯分子中 π 电子云分布

目前，一般仍采用凯库勒式表示苯的结构，但在使用时，绝不能认为苯是单键、双键交替组成的环状结构。鉴于苯分子中存在共轭大 π 键，可用 ⟨◯⟩ 来表示苯的结构式。

（二）苯的同系物

苯的同系物是指苯环上的氢原子被烷基取代所生成的化合物，通式为 $C_nH_{2n-6}$（$n \geq 6$）。

一烷基苯的命名以苯为母体，烷基作为取代基，称为"某苯"。例如：

甲苯          乙苯

二烷基苯有 3 种异构体。命名时用邻（$o$-）、间（$m$-）、对（$p$-）或用阿拉伯数字表示取代基的相对位置。例如：

1,2-二甲苯          1,3-二甲苯          1,4-二甲苯
邻-二甲苯（$o$-二甲苯）   间-二甲苯（$m$-二甲苯）   对-二甲苯（$p$-二甲苯）

三烷基苯有 3 种异构体。命名时用连、均、偏或用阿拉伯数字表示取代基的相对位置。例如：

1,2,3-三甲苯          1,3,5-三甲苯          1,2,4-三甲苯
连三甲苯              均三甲苯              偏三甲苯

芳烃分子中去掉一个 H 原子，剩余部分叫芳烃基，用 Ar— 表示。例如：

苯基（$C_6H_5$—）          苯甲基或苄基（$C_6H_5$— $CH_2$—）

## 二、苯及其同系物的性质

（一）物理性质

苯及其低级同系物都是无色透明并有特殊气味的液体；难溶于水，易溶于有机溶剂如 $CCl_4$、乙醚等；相对密度小于 1，比水轻；烷基苯沸点随烷基增大而升高。苯蒸气有毒，短时间吸入高浓度苯蒸气会引起急性中毒，甚至危及生命。长期吸入低浓度苯蒸气会引起慢性中毒，损害造血器官和神经系统，引起白细胞减少和头晕、乏力等症状。苯也易被皮肤吸收而引起中毒。

（二）化学性质

苯的化学性质比较稳定，通常不与酸、碱、氧化剂等作用，不能使溴水褪色。在一定条件

下，苯及其同系物可发生取代、加成反应，苯的同系物还可发生侧链氧化反应。

**1. 取代反应**

（1）卤代反应：以铁粉、$FeCl_3$ 或 $FeBr_3$ 作催化剂，苯与氯或溴作用，苯环上的 H 原子被 Cl 或 Br 原子取代，生成氯苯或溴苯。

$$\text{苯} + Cl_2 \xrightarrow{FeCl_3} \text{氯苯} + HCl$$

甲苯的卤代反应比苯容易，主要生成邻位和对位被取代的产物。

$$\text{苯}-CH_3 + Cl_2 \xrightarrow{FeCl_3} \text{邻位}-CH_3 + Cl-\text{对位}-CH_3$$

甲苯在不同的条件下，卤原子取代 H 原子的位置不同，在加热或光照条件下，甲苯与 $Cl_2$ 的取代反应发生在侧链上。

$$\text{苯}-CH_3 + Cl_2 \xrightarrow{\text{光照}} \text{苯}-CH_2Cl + HCl$$

（2）硝化反应：在浓 $H_2SO_4$ 的催化作用下，苯与浓 $HNO_3$ 发生反应，苯环上的 H 原子被硝基（$-NO_2$）取代，生成硝基苯。有机化合物分子中的 H 原子被硝基取代生成硝基化合物的反应，称为硝化反应。

$$\text{苯} + HNO_3 \xrightarrow[50\sim60\ ℃]{\text{浓}H_2SO_4} \text{苯}-NO_2 + H_2O$$

（3）磺化反应：苯与浓 $H_2SO_4$ 共热，苯环上的 H 原子被磺酸基（$-SO_3H$）取代，生成苯磺酸。有机化合物分子中的 H 原子被磺酸基取代的反应，称为磺化反应。

$$\text{苯} + \text{浓}\ H_2SO_4 \xrightarrow{\triangle} \text{苯}-SO_3H + H_2O$$

**2. 加成反应**　苯的化学性质比较稳定，不易发生加成反应。但在一定条件下，苯能与 $H_2$、$Cl_2$ 等发生加成反应。

（1）加氢：在加热、加压和催化剂（Ni、Pt 等）作用下，苯与 $H_2$ 发生加成反应，生成环己烷。

$$\text{苯} + 3H_2 \xrightarrow[Ni]{\triangle} \text{环己烷}$$

（2）加氯：在紫外线照射下，苯与 $Cl_2$ 发生加成反应，生成六氯环己烷（俗称六六六）。

$$\text{苯} + 3Cl_2 \xrightarrow{\text{光照}} \text{六氯环己烷}$$

**3. 侧链氧化反应**　苯不能被氧化。如果苯环上连有侧链，在强氧化剂（如酸性 $KMnO_4$、$K_2Cr_2O_7$ 等）作用下，苯环上含 α-H 的侧链能被氧化，且不论侧链有多长，均可被氧化为羧基（$-COOH$）。利用这个性质，可鉴别苯与苯的同系物。

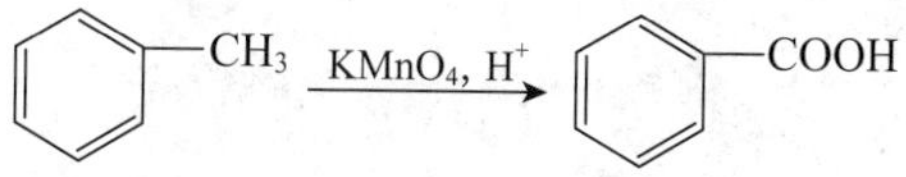

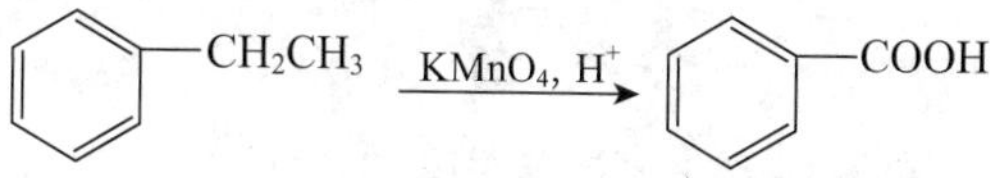

$$\text{（甲苯）} \xrightarrow{\text{KMnO}_4,\ \text{H}^+} \text{（苯甲酸）}$$

$$\text{（乙苯）} \xrightarrow{\text{KMnO}_4,\ \text{H}^+} \text{（苯甲酸）}$$

### 三、稠环芳香烃

稠环芳香烃是指分子中含有两个或两个以上苯环，并且共用相邻两个碳原子稠合而成的芳香烃。重要的稠环芳香烃有萘、蒽和菲等。

#### （一）萘

萘的分子式为 $C_{10}H_8$，由两个苯环共用相邻两个碳原子而形成。萘为白色片状晶体，具有特殊难闻的气味，易升华，熔点为 80.5 ℃，沸点为 216 ℃，难溶于水，易溶于有机溶剂，是重要的化工原料，广泛用于制造染料、树脂等，也可用作驱虫剂（俗称卫生球）。萘的结构式如下：

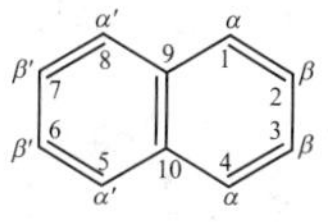

#### （二）蒽

蒽的分子式为 $C_{14}H_{10}$，由三个苯环以直线式稠合而成。蒽为白色片状带有蓝色荧光的晶体，易升华，熔点为 216 ℃，沸点为 342 ℃，难溶于水、乙醚和乙醇，易溶于苯，是制造染料的重要原料，广泛用作杀虫剂、杀菌剂、汽油阻凝剂等。蒽的结构式如下：

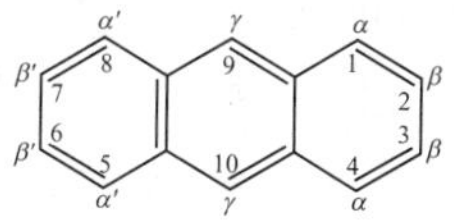

#### （三）菲

菲的分子式为 $C_{14}H_{10}$，与蒽互为同分异构体，由三个苯环稠合而成。菲为无色结晶，熔点为 101 ℃，沸点为 340 ℃，难溶于水，易溶于乙醇、苯等有机溶剂，是制药工业的重要原料。菲的结构式如下：

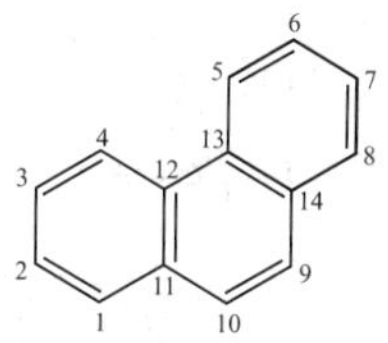

或

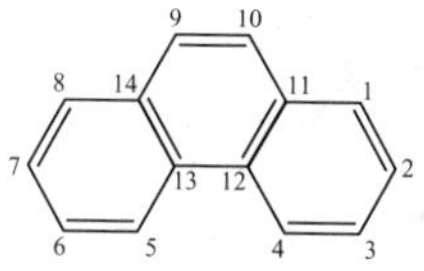

生物体内许多化合物分子结构中含有菲的骨架，即环戊烷多氢菲。环戊烷多氢菲本身并不存在于自然界中，但其衍生物广泛存在于动、植物体内，并具有重要的生理作用。例如，胆固醇、胆酸、维生素 D 和某些激素等都含有环戊烷多氢菲的骨架。环戊烷多氢菲的结构式如下：

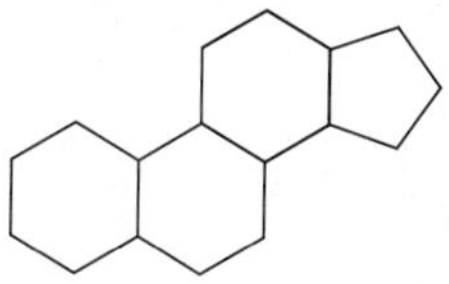

## 知识链接

### 芳香烃的来源

　　芳香烃主要来源于煤焦油和石油。煤焦油是由煤经干馏得到的黑褐色油状物。大约在 1940 年以前，苯、甲苯、二甲苯、萘、蒽等各种芳香烃类化合物都是从煤焦油中经分馏得到的。随着工业生产的发展，工业上对芳香烃类化合物的需求量远远超过了从煤焦油中可得到的量。因此，现代工业上使用的重要芳香烃类化合物（苯、甲苯、二甲苯等）的主要来源是石油。从石油中获得烷烃和环烷烃，通过催化脱氢转化成苯和烷基苯等芳香烃类化合物。

## ● 自测题 ●

### 一、单项选择题

1. 下列属于有机化合物的是
   A. CO
   B. $CO_2$
   C. $Na_2CO_3$
   D. $CH_4$
   E. HCN

2. 分子式为 $C_8H_{10}$ 的芳香烃，其可能结构有
   A. 3 种
   B. 4 种
   C. 5 种
   D. 6 种
   E. 7 种

3. 既能使 $KMnO_4$ 溶液褪色，又能使溴水褪色的是
   A. 甲烷
   B. 乙烷
   C. 乙烯
   D. 苯
   E. 乙苯

4. 下列能使溴水褪色的是
   A. 丙烷
   B. 丙烯
   C. 苯
   D. 甲苯
   E. 乙烷

5. 下列能与硝酸银的氨溶液反应生成白色沉淀的是
   A. 乙烷
   B. 乙烯
   C. 乙炔
   D. 苯
   E. 乙苯

### 二、多项选择题

1. 有机化合物中碳原子通常采用的杂化方式是
   A. sp 杂化
   B. $sp^2$ 杂化
   C. $sp^3$ 杂化
   D. $sp^3d^2$ 杂化
   E. $d^2sp^3$ 杂化

2. 下列能使 $KMnO_4$ 溶液褪色的是
   A. 乙烷
   B. 乙烯
   C. 乙炔
   D. 甲苯
   E. 乙苯

3. 下列能发生加成反应的是
   A. 乙烷
   B. 乙烯
   C. 乙炔
   D. 丙烷

　　E．苯　　　　　　　　　　　　C．丙烯
　　4．下列能使溴水褪色的是　　　　D．丙炔
　　　A．乙烷　　　　　　　　　　E．环丙烯
　　　B．丙烷

### 三、填空题

　　1．有机化合物中碳原子间可形成_____、_____、_____三种碳碳键。烯烃的官能团是_____，炔烃的官能团是_____。

　　2．烃是指由_____、_____两种元素组成的化合物。

　　3．烷烃分子的通式是_____，烯烃分子的通式是_____，炔烃分子的通式是_____，苯及其同系物分子的通式是_____。

　　4．乙炔与硝酸银的氨溶液反应生成_____色沉淀，与氯化亚铜的氨溶液反应生成_____色沉淀。

### 四、写出下列化合物的结构式或命名下列化合物

　　1．2-甲基戊烷　　　　　　　2．2-甲基-1-己烯

　　3．2-戊炔　　　　　　　　　4．对二甲苯

　　5．⬡—$CH_3$　　　　　　　6．$CH_2$＝$CH$—$CH_2$—$CH_2$—$CH_3$

　　7．$CH_3$—$\underset{CH_3}{CH}$—$C\equiv CH$　　8．$CH_3$—$CH$＝$CH$—$\underset{CH_3}{CH}$—$CH_3$

### 五、完成下列反应方程式

　　1．$CH_2$＝$CH_2 + H_2 \longrightarrow$

　　2．$CH_3CH$＝$CH_2 + HBr \longrightarrow$

　　3．$CH_2$＝$CH_2 + H_2O \xrightarrow{H_2SO_4}$

　　4．$CH_3$—$CH_2$—$CH$＝$CH_2 \xrightarrow{KMnO_4,\ H^+}$

　　5．$CH\equiv CH + H_2O \xrightarrow[\text{稀 } H_2SO_4]{HgSO_4}$

　　6．⬡—$CH_3 + Cl_2 \xrightarrow{\text{光照}}$

　　7．⬡ $+ HNO_3 \xrightarrow[\triangle]{\text{浓}H_2SO_4}$

　　8．⬡—$CH_3 \xrightarrow{KMnO_4,\ H^+}$

### 六、用化学方法鉴别下列各组化合物

　　1．丙烷、丙烯、丙炔

　　2．乙烯、苯、甲苯

（王英玲）

# 醇、酚、醚

## 学习目标

1. 掌握醇、酚、醚的结构、分类和命名。
2. 熟悉醇、酚、醚的重要化学性质。
3. 了解醇、酚、醚的重要代表物及其应用。

醇、酚、醚都是烃的含氧衍生物，且氧原子在分子中都以单键与碳或氢原子相连。醇和酚的分子中都含有相同的官能团——羟基（—OH），醇与酚在结构上的区别在于羟基（—OH）是否与苯环直接相连，直接相连的是酚。醇、酚、醚与医药联系十分紧密，乙醇和许多酚类常用作消毒剂和防腐剂，乙醚还具有麻醉作用。同时，醇、酚、醚也是重要的化工原料。

## 第一节 醇

### 一、醇的结构、分类和命名

（一）醇的结构

醇是脂肪烃、脂环烃或芳香烃侧链上的氢原子被羟基（—OH）取代后的产物，也可以看作是水分子中的一个氢原子被烃基取代生成的化合物，羟基（—OH）是醇的官能团，称为醇羟基。

一元醇的结构通式可表示为 R—OH。

例如：乙醇（$CH_3CH_2OH$）是乙烷分子中的一个氢原子被羟基取代形成；苯甲醇（$C_6H_5CH_2OH$）是甲苯分子中甲基上的一个氢原子被羟基取代而成；乙二醇（$CH_2OHCH_2OH$）是乙烷分子两个碳原子上的两个氢原子被羟基取代后的产物。

现以最简单的甲醇为例来说明醇的结构。醇分子中的氧原子以 $sp^3$ 杂化方式与其他原子成键，氧原子的 4 个 $sp^3$ 杂化轨道中，有 2 个分别与碳、氢成键，另外 2 个容纳 2 对未共用电子对，如图 8-1 所示。

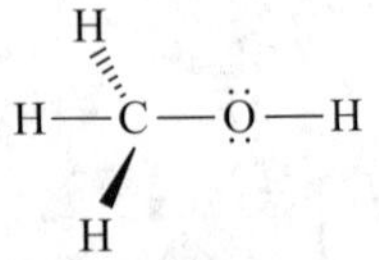

图 8-1 甲醇的结构

（二）醇的分类

1．按照烃基的结构不同，醇可分为脂肪醇、脂环醇和芳香醇；又可根据烃基是否饱和，把醇分为饱和醇和不饱和醇。例如：

脂肪醇　　　$CH_3CH_2—OH$　　　　　　　　　　$CH_2＝CHCH_2—OH$

脂环醇

芳香醇

2．按照醇中与羟基直接相连的碳原子类型不同，醇可以分为伯醇（一级醇）、仲醇（二级醇）和叔醇（三级醇）三类。

伯醇：羟基直接与伯碳原子相连的醇；仲醇：羟基直接与仲碳原子相连的醇；叔醇：羟基直接与叔碳原子相连的醇。它们的结构通式分别为：

$$R—CH_2—OH \qquad R_1—\underset{R_2}{CH}—OH \qquad R_1—\underset{R_2}{\overset{R_3}{C}}—OH$$

伯醇　　　　　　仲醇　　　　　　叔醇

3．按照醇中所含羟基数目的不同，醇可分为一元醇、二元醇和多元醇。含 2 个以上羟基的醇称为多元醇。例如：

$$CH_3CH_2—OH \qquad \underset{OH\;\;OH}{CH_2—CH_2} \qquad \underset{OH\;\;OH\;\;OH}{CH_2—CH—CH_2}$$

一元醇　　　　　　二元醇　　　　　　多元醇

（三）醇的命名

1．普通命名法　对于结构较为简单的醇一般采用普通命名法，命名时先写出与羟基相连的烃基名称，再在后面加一个"醇"字，例如：

$$CH_3CH_2OH \qquad \underset{CH_3}{CH_3—CH—OH} \qquad$$ —$CH_2OH$

乙醇　　　　　　异丙醇　　　　　　苯甲醇

2．系统命名法　对于结构较为复杂的醇需采用系统命名法，选取连有羟基的最长的碳链为主链，根据主链上的碳原子数目称为"某醇"，对主链碳原子编号从离羟基最近的一端开始，并将羟基的位次及取代基的位次、数目和名称依次写在某醇的前面，所有表示位次的数字与汉字之间均用短线隔开。

例如：

$$\underset{OH}{CH_3—CH—CH_2—CH_3} \qquad \underset{CH_3\;\;OH}{CH_3—CH—CH—CH_3}$$

2- 丁醇　　　　　　　3- 甲基 -2- 丁醇

多元醇命名时，应选择连有尽可能多羟基的碳链作为主链，根据主链上连接羟基的数目称某几醇，如某二醇或某三醇等，主链的编号从离羟基最近的一端开始，并在名称前标明羟基的位次。

例如：

$$CH_2-CH_2-CH_2$$
$$\qquad|\qquad\qquad|$$
$$OH\qquad\qquad OH$$

1,3-丙二醇

$$CH_2-CH-CH_2$$
$$\quad|\qquad|\qquad|$$
$$OH\quad OH\quad OH$$

丙三醇

芳香醇命名时以脂肪醇为母体，芳香烃基作为取代基；脂环醇命名时，可在脂环烃基的名称后加"醇"字来命名，再从连接羟基的碳原子开始给环上的碳原子编号，编号时尽量使环上其他取代基处于较小位次。

例如：

苯甲醇　　　　　　　　环戊醇　　　　　　　4-甲基环己醇

某些醇在习惯上也使用俗名，例如乙醇的俗名为酒精，丙三醇的俗名为甘油等。

## 二、醇的性质

（一）醇的物理性质

低级的饱和一元醇为无色液体，易挥发，具有特殊气味；多于11个碳原子的醇在室温下为蜡状固体，多数无臭无味。直链饱和一元醇的沸点随碳原子数的增加而上升；碳原子数相同的醇，支链愈多沸点愈低。由于羟基的存在，醇分子之间、醇与水分子之间可形成氢键，故醇还有以下两个特殊的物理性质。

1. 低级醇分子之间能以氢键相互缔合，因此醇的沸点比分子量相近的烃沸点要高得多。二元醇、多元醇分子中有2个以上的羟基，可以形成更多的氢键，故沸点更高。

醇分子间氢键

2. 醇羟基和水分子间能形成氢键，因此低级醇如甲醇、乙醇和丙醇等可与水混溶，但随着碳原子数目的增多，烃基增大时，空间位阻增大，醇羟基与水形成氢键的能力逐渐减弱，因此高级醇不溶于水而溶于有机溶剂。

醇和水分子间氢键

多元醇因为羟基数目多，可形成更多的氢键，在水中比相同碳原子数的一元醇溶解度更大。一些常见醇的名称及物理常数见表8-1。

表 8-1　一些常见醇的名称及物理常数

| 化合物 | 熔点（℃） | 沸点（℃） | 密度（g/cm³） |
|---|---|---|---|
| 甲醇 | -97 | 64.7 | 0.792 |
| 乙醇 | -115 | 78.4 | 0.789 |
| 正丙醇 | -126 | 97.2 | 0.804 |
| 异丙醇 | -89 | 82.3 | 0.786 |
| 正丁醇 | -90 | 117.8 | 0.810 |
| 异丁醇 | -108 | 107.9 | 0.802 |
| 仲丁醇 | -114 | 99.5 | 0.808 |
| 叔丁醇 | 26 | 82.5 | 0.789 |
| 正戊醇 | -79 | 138.0 | 0.817 |
| 正己醇 | -52 | 155.8 | 0.820 |
| 环己醇 | 24 | 161.5 | 0.962 |
| 乙二醇 | -16 | 197.3 | 1.113 |
| 丙三醇 | 18 | 290.0 | 1.261 |

（二）醇的化学性质

醇的化学性质主要由醇羟基决定，醇的化学反应主要发生在两个部位：一个是羟基内的氧氢键断裂，H 被活泼金属取代，表现出一定的酸性；另一个是羟基与烃基之间的碳氧键断裂，羟基被其他基团取代或脱去，发生取代反应或消除反应。

1. 与活泼金属的反应　由于氧原子的电负性较大，O—H 键具有较大的极性，有利于氢的离解，故醇也有酸性，能与活泼金属（如钠、钾、铝等）反应，放出氢气。

例如醇与金属 Na 的反应：

$$R{-}OH + Na \longrightarrow R{-}ONa + H_2\uparrow$$

此反应与水和钠的反应相似，但与水相比，醇与钠的反应要缓慢得多，这表明醇羟基氢的活泼性比水弱，醇的酸性比水弱，其共轭碱醇钠（R—ONa）的碱性却比 NaOH 强，因此，醇钠很容易水解成原来的醇。

$$R{-}ONa + H_2O \longrightarrow R{-}OH + NaOH$$

不同类型的醇和钠反应的速率不同，伯醇＞仲醇＞叔醇。

醇与镁反应需用少量 $I_2$ 催化，醇镁和醇钠一样，也很容易水解。实验室中常用乙醇镁来除去乙醇中的水分以制备无水乙醇。

$$2CH_3CH_2OH + Mg \longrightarrow Mg\,(OCH_2CH_3)_2 + H_2\uparrow$$

2. 与卤酸氢的反应　醇与卤酸氢能发生亲核取代反应，醇中羟基被卤素负离子取代生成卤代烃和水，此反应可逆，这个反应是制备卤代烃的重要方法。

$$R{-}OH + HX \longrightarrow R{-}X + H_2O$$

醇和卤酸氢反应的速率取决于醇的结构及卤酸氢的活性。

不同结构醇的活性顺序为：叔醇＞仲醇＞伯醇。

卤酸氢的活性顺序为：HI ＞ HBr ＞ HCl。酸的作用是使羟基质子化后以水的形式离去，促使反应顺利进行，故醇不能与 NaX 反应。

由于醇和盐酸反应较慢，需用无水氯化锌作催化剂来加快反应速度，通常将无水氯化锌溶解于浓盐酸溶液来使用，这种溶液称为卢卡斯（Lucas）试剂。卢卡斯试剂与叔醇在室温下立刻反应生成难溶于水的卤代烃而呈浑浊，与仲醇需要数分钟后才能变浑浊，与伯醇在室温下几小时也无变化。根据上述反应现象，可以用卢卡斯试剂区别 6 个碳原子以下的伯醇、仲醇和叔醇。

3．与含氧无机酸的反应　常见的含氧无机酸结构式可表示为：

$$HO-\underset{\substack{\|\\O}}{N}=O \qquad HO-N=O \qquad HO-\underset{\substack{\|\\OH}}{\overset{\|}{P}}-OH$$

硝酸　　　　　　　　　　亚硝酸　　　　　　　　磷酸

醇与含氧无机酸（如硝酸、亚硝酸、硫酸、磷酸等）之间脱水，生成无机酸酯。

例如异戊醇与亚硝酸反应生成亚硝酸异戊酯：

$$CH_3CHCH_2CH_2OH + HONO \longrightarrow CH_3CHCH_2CH_2ONO + H_2O$$
$$\hspace{1.2cm}|\hspace{5.3cm}|$$
$$\hspace{1.2cm}CH_3\hspace{4.8cm}CH_3$$

丙三醇与硝酸反应生成三硝酸甘油酯：

$$\begin{array}{l} CH_2-OH \\ | \\ CH-OH \\ | \\ CH_2-OH \end{array} + 3HONO_2 \longrightarrow \begin{array}{l} CH_2-ONO_2 \\ | \\ CH-ONO_2 \\ | \\ CH_2-ONO_2 \end{array} + 3H_2O$$

三硝酸甘油酯（药品通用名为硝酸甘油）是一种黄色油状透明液体，具有松弛血管平滑肌特别是小血管平滑肌的作用，用于治疗或预防心绞痛，亦可作为血管扩张药治疗心力衰竭。亚硝酸异戊酯也是一种抗心绞痛药物，作用较硝酸甘油更快，但不如硝酸甘油药效持久。

多数硝酸酯受热或撞击时会剧烈分解引起爆炸，多元醇的硝酸酯更是猛烈的炸药，三硝酸甘油酯震动可引起爆炸，属危险化学品。

醇与磷酸作用，生成磷酸酯。磷酸为三元酸，可与三分子的醇反应生成三种磷酸酯，分别为磷酸一烷基酯、磷酸二烷基酯和磷酸三烷基酯。

$$HO-\underset{\substack{\|\\OH}}{\overset{O}{P}}-OH \xrightarrow[-H_2O]{ROH} RO-\underset{\substack{\|\\OH}}{\overset{O}{P}}-OH \xrightarrow[-H_2O]{ROH} RO-\underset{\substack{\|\\OR}}{\overset{O}{P}}-OH \xrightarrow[-H_2O]{ROH} RO-\underset{\substack{\|\\OR}}{\overset{O}{P}}-OR$$

醇的无机酸酯在生物体中具有重要作用，如生物体中重要的供能物质三磷酸腺苷（ATP）就是一种具有三磷酸结构的化合物；组成细胞的重要成分如核酸、磷脂中也都含有磷酸酯的结构；存在于软骨中的硫酸软骨素中含有硫酸酯的结构。甲醇和硫酸生成的硫酸二甲酯也是有机合成中常用的甲基化试剂。

4．脱水反应　醇在浓硫酸、氧化铝等催化作用下，加热可发生脱水反应。醇的脱水反应有两种，一种是分子内脱水，另一种是分子间脱水。根据醇的结构和反应的条件不同，生成的产物也不同，一般在较高温度下，主要发生分子内脱水生成烯烃，在较低温度下，主要发生分子间脱水生成醚。

例如乙醇分子间脱水生成乙醚：

$$2CH_3CH_2OH \xrightarrow[140\ ℃]{浓\ H_2SO_4} CH_3CH_2OCH_2CH_3 + H_2O$$

乙醇分子内脱水生成乙烯：

$$CH_3CH_2OH \xrightarrow[170\ ℃]{浓\ H_2SO_4} CH_2\!=\!CH_2 + H_2O$$

有机化合物在适当条件下，从分子内脱去一个或几个小分子（如 $H_2O$、$HX$ 等）生成不饱和化合物的反应称为消除反应。

醇分子内脱水生成烯烃的消除反应，当醇分子中有不止一种 $\beta$ 氢原子时，遵守扎伊采夫（Saytzeff）规则，即从含 $\beta$ 氢原子较少的碳原子上脱去氢原子，主要产物为双键碳上连有较多烃基的烯烃。

5．氧化反应　在有机化学反应中，通常把有机物分子中加上氧原子或脱去氢原子的反应称为氧化反应，把加上氢原子或脱去氧原子的反应称为还原反应。

受醇羟基的影响，与羟基直接相连的碳原子上的氢原子（$\alpha$-H）比较活泼，易被氧化或脱氢，所以含有这种活性氢原子的伯醇、仲醇能被高锰酸钾或重铬酸钾的硫酸溶液等氧化剂氧化。不同结构的醇氧化产物不同。伯醇先被氧化生成醛，醛可继续被氧化生成羧酸；仲醇被氧化生成酮；叔醇因为不含活性氢原子，所以不易被氧化，若在强烈的条件下氧化，则发生碳碳键的断裂。利用这种反应可将叔醇和伯醇、仲醇区分开来。

例如 1- 丙醇氧化生成丙醛，继续氧化生成丙酸：

$$CH_3CH_2CH_2OH \xrightarrow{[O]} CH_3CH_2CHO \xrightarrow{[O]} CH_3CH_2COOH$$

2- 丙醇氧化生成丙酮：

$$\underset{CH_3CH CH_3}{\overset{OH}{|}} \xrightarrow{[O]} \underset{CH_3C CH_3}{\overset{O}{\|}}$$

在人体内，乙醇的代谢过程也是这样，乙醇首先在肝内被乙醇脱氢酶催化氧化成乙醛，乙醛进一步被乙醛脱氢酶催化氧化成乙酸。但如果饮酒过量，摄入乙醇的速度超过其氧化的速度，肝则来不及转化过量的乙醇，会造成乙醇在血内的潴留而导致乙醇中毒。

6．邻二醇的特性反应　相邻两个碳原子上各连一个羟基的结构称为邻二醇（$\underset{OH\ \ \ OH}{\overset{|\ \ \ \ \ |}{H_2C\!-\!CH_2}}$）

结构，由于羟基之间相互影响，醇的活性更大，因而具有一些特殊的性质，如能够与新制的氢氧化铜（浅蓝色）反应，使氢氧化铜沉淀溶解而形成深蓝色的溶液。此特性可用于鉴别具有邻二醇结构的醇。

例如丙三醇与氢氧化铜的反应（甘油铜试验）：

$$\underset{\overset{|}{CH_2\!-\!OH}}{\overset{CH_2\!-\!OH}{\overset{|}{CH\!-\!OH}}} + Cu(OH)_2 \longrightarrow \underset{\overset{|}{CH_2\!-\!OH}}{\overset{CH_2\!-\!O}{\overset{|}{CH\!-\!O}}}\!\!\diagdown_{\diagup}Cu + 2H_2O$$

### 三、重要的醇

（一）甲醇

甲醇是无色透明的液体，沸点 64.7 ℃，能与水或大多数有机溶剂混溶，由于最初由木材干馏后分离而得，故俗称木醇。甲醇有毒，误饮 10 ml 可导致失明，30 ml 能使人中毒致死，原因是甲醇在肝内被脱氢酶氧化成甲醛，甲醛对视网膜有毒，甲醛在体内会进一步氧化为甲酸，甲酸不能被机体很快利用而潴留于血中，引起 pH 下降，导致酸中毒而致命。一些不法分子使用工业酒精制造假酒，因工业酒精中含有甲醇，会导致饮用假酒者中毒受害。

## （二）乙醇

乙醇俗称酒精，在常温常压下是一种易燃、易挥发的无色透明液体，有特殊气味。沸点78.4 ℃，可与水以任意比例互溶。乙醇含量在99.5%以上的称无水乙醇。乙醇是白酒的主要成分，少量饮用有兴奋神经的作用，大量饮用可使人体中毒甚至死亡。

乙醇可使蛋白质变性，用于杀菌消毒，临床上使用体积分数为75%的乙醇溶液作为外用消毒剂，用于皮肤和医疗器械的消毒，75%的乙醇溶液称为消毒酒精。乙醇也常用作溶剂，用来溶解某些难溶于水的物质。如碘酊（俗称碘酒）就是将碘和碘化钾（作助溶剂）溶于95%的乙醇而成的，95%的乙醇称为药用酒精。乙醇挥发时能吸收热量，临床常用体积分数为30% ~ 50%的乙醇溶液给高热患者擦浴，以达到物理退热、降温的目的，这种乙醇溶液称为擦浴酒精。

乙醇也是重要的化工原料。

 **知识链接**

### 为什么消毒酒精的浓度是75%？

酒精能够渗入细菌体内，使组成细菌的蛋白质凝固。所以在医疗卫生上常用酒精作消毒杀菌剂。

当使用95%的酒精消毒时，因为酒精浓度越高，使蛋白质凝固的作用越强，当高浓度的酒精与细菌接触时，就能使得菌体表面迅速凝固，形成一层薄膜，阻止了酒精继续向菌体内部渗透，细菌内部的细胞不能被彻底杀死。还有的细菌遇到高浓度酒精时，会迅速产生防护反应，形成有坚硬外壳的孢子，以对抗酒精的伤害，待到适当时机，薄膜内的细胞将重新复活。因此，使用浓酒精不能起到消毒杀菌目的，但若酒精的浓度低于70%，则蛋白质凝固的作用不强，也不能彻底杀死细菌。

所以，使用70% ~ 75%的酒精，既能使细菌的蛋白质凝固，又不能形成薄膜，能使酒精继续向菌体内部渗透，从而彻底杀灭细菌。

## （三）丙三醇

丙三醇俗称甘油，是略带有甜味的无色黏稠液体，沸点290 ℃，能与水或乙醇以任意比例混溶。甘油有吸湿性，能吸收空气中的水分，所以甘油在化妆品等生产中常用作吸湿剂。在临床上，常用约50%的甘油溶液灌肠，起到润滑作用，又能产生高渗压，引起排便反射，是开塞露的主要成分。

## （四）苯甲醇

苯甲醇又称苄醇，是无色液体，沸点205 ℃，具有芳香气味。苯甲醇微溶于水，可与乙醇、乙醚混溶。苯甲醇具有微弱的麻醉作用和防腐功能，可用作消毒防腐剂。

 **知识链接**

### 苯甲醇的不良反应

苯甲醇因其局部镇痛作用，20世纪80年代，临床上普遍应用苯甲醇作为注射用青霉素的溶剂，称为"无痛水"，90年代后期不断有试验数据和流行病学调查显示苯甲醇与臀肌挛缩症具有相关性，苯甲醇作为溶剂用于肌内注射时，可能导致儿童臀肌挛缩症，目前国家卫生行政部门规定，凡处方中含有苯甲醇的注射液，必须在说明书中明确标注"本品含苯甲醇，禁止用于儿童肌内注射"。

## 第二节　酚

### 一、酚的结构、分类和命名

（一）酚的结构

从结构上，芳香烃分子中苯环上的氢原子被羟基取代而成的化合物称为酚。酚的官能团也是羟基（—OH），称为酚羟基。酚与芳香醇都是芳香烃的羟基衍生物，二者的区别在于羟基连接的位置，酚的羟基直接连在芳环碳原子上，而芳香醇的羟基则连在芳环侧链碳原子上。

一元酚的结构通式可表示为：Ar—OH。最简单的酚是苯酚，在苯酚分子中，氧原子采取 $sp^2$ 杂化方式，剩余的 p 电子对与苯环的大 $\pi$ 键之间形成 7 原子 8 电子的 p-$\pi$ 共轭体系（图 8-2）。

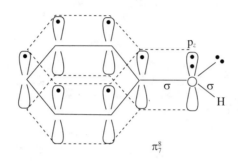

$\pi_7^8$

**图 8-2　苯酚的 p-$\pi$ 共轭体系**

（二）酚的分类

根据羟基数目不同，酚可分为一元酚、二元酚和多元酚。含有 2 个以上酚羟基的酚称为多元酚。

例如：

一元酚　　　　　　二元酚　　　　　　三元酚

根据芳香烃基的不同，酚可以分为苯酚、萘酚等。

例如：

苯酚　　　　　　$\alpha$-萘酚　　　　　　$\beta$-萘酚

（三）酚的命名

一元酚命名时，在"酚"字前面加上芳香环的名称，如苯酚、萘酚等，且以此作为母体。在给芳香环上的碳原子进行编号时，从酚羟基所在的碳原子开始编号，编号顺序尽量使取代基的编号和最小，其他取代基的位次、数目和名称写在母体名称之前。取代基与酚羟基的位置关系也可以用邻、间、对来表示。

例如：

OH | CH₃     OH     OH

2- 甲基苯酚　　　　　　3- 甲基苯酚　　　　　　4- 甲基苯酚
邻甲酚　　　　　　　　　间甲酚　　　　　　　　对甲酚

若酚羟基不作为主官能团，或苯环上的侧链结构较复杂时，则将羟基作为取代基处理。

例如：

HOOC——OH

对羟基苯甲酸

多元酚命名时，需标明羟基的数目和相对位置，含有 2 个酚羟基的酚称为某二酚，含有 3 个酚羟基的酚称为某三酚。二元酚也可用邻、间、对来表示酚羟基之间的位置关系，三元酚则用连、偏、均来表示酚羟基之间的位置关系。

例如：

1,2- 苯二酚　　　　　　1,3- 苯二酚　　　　　　1,4- 苯二酚

1,2,3- 苯三酚　　　　　1,2,4- 苯三酚　　　　　1,3,5- 苯三酚

## 二、酚的性质

（一）酚的物理性质

常温下，大多数酚是无色晶体，少数酚为高沸点液体，由于酚在空气中容易被氧化，所以常常显不同程度的黄色或红色。酚类具有特殊的气味。因为酚分子间及酚与水分子间能形成氢键，所以酚的熔点、沸点都比分子量接近的芳烃和卤代芳烃高。酚在水中有一定的溶解度，常温下一元酚微溶于水，多元酚在水中的溶解度则随其羟基数目的增多而增大，酚能溶于有机溶剂。

（二）酚的化学性质

酚和醇都含有羟基，因此它们的性质有某些相似之处，如氧化反应等，但酚羟基与醇羟基所连接的烃基不同，化学性质也不同。由于酚具有 p-π 共轭体系，且芳香环是吸电子基团，使得酚羟基中 O—H 键的极性进一步增大，羟基上的氢原子更容易解离，使酚具有弱酸性。同时，p-π 共轭体系也增大了芳环上的电子云密度，使苯环活化，特别是在酚羟基的邻位和对位

碳原子上电子云密度更大，使得这些位置上容易发生亲电取代反应。

1. 弱酸性　酚具有弱酸性，其酸性较醇强，但比碳酸弱，酚能溶于氢氧化钠或碳酸钠等碱性较强的溶液，但不能溶于碳酸氢钠溶液，也不能使紫色石蕊试液变红。

例如苯酚与氢氧化钠反应生成苯酚钠。

$$\text{\bigcirc—OH} + NaOH \longrightarrow \text{\bigcirc—ONa} + H_2O$$

在苯酚钠溶液中通入 $CO_2$ 气体时，苯酚可重新游离析出，使溶液重新变浑浊。

$$\text{\bigcirc—ONa} + CO_2 + H_2O \longrightarrow \text{\bigcirc—OH} + NaHCO_3$$

利用此性质可以分离和鉴别酚。

2. 苯环上的亲电取代反应　由于酚中 p-π 共轭效应使苯环活化，特别是在羟基的邻位和对位容易发生亲电取代反应，因此羟基也称为邻对位定位基。羟基的邻位和对位氢原子很容易被卤素、硝基和磺酸基等基团取代生成相应的产物。

（1）卤代反应：例如苯酚的稀溶液和溴水在室温下能迅速反应，生成 2,4,6- 三溴苯酚白色沉淀。该反应非常灵敏，极稀的溶液就能产生浑浊，常用于苯酚的定性鉴别和定量分析。

$$\text{\bigcirc—OH} + 3Br_2 \longrightarrow \text{2,4,6-三溴苯酚} + 3HBr$$

除苯酚外，凡是酚羟基的邻位、对位上有氢原子的化合物也能与溴水反应生成沉淀，利用此反应可鉴别酚类化合物。

（2）硝化反应：例如苯酚和稀硝酸在室温下发生反应，生成邻硝基苯酚和对硝基苯酚的混合物。

$$\text{\bigcirc—OH} + HNO_3（稀）\longrightarrow \text{邻-}NO_2\text{苯酚} + \text{对-}NO_2\text{苯酚}$$

邻硝基苯酚和对硝基苯酚沸点不同，可使用水蒸气蒸馏进行分离。

（3）磺化反应：例如苯酚与浓硫酸在室温下（25 ℃）反应，主要生成 2- 羟基苯磺酸。

$$\text{\bigcirc—OH} + H_2SO_4（浓）\xrightarrow{25\,℃} \text{2-羟基苯磺酸（}SO_3H\text{）}$$

苯酚与浓硫酸在较高温度下（100 ℃）主要生成 4- 羟基苯磺酸。

$$\text{\bigcirc—OH} + H_2SO_4（浓）\xrightarrow{100\,℃} \text{4-羟基苯磺酸（}SO_3H\text{）}$$

磺化反应是可逆的，磺酸基（—SO₃H）受热可以脱去，因此，在有机合成上磺酸基可作为苯环邻对位的保护基，用于将其他取代基引入指定位置。

3．与三氯化铁的显色反应　酚与三氯化铁溶液能发生颜色反应，不同的酚与三氯化铁溶液作用所呈现的颜色不同，通常认为是酚类遇到三氯化铁生成了不同的配合物。例如：苯酚、间苯二酚及均苯三酚与三氯化铁溶液作用显紫色；甲苯酚与三氯化铁作用显蓝色；邻苯二酚和对苯二酚与三氯化铁作用显绿色；连苯三酚与三氯化铁作用呈红色；$\alpha$- 萘酚与三氯化铁作用呈紫色沉淀；$\beta$- 萘酚与三氯化铁作用呈绿色沉淀。该反应十分灵敏，可用于酚的鉴别。

除酚以外，一般认为凡是分子中含有烯醇式结构（$-\overset{|}{C}=\overset{|}{C}-OH$）的化合物都可与三氯化铁溶液发生显色反应。

4．氧化反应　酚很容易被氧化，在氧化剂作用下，酚通常被氧化成醌。例如苯酚在空气中逐渐被氧化成粉红色、红色或暗红色。

$$\underset{OH}{\text{苯酚}} \xrightarrow[\text{H}_2\text{SO}_4]{\text{K}_2\text{Cr}_2\text{O}_4} \underset{\text{对苯醌}}{\text{醌}}$$

对苯醌

多元酚更容易被氧化，如邻苯二酚和对苯二酚可被弱氧化剂氧化为邻苯醌和对苯醌。因此，酚类物质可用作抗氧化剂，在保存中应尽可能避光、密封保存，避免与空气接触而氧化变质。

醌是含有环己二烯二酮结构的一类化合物的总称，一般都是有色的化合物，对苯醌是黄色结晶，邻苯醌是红色结晶，不存在间苯醌。

### 三、重要的酚

（一）苯酚

苯酚最初由煤干馏后的煤焦油中得到，具有弱酸性，故俗称石炭酸。纯净的苯酚是无色针状结晶，具有特殊的气味，熔点 43 ℃，沸点 182 ℃，室温下微溶于水，在 68 ℃以上可与水混溶，易溶于乙醇、乙醚等有机溶剂。

苯酚能凝固蛋白质，具有杀菌能力，医药上可用作消毒剂，其 3% ~ 5% 的溶液可用于手术器具等的消毒。因苯酚有毒，接触时应注意防护。

（二）甲酚

甲酚因来源于煤焦油，又称煤酚。甲酚有邻、间、对三种异构体，三者沸点相近，不易分离，常使用其混合物。煤酚的杀菌能力比苯酚强，医药上常将其配制成 47% ~ 53% 的肥皂水溶液，称为煤酚皂液，又称来苏尔（Lysol），常用于皮肤、外科器械等的消毒。

2- 甲基苯酚
（沸点 190.8 ℃）

3- 甲基苯酚
（沸点 202.8 ℃）

4- 甲基苯酚
（沸点 201.9 ℃）

（三）苯二酚

苯二酚有邻、间、对三种同分异构体，均为无色晶体，邻苯二酚、间苯二酚易溶于水，对苯二酚易溶于热水。邻苯二酚和对苯二酚易被氧化，常用作还原剂和抗氧化剂。

1,2- 苯二酚　　　　　　1,3- 苯二酚　　　　　　1,4- 苯二酚

邻苯二酚俗称儿茶酚，间苯二酚俗称雷琐辛，对苯二酚俗名氢醌。雷锁辛具有杀灭细菌和真菌的作用，刺激性较小，在医药上用其 2% ~ 10% 的油膏治疗湿疹、癣病等皮肤病。在生物体内，它们主要以衍生物形式存在，如人体代谢物的中间产物 3,4- 二羟基苯丙氨酸和肾上腺素中均有儿茶酚的结构。

（四）萘酚

萘酚有两种同分异构体，分别是 1- 萘酚（α- 萘酚）和 2- 萘酚（β- 萘酚），1- 萘酚是黄色晶体，2- 萘酚为无色晶体，它们均难溶于水，易溶于醇和醚中。萘酚是制取药物、染料、香料、合成橡胶抗氧剂等的原料，也可用作驱虫和杀菌剂。

α- 萘酚　　　　　　　　β- 萘酚

 **知识链接**

**苯二酚衍生物的药理作用**

苯二酚在生物体内以衍生物形式存在，邻苯二酚的一个重要衍生物为肾上腺素。它既有氨基又有酚羟基，显两性，既溶于酸也溶于碱，微溶于水及乙醇，不溶于乙醚、氯仿等，在中性、碱性条件下不稳定，医药上用其盐酸盐，有加速心脏搏动，收缩血管，增加血压，放大瞳孔的作用，也有使肝糖原分解增加血糖的含量及使支气管平滑肌松弛的作用。一般用于支气管哮喘，过敏性休克及其他过敏性反应的急救。

# 第三节　醚

## 一、醚的结构、分类和命名

（一）醚的结构与分类

1. 醚的结构　由两个烃基通过一个氧原子连接而成的化合物称为醚，醚也可以看作是水分子中两个氢原子都被烃基取代而形成的化合物，烃基可以是脂肪烃基、脂环烃基、芳香烃

基。醚分子中的 C—O—C 键称为醚键，是醚的官能团。

醚的结构通式可表示为：（Ar）R—O—R'（Ar'），分子式相同的醚和醇互为同分异构体。

2．醚的分类　根据氧原子两端的烃基是否相同，醚可以分为单醚和混醚。氧原子两端的烃基相同时，称为单醚，不同时称为混醚。若醚键与烃基构成环状结构，则称为环醚。

也可以根据烃基类型不同，将醚分为脂肪醚和芳香醚，芳香醚中至少要有一个烃基是芳香烃基。

单醚：　$H_3C—O—CH_3$

甲醚

二苯醚

混醚：　$H_3C—O—CH_2CH_3$

甲乙醚

苯甲醚

（二）醚的命名

简单的醚一般采用普通命名法，在氧原子所连的两个烃基名称（通常省去"基"字）后加上"醚"字。单醚是在相同的两个烃基名称前加上"二"字，习惯上常将"二"字省去，例如甲醚和乙醚。混醚则按顺序规则将两个烃基由小到大依次写出，但芳香烃基要写在脂肪基名称前，例如甲乙醚和苯甲醚。

对于结构复杂的醚则采取系统命名法，以较大的烃基为母体，将氧原子与较小烃氧基作为取代基（烃氧基）来命名。例如：

$CH_3CH_2CHCH_2CH_3$
　　　　　　|
　　　　　$OCH_3$

3-甲氧基戊烷

$CH_3CH—CHCH_2CH_3$
　　　|　　　|
　　$OH$　　$OCH_3$

3-甲氧基-2-戊醇

环醚通常称为"环氧某烷"。

$CH_2—CH_2$
　　＼O／

环氧乙烷

$H_3C—CH—CH_2$
　　　　＼O／

1,2-环氧丙烷

## 二、醚的性质

（一）醚的物理性质

醚不像醇那样能形成分子间氢键，所以醚的沸点比相同分子量的醇低，与分子量接近的烷烃近似，常温下除甲醚、甲乙醚为气体外，大多数醚为无色液体，密度比水小，易挥发、易燃烧，有特殊的气味。由于醚分子中的氧原子可与水分子形成氢键，所以，低级醚在水中有一定的溶解度，醚易溶于有机溶剂，同时也能溶解其他有机物，是常用的有机溶剂。一些常见醚的名称和物理常数见表 8-2。

表 8-2　一些常见醚的名称和物理常数

| 化合物 | 沸点（℃） | 熔点（℃） | 密度（g/cm³，20℃） |
|---|---|---|---|
| 甲醚 | -23 | -139 | — |
| 甲乙醚 | 11 | — | — |
| 乙醚 | 35 | -117 | 0.7137 |
| 正丙醚 | 90 | -12 | 0.7360 |
| 异丙醚 | 68 | -86 | 0.7241 |
| 正丁醚 | 142 | -95 | 0.7689 |
| 环氧乙烷 | 14 | -111 | — |
| 四氢呋喃 | 67 | -65 | 0.8892 |
| 1,4-二氧六环 | 101 | 12 | 1.0337 |

**（二）醚的化学性质**

醚的化学性质不活泼，常温下不易与稀酸、碱、氧化剂等发生反应，但在一定条件下，可以发生一些特殊的反应。

1. **过氧化物的生成**　醚对氧化剂很稳定，但低级的醚如果与空气长期接触，其 α 位的氢可被氧化，生成相应的过氧化物。因此醚类应尽量避免暴露在空气中，一般应放在棕色玻璃瓶中，避光保存。

例如：

$$CH_3CH_2OCH_2CH_3 \xrightarrow{O_2} CH_3\underset{|}{\overset{}{C}}HOCH_2CH_3$$
$$OOH$$

醚的过氧化物不易挥发，不稳定，受热易爆炸。在蒸馏乙醚时不能蒸干，蒸馏前需要检验是否有过氧化物存在，检验的方法是使用淀粉碘化钾试纸，如果淀粉碘化钾试纸变蓝，证明有过氧化物存在，可通过加入还原剂，如硫酸亚铁、亚硝酸钠等，除去过氧化物。

2. **锌盐的形成**　由于醚键上的氧原子具有未共用电子对，能接受质子，所以醚能与强酸（如浓硫酸、浓盐酸等）发生反应，生成锌盐。

$$R—\overset{..}{\underset{..}{O}}—R' + H_2SO_4（浓） \longrightarrow \left[ R—\overset{H}{\underset{..}{\overset{..}{O}}}—R' \right]^+ HSO_4^-$$

醚的锌盐与铵盐相似，但醚的锌盐很不稳定，遇水即分解。此法可用于区别醚和烷烃或卤代烃。

## 三、重要的醚

乙醚是最常见、最重要的醚。

$$CH_3CH_2—O—CH_2CH_3$$

乙醚是具有特殊气味的无色透明液体，极易挥发，易燃烧，沸点 35 ℃。乙醚能溶于常见的有机溶剂，微溶于水，密度比水小，也是常用的有机溶剂，可用于中草药中有效成分的提取。乙醚有麻醉作用，在外科手术中曾用作麻醉剂，由于它起效慢，可引起恶心、呕吐等不良反应，现已被更安全、高效的麻醉剂如安氟醚等所代替。

## 自测题

### 一、单项选择题

1. 禁止使用工业酒精勾兑饮用酒，是因为工业酒精中含有
   - A. 甲醇
   - B. 乙二醇
   - C. 丙三醇
   - D. 乙醇
   - E. 苯甲醇

2. 下列物质中，沸点最高的是
   - A. 乙烷
   - B. 乙醇
   - C. 乙醚
   - D. 乙炔
   - E. 乙烯

3. 下列不能与金属钠发生反应的化合物是
   - A. 苯酚
   - B. 苯甲醇
   - C. 苯甲醚
   - D. 甘油
   - E. 乙醇

4. 在乙醇钠的水溶液中滴入一滴酚酞后，溶液显
   - A. 蓝色
   - B. 无色
   - C. 红色
   - D. 绿色
   - E. 橙色

5. 下列物质氧化后能生成丙酮的是
   - A. 正丙醇
   - B. 异丙醇
   - C. 2- 甲基 -2- 丙醇
   - D. 丙烯
   - E. 丙炔

6. 下列醇与卢卡斯试剂反应最先出现浑浊的是
   - A. 正丁醇
   - B. 1,3- 丙二醇
   - C. 叔丁醇
   - D. 异丁醇
   - E. 乙醇

7. 2- 戊醇发生分子内脱水，主要产物是
   - A. 2- 戊烯
   - B. 1- 戊烯
   - C. 2- 戊炔
   - D. 1- 戊炔
   - E. 乙烯

8. 下列物质中属于叔醇的是
   - A. $CH_3CH_2—OH$
   - B. $(CH_3CH_2)_3C—OH$
   - C. $C_6H_5—OH$
   - D. $(CH_3CH_2)_2CH—OH$
   - E. $CH_3—OH$

9. 下列物质能溶解 $Cu(OH)_2$ 沉淀的是
   - A. 甲醇
   - B. 乙醇
   - C. 1,3- 丙二醇
   - D. 2- 丙醇
   - E. 丙三醇

10. 下列物质遇 $FeCl_3$ 溶液显紫色的是
    - A. 苯酚
    - B. 乙醇
    - C. 乙醚
    - D. 甲苯
    - E. 丙三醇

11. 消毒灭菌剂"来苏尔"的主要组成为
    - A. 邻甲酚的肥皂溶液
    - B. 间甲酚的肥皂溶液
    - C. 对甲酚的肥皂溶液
    - D. 以上三种都不是
    - E. 以上三种都是

12. 苯酚不能与之反应的试剂是
    - A. $FeCl_3$ 溶液
    - B. $NaHCO_3$ 溶液
    - C. NaOH 溶液
    - D. 溴水
    - E. 酸性高锰酸钾

13. 下列化合物酸性最强的是
    - A. 苄醇
    - B. 苯酚
    - C. 甲醇

D．甲苯

E．乙醇

14．乙烷中混有少量乙醚杂质，可使用的除去杂质的试剂是

A．硝酸银溶液

B．高锰酸钾溶液

C．浓盐酸

D．氢氧化钠溶液

E．水

15．下列各物质用途错误的是

A．乙醚化学性质稳定，又能溶解许多物质，因而是常用的有机溶剂

B．苯酚能凝固蛋白质，具有杀菌作用，在医药上常用作消毒和防腐剂

C．乙醇具有杀菌作用，故临床上应用 95% 的乙醇作为消毒剂

D．临床上常用甘油或开塞露治疗便秘

E．乙醚具有麻醉作用，可用作麻醉剂

## 二、多项选择题

1．下列化合物属于伯醇的是

A．乙醇

B．1- 丙醇

C．苄醇

D．异丙醇

E．甲醇

C．乙醇和甲醚

D．1- 丁醇和叔丁醇

E．1- 丙醇和 2- 丙醇

4．下列化合物能形成分子间氢键的有

A．酚

B．苯甲醚

C．乙醇

D．乙烷

E．水

2．下列化合物中，能使高锰酸钾酸性溶液褪色的是

A．苯酚

B．苯甲醚

C．乙醇

D．乙醚

E．丙三醇

5．能与三氯化铁溶液发生显色反应的是

A．石炭酸

B．煤酚

C．甘油

D．乙醚

E．乙醇

3．下列各组物质中，是同分异构体的是

A．苯酚和环己烷

B．甘油和 1,3- 丙二醇

## 三、写出下列化合物的结构简式或名称

1．
$$CH_3CHCH_2CH_3$$
（OH 在第二个碳上）

2．
$$CH_3CHCH_2CH_2OH$$
（CH_3 在第二个碳上）

3．
苯基－C(OH)(CH_2CH_3)(CH_3)

4．$CH_3CH_2OCH_3$

5．
$$CH_3CHCH_2CH_2OH$$
（OCH_3 在第二个碳上）

6．2- 甲基 -1- 丙醇

7．甘油

8．2,4,6- 三溴苯酚

9．石炭酸

10．乙醚

## 四、完成下列反应式

1．$CH_3CH_2CH_2OH + Na \longrightarrow$

2．$CH_3\overset{\displaystyle CH_3}{\underset{\displaystyle |}{CH}} - \overset{\displaystyle OH}{\underset{\displaystyle |}{CH}}CH_3 \xrightarrow{K_2Cr_2O_7\text{-}H_2SO_4}$

3．$2CH_3CH_2OH \xrightarrow[140\ ℃]{H_2SO_4}$

4． $+ Br_2 \longrightarrow$

## 五、用化学方法鉴别下列各组化合物

1．乙醇、乙醚和甘油

2．1,2- 丙二醇和 1,3- 丙二醇

3．苯甲醇和苯酚

## 六、推断题

1．某有机化合物的分子式为 $C_6H_{14}O$，能发生下列反应：①与金属钠作用放出氢气；②被高锰酸钾酸性溶液氧化生成酮；③与浓硫酸共热生成烯烃，若将生成的烯烃催化加氢，可得 2,2- 二甲基丁烷。写出该化合物的结构简式和名称。

2．分子式为 $C_3H_8O$ 的三种有机物 A、B、C。A 与金属钠不发生反应，B 和 C 都能与金属钠发生反应放出氢气；B、C 与重铬酸钾的酸性溶液作用分别生成醛和酮。写出 A、B、C 的结构式。

（宋煜伟）

# 醛、酮、醌

第九章数字资源

与碳原子以双键和氧原子连接而成的基团称为羰基（$\diagdown C{=}O$）。醛、酮分子中都含有羰基，在性质上有很多相似的地方，故统称为羰基化合物。它们是有机化学中非常重要的一类化合物，在有机合成中有着广泛的用途。有些醛和酮是重要的医药和工业原料，有些在临床医学中具有很重要的用途，是人体新陈代谢的中间产物。

## 第一节　醛和酮的结构、命名

### 一、醛和酮的结构与分类

（一）醛和酮的结构

羰基与一个烃基和一个氢原子相连的化合物称为醛（甲醛中，羰基与两个氢原子相连）。

醛的通式为：$(Ar) R{-}\overset{\text{O}}{\overset{\|}{C}}{-}H$。其中$-\overset{\text{O}}{\overset{\|}{C}}{-}H$称为醛基，是醛的官能团，可简写为—CHO，醛基位于碳链的首端（图 9-1）。

羰基与两个烃基相连的化合物称为酮。酮的通式为$(Ar) R{-}\overset{\text{O}}{\overset{\|}{C}}{-}R(Ar)$。酮的官能团$\diagdown C{=}O$，称为酮基，可简写为—CO—，酮基位于碳链中间（图 9-2）。

（二）醛和酮的分类

1. 根据与羰基所连烃基的种类不同，可分为脂肪醛（酮）、脂环醛（酮）和芳香醛（酮）。

脂肪醛、酮：

CH₃CHO　　　　　　CH₃COCH₃

乙醛　　　　　　　丙酮

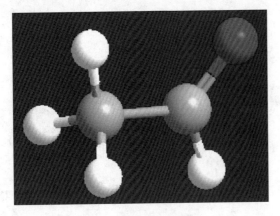

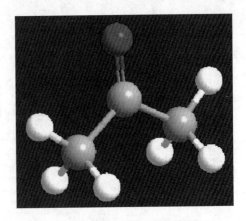

图 9-1　乙醛分子球棒模型　　　　　　　图 9-2　丙酮分子比例模型

脂环醛、酮：

环己甲醛　　　　　　　　　环己酮

芳香醛、酮：

苯甲醛　　　　　　　　　苯乙酮

2. 根据与羰基所连烃基中是否含有不饱和键，可分为饱和醛（酮）和不饱和醛（酮）。

饱和醛、酮：

$$CH_3CH_2CHO \qquad\qquad CH_3COCH_2CH_3$$

丙醛　　　　　　　　　　丁酮

不饱和醛、酮：

$$CH_2 = CHCHO \qquad\qquad CH_3COCH = CH_2$$

丙烯醛　　　　　　　　甲基乙烯基酮

3. 根据分子中所含羰基的数目，可分为一元醛、酮和多元醛、酮。

一元醛：

$$OHCCH_2CH_2CHO$$

丁二醛

二元酮：

$$CH_3COCH_2COCH_3$$

2, 4- 戊二酮

4. 对于一元酮，根据与羰基所连的两个烃基是否相同，可分为单酮和混酮。

单酮：

CH₃COCH₃　　　　　　　　二苯甲酮

丙酮　　　　　　　　　　　二苯甲酮

混酮：

CH₃COCH₂CH₃　　　　　　　C—CH₃

丁酮　　　　　　　　　　　苯乙酮

饱和一元脂肪醛、酮的组成通式为 $C_nH_{2n}O$（醛的 $n \geqslant 1$，酮的 $n \geqslant 3$），碳原子数目相同时，两者互为同分异构体。例如，丙醛和丙酮分子式均为 $C_3H_6O$，但结构不同，互为同分异构体。其结构简式分别为：

CH₃CH₂CHO　　　　　　　CH₃COCH₃

丙醛　　　　　　　　　　丙酮

## 二、醛和酮的命名

（一）普通命名法

结构简单的醛、酮一般采用普通命名法。

1. 简单的脂肪醛　简单的脂肪醛的命名与醇相似，根据分子中所含碳原子的数目，称为"某醛"。例如：

　　　　　　　　　　　　　　　CH₃
CH₃CH₂CHO　　　　　　CH₃CHCHO

丙醛　　　　　　　　　异丁醛

2. 简单的酮　简单的酮的命名与醚相似，根据与羰基所连接的两个烃基的名称命名。单酮命名时，称为"二某酮"；混酮命名时，简单烃基在前，复杂烃基在后，芳香烃基在前，脂肪烃基在后，称为"某某酮"。例如：

CH₃CH₂COCH₂CH₃　　　　CH₃COCH₂CH₃　　　　　C—CH₃

二乙酮　　　　　　　　甲乙酮　　　　　　　苯甲酮

（二）系统命名法

系统命名法适用于结构比较复杂的醛、酮。

1. 饱和脂肪醛、酮的命名　其系统命名原则如下。

（1）选主链：选择含有羰基的最长碳链作为主链，根据主链所含碳原子数称为"某醛"或"某酮"。

（2）编号：从靠近羰基的一端开始给主链的碳原子编号，由于醛基一定在碳链的首端，所以不必标明其位置，但酮基的位置必须标明，写在"某酮"的前面，中间用短线隔开。主链碳原子编号也可以用希腊字母表示，即把与羰基碳原子直接相连的碳原子用 $\alpha$ 表示，其他碳原

子依次为 $\beta$、$\gamma$、$\delta$ 等。

(3) 命名：把取代基的位次、数目、名称写在醛、酮名称的前面，中间用短线隔开。例如：

$$CH_3CHCH_2CHO$$
$$|$$
$$CH_3$$

3- 甲基丁醛（$\beta$- 甲基丁醛）

$$\overset{O}{\overset{||}{CH_3-C-CH_2CHCH_3}}$$
$$|$$
$$CH_3$$

4- 甲基 -2- 戊酮

$$CH_3CHCH_2CHCHO$$
$$| \qquad |$$
$$CH_3 \quad CH_3$$

2,4- 二甲基戊醛

$$\overset{O}{\overset{||}{CH_3CH-C-CH_2-C-CH_3}} \overset{CH_3}{\underset{CH_3}{|}}$$
$$|$$
$$CH_3$$

2,5,5- 三甲基 -3- 己酮

2．不饱和醛、酮的命名　选择含羰基和不饱和键在内的最长碳链作为主链，给主链编号时应使羰基的位次最小，命名时需标出不饱和键和酮基的位置。例如：

$$CH_3CH = CHCHO$$

2- 丁烯醛

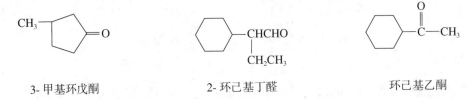

4- 甲基 -3- 戊烯 -2- 酮

3．脂环醛、酮的命名　如果羰基在环上，则为脂环酮，与脂肪酮相似，命名时根据成环碳原子数，称为"环某酮"，碳环编号从羰基碳原子开始。如果羰基不在环上，命名时则把环作为取代基。例如：

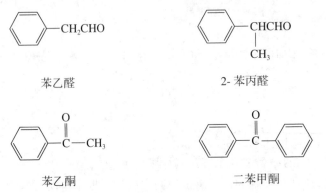

3- 甲基环戊酮　　　　2- 环己基丁醛　　　　环己基乙酮

4．芳香醛、酮的命名　芳香醛、酮命名时，以脂肪醛、酮为母体，把芳香烃基作为取代基。例如：

苯乙醛

2- 苯丙醛

苯乙酮

二苯甲酮

5．多元醛、酮的命名　多元醛、酮的命名与多元醇相似，称为"某几醛"或"某几酮"。例如：

OHCCH₂CH₂CH₂CHO

戊二醛            1,4-环己二酮

$$CH_3CH-\overset{\overset{\displaystyle O}{\|}}{C}-CH_2-\overset{\overset{\displaystyle O}{\|}}{C}-CH_3$$
$$\underset{\displaystyle CH_3}{|}$$

5-甲基-2,4-己二酮

# 第二节 醛和酮的性质

## 一、醛和酮的物理性质

常温常压下，除甲醛是气体外，其他 12 个碳原子以下的脂肪醛、酮都是液体，13 个碳原子以上的高级脂肪醛、酮和芳香酮多为固体。醛和酮的沸点比分子量相近的醇低，这是因为醇能形成分子间氢键，而醛、酮分子间没有氢键。但是，由于羰基极性较强，分子间作用力较大，所以沸点较分子量相近的烷烃和醚高。低级醛具有强烈的刺激性气味，8～13 个碳原子的脂肪醛、酮具有芳香气味，常用于香料制备和食品工业。

醛、酮羰基上的氧原子可以与水分子中的氢原子形成分子间氢键，因而低级醛、酮易溶于水，如甲醛、乙醛、丙酮能与水混溶，随着分子中碳原子数目的增加，醛、酮的水溶性则迅速降低，含 6 个碳原子的醛、酮几乎不溶于水，而易溶于苯、乙醚、四氯化碳等有机溶剂。醛、酮的相对密度均小于 1。常见醛和酮的物理常数见表 9-1。

表 9-1　常见醛和酮的物理常数

| 化合物 | 结构式 | 熔点<br>（℃） | 沸点<br>（℃） | 密度<br>（g/cm³） | 水溶解度<br>（g/100 ml） |
|---|---|---|---|---|---|
| 甲醛 | HCHO | -92 | -19.5 | 0.185 | 55.0 |
| 乙醛 | CH₃CHO | -123 | 20.8 | 0.781 | 溶 |
| 丙醛 | CH₃CH₂CHO | -81 | 48.8 | 0.807 | 20.0 |
| 丁醛 | CH₃CH₂CH₂CHO | -97 | 74.7 | 0.817 | 4.0 |
| 苯甲醛 | ⬡—CHO | -26 | 179.0 | 1.046 | 0.3 |
| 丙酮 | CH₃COCH₃ | -95 | 56.5 | 0.792 | 溶 |
| 丁酮 | CH₃COCH₂CH₃ | -86 | 79.6 | 0.805 | 35.3 |

## 二、醛和酮的化学性质

醛、酮的化学性质主要决定于羰基。羰基具有极性，这是因为氧原子的电负性比碳原子大，使得氧原子周围的电子云密度比碳原子周围的高，即氧原子带部分负电荷，碳原子带部分正电荷，故能发生亲核加成反应。

在醛、酮分子中，由于羰基吸电子诱导效应的影响，使 $\alpha$-氢活泼性增强。由于醛分子中羰基的极性比酮基的极性大，空间阻碍也较小，因而在相同条件下，醛比酮活泼，有些反应醛可以发生，而酮不能。

$$
\begin{array}{c}
\underset{|}{\overset{|}{-C-}}\overset{\delta^+}{\underset{|}{C}}\overset{\delta^-}{=}O
\end{array}
\left\{
\begin{array}{l}
\text{加成反应}\\
\\
\text{还原反应}
\end{array}
\right.
$$

R（H） ← 醛的特性反应

$\alpha$-H 的反应 $\left\{\begin{array}{l}\text{卤代反应、卤仿反应}\\\text{羟醛缩合反应}\end{array}\right.$

### （一）加成反应

**1. 与亚硫酸氢钠（NaHSO₃）反应** 醛、脂肪族甲基酮和 8 个碳原子以下的环酮都能与过量的饱和亚硫酸氢钠溶液发生加成反应，生成 $\alpha$-羟基磺酸钠。因其不溶于饱和的亚硫酸氢钠溶液而析出结晶，故可用于一些简单醛、酮的鉴别。

$$
\underset{(CH_3)\ H}{\overset{R}{\diagup}}C=O + NaO-\underset{\overset{\|}{O}}{\overset{O}{\|}}S-OH \rightleftharpoons R-\underset{H\ (CH_3)}{\overset{OH}{\underset{|}{C}}}SO_3Na \downarrow
$$

由于 $\alpha$-羟基磺酸钠溶于水，不溶于乙醇、乙醚等有机溶剂，所以利用此性质可使羰基化合物从其他不溶于水的有机物中分离出来。

此反应可逆，$\alpha$-羟基磺酸钠能被稀酸或稀碱分解成原来的醛或甲基酮，故常用这个反应来分离、精制醛或甲基酮。

$$
R-\underset{H\ (CH_3)}{\overset{OH}{\underset{|}{C}}}SO_3Na
\begin{array}{l}
\xrightarrow{H^+} \underset{(CH_3)\ H}{\overset{R}{\diagup}}C=O + SO_2\uparrow + H_2O\\
\\
\xrightarrow{OH^-} \underset{(CH_3)\ H}{\overset{R}{\diagup}}C=O + SO_3^{2-} + H_2O
\end{array}
$$

**2. 与氢氰酸（HCN）反应** 醛、脂肪族甲基酮和 8 个碳原子以下的环酮都能与氢氰酸发生加成反应，生成 $\alpha$-氰醇，又称为 $\alpha$-羟基腈。

$$
\underset{(CH_3)\ H}{\overset{R}{\diagup}}C=O + HCN \rightleftharpoons R-\underset{H\ (CH_3)}{\overset{CN}{\underset{|}{C}}}OH
$$

$\alpha$-羟基腈在酸性条件下水解生成 $\alpha$-羟基酸。

$$
R-\underset{H\ (CH_3)}{\overset{CN}{\underset{|}{C}}}OH \xrightarrow[H_2O]{H^+} R-\underset{H\ (CH_3)}{\overset{COOH}{\underset{|}{C}}}OH
$$

醛、酮与氢氰酸的加成反应在有机合成中有重要地位，可用来增长碳链。

氢氰酸是一种弱酸，是极易挥发且有剧毒的液体，为了安全，一般采用氰化钠或氰化钾的水溶液和无机强酸作为反应物，使生成的氢氰酸随即与醛或甲基酮反应，实验操作必须在通风橱中进行。

3. 与醇反应　醛与醇在干燥氯化氢的催化下，发生加成反应，生成半缩醛。半缩醛分子中新生成的羟基称为半缩醛羟基。由于半缩醛羟基很活泼，所以半缩醛不稳定，能和另一分子醇进一步反应，半缩醛中的半缩醛羟基与另一分子醇的羟基之间脱去一分子水，生成稳定的缩醛。

$$
R-\overset{\overset{\displaystyle O}{\|}}{C}-H + R'O-H \underset{干燥 HCl}{\overset{干燥 HCl}{\rightleftharpoons}} R-\overset{\overset{\displaystyle OH}{|}}{\underset{\underset{\displaystyle OR'}{|}}{C}}-H \underset{R'OH}{\overset{干燥 HCl}{\rightleftharpoons}} R-\overset{\overset{\displaystyle OR'}{|}}{\underset{\underset{\displaystyle OR'}{|}}{C}}-H
$$

例如，乙醛和甲醇在干燥 HCl 的作用下，生成二甲醇缩乙醛。

$$
CH_3-\overset{\overset{\displaystyle O}{\|}}{C}-H + CH_3OH \underset{}{\overset{干燥 HCl}{\rightleftharpoons}} CH_3-\overset{\overset{\displaystyle OH}{|}}{\underset{\underset{\displaystyle OCH_3}{|}}{C}}-H
$$

$$
CH_3-\overset{\overset{\displaystyle OH}{|}}{\underset{\underset{\displaystyle OCH_3}{|}}{C}}-H + CH_3OH \overset{干燥 HCl}{\rightleftharpoons} CH_3-\overset{\overset{\displaystyle OCH_3}{|}}{\underset{\underset{\displaystyle OCH_3}{|}}{C}}-H + H_2O
$$

缩醛是一种具有花果香味的液体，性质与醚相似。缩醛对碱、氧化剂和还原剂都很稳定，但在酸性溶液中可以水解生成原来的醛和醇。在有机合成中，常利用生成缩醛来保护活泼的醛基。酮可以与醇作用生成缩酮，但反应要慢得多。

葡萄糖等糖类化合物分子中的 $\gamma$- 或 $\delta$- 位的羟基容易和羰基发生加成反应，形成五、六元环的环状结构的半缩醛。糖类分子大都具有这种稳定的环状半缩醛结构。

4. 与氨的衍生物反应　氨的衍生物是指氨分子（NH₃）中的氢原子被其他基团取代后的产物，如羟胺、肼、苯肼、2,4- 二硝基苯肼等。氨的衍生物可用以下通式表示：

$$
H_2N-G \left( G = -OH, \ -NH_2, \ -NH-\bigcirc, \ -NH-\bigcirc \overset{NO_2}{\underset{NO_2}{}} \right)
$$

醛、酮都能与氨的衍生物发生反应，先加成，后分子内脱水，得到含有碳氮双键（C＝N）的化合物。其反应过程用通式表示为：

$$
\overset{R}{\underset{(R')\,H}{}}C=O + H-N\overset{H}{\underset{G}{}} \longrightarrow \overset{R}{\underset{(R')\,H}{}}C-\overset{OH\ \ H}{|}N-G \xrightarrow{-H_2O} \overset{R}{\underset{(R')\,H}{}}C=N-G
$$

上述反应也可以简化为：

$$
\overset{R}{\underset{(R')\,H}{}}C=O + H_2N-G \xrightarrow{-H_2O} \overset{R}{\underset{(R')\,H}{}}C=N-G
$$

醛、酮与某些氨的衍生物的反应：

$$
\overset{R}{\underset{(R')\,H}{}}C=O + H_2N-OH \xrightarrow{-H_2O} \overset{R}{\underset{(R')\,H}{}}C=N-OH
$$

　　　　　　　羟胺　　　　　　　　　　肟

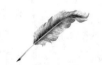

$$
\begin{array}{c}
\underset{(R')\,H}{\overset{R}{\diagup}}\!\!C\!\!=\!\!\boxed{O + H_2}N\!-\!NH_2 \xrightarrow{-H_2O} \underset{(R')\,H}{\overset{R}{\diagup}}\!\!C\!\!=\!\!N\!-\!NH_2
\end{array}
$$

肼         腙

$$
\underset{(R')\,H}{\overset{R}{\diagup}}\!\!C\!\!=\!\!\boxed{O + H_2}N\!-\!NH\!-\!\bigcirc \xrightarrow{-H_2O} \underset{(R')\,H}{\overset{R}{\diagup}}\!\!C\!\!=\!\!N\!-\!NH\!-\!\bigcirc
$$

苯肼         苯腙

$$
\underset{(R')\,H}{\overset{R}{\diagup}}\!\!C\!\!=\!\!\boxed{O + H_2}N\!-\!NH\!-\!\bigcirc\!\!\!\!\!\underset{NO_2}{\overset{NO_2}{}}\!\!NO_2 \xrightarrow{-H_2O} \underset{(R')\,H}{\overset{R}{\diagup}}\!\!C\!\!=\!\!N\!-\!NH\!-\!\bigcirc\!\!\!\!\!\underset{NO_2}{\overset{NO_2}{}}\!\!NO_2
$$

2,4- 二硝基苯肼       2,4- 二硝基苯腙

  上述反应的产物多数是有颜色的晶体，且有固定的熔点，常用来鉴别醛、酮。因此在药物分析中，常用这些氨的衍生物作为鉴定具有羰基药物的试剂，统称为羰基试剂。特别是 2,4-二硝基苯肼几乎能与所有的醛、酮迅速反应，生成橙黄色或橙红色的 2,4- 二硝基苯腙晶体，是常用的羰基试剂。此外，肟、腙等在稀酸的作用下，能水解为原来的醛或酮，利用这一性质也可以分离、提纯醛或酮。

  （二）$\alpha$- 氢的反应

  醛、酮分子中直接与羰基相连的碳原子称为 $\alpha$- 碳原子（$\alpha$-C），$\alpha$-C 上的氢原子称为 $\alpha$-氢原子（$\alpha$-H）。由于羰基的影响，使醛、酮分子中的 $\alpha$-C 上 C—H 键的极性增强，$\alpha$-H 有成为质子解离的倾向，$\alpha$-H 变得活泼，很容易发生反应，所以，又称为 $\alpha$- 活泼氢。含有 $\alpha$-H 的醛、酮能发生卤代反应、卤仿反应和醇醛缩合反应。

  1．卤代反应 在酸或碱的催化作用下，醛或酮的 $\alpha$-H 易被卤素取代，生成 $\alpha$- 卤代醛或酮。用酸催化，同时控制卤素的用量，可使卤代反应停止在一卤代、二卤代或三卤代阶段，利用此反应可以制备各种卤代醛或酮。

$$
-\!\!\underset{H}{\overset{\displaystyle |}{C}}\!\!-\!\!\overset{\displaystyle O}{\overset{\|}{C}}\!\!-\;+\;X_2 \xrightarrow{H^+ \text{或} OH^-} -\!\!\underset{X}{\overset{\displaystyle |}{C}}\!\!-\!\!\overset{\displaystyle O}{\overset{\|}{C}}\!\!-\;+\;HX\quad(X=Cl,\;Br,\;I)
$$

  例如：丙酮与溴在酸性条件下反应，生成一溴代丙酮。

$$
CH_3\!-\!\overset{\displaystyle O}{\overset{\|}{C}}\!-\!CH_3\;+\;Br_2 \xrightarrow{CH_3COOH} CH_3\!-\!\overset{\displaystyle O}{\overset{\|}{C}}\!-\!CH_2Br\;+\;HBr
$$

  卤代醛、酮都具有特殊的刺激性气味。三氯乙醛的水合物，又称水合氯醛，具有镇静和催眠作用。溴丙酮具有催泪作用，对眼睛、上呼吸道有刺激作用。

  2．卤仿反应 在碱的催化作用下，$\alpha$- 碳原子上连有三个氢原子的醛或酮（即乙醛和甲基酮），能与卤素的碱性溶液作用，生成 $\alpha$- 三卤代物。$\alpha$- 三卤代物在碱性溶液中不稳定，立即分解成三卤甲烷（即卤仿）和羧酸盐，此反应称为卤仿反应。

$$
X_2\;+\;2NaOH =\!=\!= NaX\;+\;NaXO\;+\;H_2O
$$

$$
CH_3\!-\!\overset{\displaystyle O}{\overset{\|}{C}}\!-\!H(R)\;+\;3NaXO \longrightarrow CX_3\!-\!\overset{\displaystyle O}{\overset{\|}{C}}\!-\!H(R)\;+\;3NaOH
$$

$$\underset{\text{O}}{\overset{\text{O}}{\parallel}}\;CX_3-\overset{\text{O}}{\underset{}{\parallel}}C-H(R) + NaOH \longrightarrow CHX_3 + (R)H-\overset{\text{O}}{\underset{}{\parallel}}C-ONa$$

如果反应中使用碘的碱溶液，则生成碘仿，称为碘仿反应。碘仿为淡黄色晶体，难溶于水，并具有特殊的气味，容易识别，所以碘仿反应可用来鉴别乙醛或甲基酮。

$$CH_3-\overset{\text{O}}{\underset{}{\parallel}}C-H(R) \xrightarrow{\;I_2 + NaOH\;} CHI_3\downarrow + (R)H-\overset{\text{O}}{\underset{}{\parallel}}C-ONa$$

碘与 NaOH 溶液反应生成的次碘酸钠（NaIO）是一种氧化剂，能将乙醇和具有 $CH_3CH-\overset{OH}{\underset{}{|}}$ 结构的醇氧化成乙醛和甲基酮，故也可以发生碘仿反应。所以碘仿反应也能鉴别具有上述结构的醇，如乙醇、异丙醇等。

$$CH_3-\overset{OH}{\underset{}{\overset{|}{C}H}}-R \xrightarrow{NaIO} CH_3-\overset{O}{\underset{}{\overset{\parallel}{C}}}-R \xrightarrow{NaIO} RCOONa + CHI_3\downarrow$$

$$CH_3CH_2OH \xrightarrow{NaIO} CH_3-CHO \xrightarrow{NaIO} HCOONa + CHI_3\downarrow$$

**3. 羟醛缩合反应** 在稀酸或稀碱的作用下，含有 $\alpha$-H 的醛分子间能自身发生加成反应，生成 $\beta$-羟基醛。当生成的 $\beta$-羟基醛上仍有 $\alpha$-H 时，受热易发生分子内脱水反应，生成 $\alpha,\beta$-不饱和醛。此反应称为羟醛缩合反应，又称醇醛缩合反应，是有机合成中增长碳链的一种重要方法。

例如，在稀碱作用下，两分子乙醛自身加成，生成 $\beta$-羟基丁醛。$\beta$-羟基丁醛受热脱水生成 2-丁烯醛。

$$CH_3-\overset{O}{\underset{}{\overset{\parallel}{C}}}-H + H-\overset{\alpha}{\underset{}{C}}H_2-\overset{O}{\underset{}{\overset{\parallel}{C}}}-H \xrightarrow{\text{稀 OH}^-} CH_3-\overset{OH}{\underset{\beta}{\overset{|}{C}H}}-\underset{\alpha}{C}H_2-\overset{O}{\underset{}{\overset{\parallel}{C}}}-H$$

$$CH_3-\overset{OH}{\underset{\beta}{\overset{|}{C}H}}-\underset{\alpha}{\overset{H}{\underset{}{\overset{|}{C}H}}}-\overset{O}{\underset{}{\overset{\parallel}{C}}}-H \xrightarrow[\triangle]{-H_2O} CH_3-\underset{\beta}{C}H=\underset{\alpha}{C}H-\overset{O}{\underset{}{\overset{\parallel}{C}}}-H$$

含有 $\alpha$-H 的酮也能发生此类反应，生成 $\beta$-羟基酮，但反应速率较慢。

（三）还原反应

醛和酮能被多种还原剂还原，生成相应的醇。

**1. 催化氢化** 醛和酮在催化剂（如 Ni、Pt 或 Pd）的作用下，羰基与氢气加成，醛被还原为伯醇，酮被还原为仲醇。

$$R-\overset{O}{\underset{}{\overset{\parallel}{C}}}-H + H_2 \xrightarrow{\;Ni\;} RCH_2OH$$

醛　　　　　　　　　伯醇

$$R-\overset{O}{\underset{}{\overset{\parallel}{C}}}-R' + H_2 \xrightarrow{\;Ni\;} R-\overset{OH}{\underset{}{\overset{|}{C}H}}-R'$$

酮　　　　　　　　　仲醇

如果醛或酮的分子含有其他不饱和基团，如 C=C、C≡C、—NO₂、—CN 等也同时被还原。例如：

$$CH_3CH = CHCH_2CHO \xrightarrow{H_2 \atop Ni} CH_3CH_2CH_2CH_2CH_2OH$$

3- 戊烯醛        1- 戊醇

2．被金属氢化物还原　氢化铝锂、硼氢化钠或异丙醇铝等还原剂具有较高的选择性，只能还原羰基，不还原双键（$\diagup C = C \diagdown$）或三键（$-C \equiv C-$）等。醛或酮与这些选择性还原剂作用，生成相应的醇。例如：

$$CH_3CH = CHCH_2CHO \xrightarrow{LiAlH_4 \atop 或 NaBH_4} CH_3CH = CHCH_2CH_2OH$$

3- 戊烯醛        3- 戊烯 -1- 醇

这些金属氢化物中，$LiAlH_4$ 还原性强，但选择性较差，因其极易水解，所以反应必须在无水条件下进行。$NaBH_4$ 选择性强，且比较稳定，不与水及质子性溶剂作用，但其还原性较弱。

（四）醛的特性

1．被弱氧化剂氧化　醛的官能团醛基上的氢原子比较活泼，很容易被氧化，所以醛具有较强的还原性，不仅能被强氧化剂如高锰酸钾等氧化，也能被弱氧化剂如托伦试剂、费林试剂等氧化，生成同数碳原子的羧酸。而酮的官能团酮基上没有氢原子，在同等条件下，不易被弱氧化剂氧化。

（1）银镜反应：在硝酸银溶液中逐滴加入稀氨水，至产生的沉淀恰好溶解为止，制得的无色溶液称为银氨溶液，也称托伦试剂，其主要成分是 $[Ag(NH_3)_2]^+$。托伦试剂与醛共热，醛被氧化成相应的羧酸，而 $[Ag(NH_3)_2]^+$ 中的 +1 价的 Ag 被还原成单质银析出。由于析出的银附着在容器内壁上形成明亮的银镜，这个反应称为银镜反应。

$$(Ar)RCHO + 2[Ag(NH_3)_2]OH \xrightarrow{\triangle} (Ar)RCOONH_4 + 2Ag\downarrow + 3NH_3 + H_2O$$

所有的醛都能发生银镜反应，而酮不能发生，所以利用银镜反应可以区别醛和酮。

（2）费林反应：费林反应用的试剂称为费林试剂，费林试剂包括甲、乙两种溶液，甲是硫酸铜溶液，乙是酒石酸钾钠的氢氧化钠溶液。使用时，将两者等体积混合，摇匀后即得一种深蓝色的透明溶液，其主要成分是含 $Cu^{2+}$ 的配离子。

费林试剂与脂肪醛共热时，醛被氧化成羧酸，而二价铜离子则被还原为砖红色的氧化亚铜沉淀。

$$RCHO + Cu^{2+}（配离子）\xrightarrow[\triangle]{OH^-} RCOO^- + Cu_2O\downarrow + H_2O$$

甲醛的结构特殊，相当于含 2 个醛基，还原能力较强，生成的氧化亚铜可继续被甲醛还原为铜，在洁净的试管内壁形成"铜镜"，利用此性质可鉴别甲醛。

$$HCHO + Cu^{2+}（配离子）\xrightarrow[\triangle]{OH^-} HCOO^- + Cu\downarrow + H_2O$$

费林试剂能氧化脂肪醛，但不能氧化芳香醛，可用来区别脂肪醛和芳香醛。

酮不能被托伦试剂和费林试剂氧化，因此，可用这两种试剂鉴别醛和酮。但是，酮能被一些强氧化剂如高锰酸钾、硝酸等氧化，使碳链断裂生成小分子的羧酸混合物。

2．与希夫试剂的反应　品红是一种红色染料，在红色的品红溶液中通入 $SO_2$ 气体，品红溶液褪色，得到的无色溶液称为品红亚硫酸试剂，又称希夫试剂。醛与希夫试剂反应生成紫红色物质，这一显色反应非常灵敏，而酮不能发生，利用此反应可鉴别醛和酮。

甲醛与希夫试剂反应生成紫红色物质，加入硫酸后紫红色不消失，而其他醛与希夫试剂生成的紫红色物质，加入硫酸后紫红色消失，利用此性质可区别甲醛和其他醛。

### 三、与医学相关的醛和酮

（一）甲醛

甲醛（HCHO）俗名蚁醛，常温下，甲醛是无色、具有强烈刺激性气味的气体，易溶于水。甲醛能使蛋白质变性、凝固，具有强杀菌和防腐作用，对真菌、乙型肝炎病毒和细菌等都有较好的杀灭能力，同时对组织还具有硬化作用。所以，甲醛是常用的消毒剂和防腐剂。例如，福尔马林就是 35% ～ 40% 的甲醛水溶液，常用作保存尸体标本的防腐剂及临床上外科器械、手套和污染物等的消毒剂。

甲醛的结构特殊，分子中的羰基连接了 2 个氢原子，因此，甲醛的化学性质比其他醛活泼，容易被氧化，极易发生聚合反应，在常温下就能自动聚合，生成具有环状结构的三聚甲醛。福尔马林长时间放置会产生浑浊或沉淀，这是由于甲醛自动聚合形成多聚甲醛固体的缘故。三聚甲醛和多聚甲醛经加热，重新分解为甲醛。所以，多聚甲醛是气态甲醛的方便来源，可用作仓库的熏蒸剂，用于消毒、杀菌。

甲醛溶液与氨水一起蒸发时，生成环六亚甲基四胺（$C_6H_{12}N_4$），药品通用名为乌洛托品。乌洛托品为白色结晶粉末，熔点 263 ℃，易溶于水，有吸湿性，在医药上用作利尿剂及尿道消毒剂。

（二）乙醛

乙醛（$CH_3CHO$）是一种无色、易挥发、有刺激性气味的液体，沸点 20.8 ℃，可溶于水、乙醇、氯仿和乙醚等溶剂中。

乙醛是一种重要的化工原料。乙醛与氯气反应，可生成三氯乙醛（$CCl_3—CHO$）。三氯乙醛是一种无色、有刺激性气味的液体，是乙醛的一个重要衍生物，易与水结合生成水合三氯乙醛（$CCl_3—CHO \cdot H_2O$）。水合三氯乙醛是无色透明、棱柱形晶体，具有刺鼻的辛辣气味，味略苦，易溶于水、乙醇和乙醚中，是临床上常用的催眠药和抗惊厥药，药品通用名为水合氯醛，用于治疗失眠、烦躁不安及惊厥。它使用安全，不易引起蓄积中毒，但对胃有一定的刺激性。

（三）苯甲醛

苯甲醛（$C_6H_5—CHO$）是最简单的芳香醛，常以结合态存在于杏、桃、梅等水果的核仁中。纯的苯甲醛是一种无色、有苦杏仁味的液体，也称苦杏仁油或苦杏仁精，沸点 179 ℃，微溶于水，能与乙醇、乙醚、苯、氯仿等混溶。

苯甲醛不稳定，易被氧化，露置在空气中即被氧化成白色的苯甲酸晶体。因此，保存苯甲醛时常加入少量的对苯二酚作为抗氧化剂。苯甲醛属于危险品，应储存在阴凉通风的地方，且避免震动。

苯甲醛是一种重要的化工原料，常用于制备药物、染料、香料等。

（四）丙酮

丙酮（$CH_3COCH_3$）是最简单的酮，是一种无色、易挥发、易燃的液体，沸点 56.5 ℃，具有特殊气味，有毒，能与水及乙醇、乙醚、氯仿等有机溶剂混溶，还能溶解树脂、油脂等许多有机化合物，所以丙酮是一种重要的有机溶剂。丙酮也是一种重要的有机合成原料，用于合成有机玻璃、环氧树脂、聚异戊二烯橡胶、氯仿、碘仿等产品。

在生物体内，丙酮是脂肪代谢的中间产物。正常人血液中丙酮的含量很低，而糖尿病患者，由于机体代谢紊乱，体内常有过量的丙酮产生，并随尿液排出或通过呼吸呼出。临床上检查患者尿中是否含有丙酮，常用亚硝酰铁氰化钠 [$Na_2Fe(CN)_5NO$] 的氢氧化钠溶液，若有丙酮存在，则尿液呈现鲜红色。此外，还可用碘仿反应检查尿中是否含有丙酮，如果有丙酮存在，则有黄色沉淀析出。

（五）樟脑

樟脑学名 2- 莰酮，结构为：

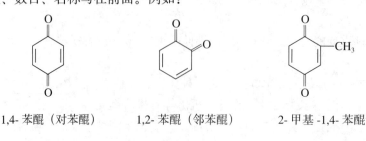

樟脑是无色、半透明的晶体，具有特殊芳香气味，味略苦而辛，有清凉感，易升华，不溶于水，能溶于有机溶剂等。樟脑是我国的特产，台湾省的产量约占世界总产量的 70%，居世界第一位。樟脑在医学上用途很广，具有兴奋血管中枢、呼吸中枢和心肌的作用。例如，用作呼吸循环兴奋药的樟脑油注射剂（10% 樟脑的植物油溶液）和樟脑磺酸钠注射剂（10% 樟脑磺酸钠的水溶液），用于治疗冻疮、局部炎症的樟脑醑（10% 樟脑乙醇溶液），中成药清凉油、十滴水和消炎镇痛膏等均含有樟脑。樟脑也可用于驱虫防蛀。

（六）麝香酮

麝香酮是具有麝香香味的油状液体，是麝香的主要香气成分。微溶于水，能与乙醇互溶。麝香酮的构造式为：

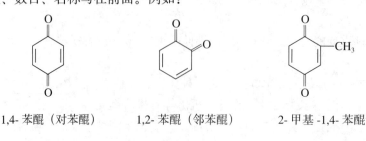

香料中加入极少量的麝香酮可增强香味，因此许多贵重香料常用它作为定香剂。人工合成的麝香酮广泛应用于制药工业。

## 第三节　醌

### 一、醌的结构和命名

醌是含有共轭环己二烯二酮基本结构的一类化合物，有对位和邻位两种结构。醌类化合物可由相应的芳香族化合物制得，作为相应芳烃的衍生物，根据其骨架可分为苯醌、萘醌、蒽醌等。醌类化合物的名称也是以苯醌、萘醌、蒽醌为母体来命名的，由苯衍生而来的醌称为苯醌，由萘衍生而来的醌称为萘醌，由蒽衍生而来的醌称为蒽醌，还有菲醌等。两个羰基的位置可用阿拉伯数字标明，或用邻、对、远或 $\alpha$、$\beta$ 等标明写在醌名称前。母体上如有取代基，可将取代基的位置、数目、名称写在前面。例如：

1,4- 苯醌（对苯醌）

1,2- 苯醌（邻苯醌）

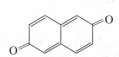

2- 甲基 -1,4- 苯醌

1,4- 萘醌（$\alpha$- 萘醌）　　　1,2- 萘醌（$\beta$- 萘醌）　　　2,6- 萘醌（远萘醌）

9,10-蒽醌　　　　　　　1,2-蒽醌　　　　　　　1,4-蒽醌

## 二、醌的理化性质

醌类化合物通常都是有颜色的固体，对位醌大多呈现黄色，邻位醌大多呈现红色或橙色，因此，醌类化合物是许多染料和指示剂的母体。

从醌的构造来看，其分子中既有羰基，又有碳碳双键和共轭双键，因此可以发生羰基加成、碳碳双键加成以及共轭双键的 1,4- 加成、1,6- 加成反应。

### （一）羰基的加成反应

醌也是羰基化合物，可与羰基试剂发生加成反应。如对苯醌与一分子羟胺反应生成对苯醌单肟（一肟），继续与第二分子羟胺反应生成对苯醌双肟（二肟）。

对苯醌　　　　　　　对苯醌单肟　　　　　　对苯醌双肟

### （二）烯键的加成反应

醌分子中的碳碳双键可与 1 分子或 2 分子卤素（如 $Cl_2$、$Br_2$）发生加成反应。例如：

### （三）共轭双键的 1,4- 加成、1,6- 加成反应

醌分子中含有共轭双键，可以与卤化氢、氢氰酸等发生 1,4- 加成反应。

对苯醌在亚硫酸水溶液中很容易被还原为对苯二酚（又称氢醌），此反应即为 1,6- 加成

反应。

$$\text{(对苯醌)} \underset{-2H}{\overset{+2H}{\rightleftharpoons}} \text{(对苯二酚)}$$

### 三、重要的醌类化合物

#### （一）苯醌

苯醌有对苯醌和邻苯醌两种同分异构体，对苯醌为黄色，邻苯醌为红色。

天然存在的苯醌类化合物大多数为苯醌的衍生物，且多为黄色或橙色的结晶。例如，2,6-二甲氧基对苯醌存在于中药凤眼草的果实中，具有较强的抗菌作用；密花醌是从中药朱砂根中分离得到的化合物，具有抗毛滴虫作用。自然界中还有一类含有对苯醌结构的化合物，称为泛醌，是生物氧化反应中的一种辅酶，称为辅酶 Q。人体内的辅酶 Q 中含有 10 个异戊烯单位，所以又称辅酶 $Q_{10}$。辅酶 $Q_{10}$ 可以从猪心中分离得到，目前已用于治疗心脏病、高血压及癌症。

2, 6- 二甲氧基对苯醌　　　　　密花醌

辅酶 $Q_{10}$

#### （二）萘醌

萘醌有三种同分异构体：$\alpha$- 萘醌、$\beta$- 萘醌和远萘醌，其中最常见的是 $\alpha$- 萘醌。

$\alpha$- 萘醌又称 1,4- 萘醌，是黄色晶体，熔点 125 ℃，可升华，微溶于水，溶于乙醇和醚中，具有刺鼻气味。

在动植物体内有许多具有生物活性的化合物都含有 $\alpha$- 萘醌的结构，其中最重要的是维生素 K。维生素 $K_1$ 和 $K_2$ 广泛存在于自然界，以猪肝和苜蓿中含量最多，在一些绿色植物、蛋黄和肝等中含量也很丰富。维生素 $K_1$ 为黄色油状液体，维生素 $K_2$ 为黄色晶体。维生素 $K_1$ 和 $K_2$ 的主要作用是能促进血液的凝固，可作止血剂。天然存在的维生素 $K_1$ 和 $K_2$ 是 2- 甲基 -1,4- 苯醌的衍生物，其结构的差别只在于侧链有所不同。维生素 $K_1$ 和 $K_2$ 的结构式为：

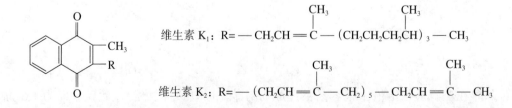

维生素 $K_1$：R$=$— $CH_2CH=C$ — $(CH_2CH_2CH_2CH)_3$ — $CH_3$

维生素 $K_2$：R$=$— $(CH_2CH=C$ — $CH_2)_5$ — $CH_2CH=C$ — $CH_3$

研究发现，通过化学合成得到的 2- 甲基 -1,4- 萘醌具有更强的凝血能力，称为维生素 $K_3$。维生素 $K_3$ 为黄色晶体，熔点 105 ～ 107 ℃，难溶于水，可溶于植物油或其他有机溶剂。由于维生素 $K_3$ 是脂溶性维生素，故医药上用的是它的可溶于水的亚硫酸氢钠加成物，其结构式为：

（三）蒽醌

蒽醌有三种同分异构体：1,2- 蒽醌、1,4- 蒽醌、9,10- 蒽醌，其中 9,10- 蒽醌及其衍生物较为常见。蒽醌的衍生物在自然界中广泛存在，大多数是植物的组成成分。例如，红色的植物染料茜素最早是从茜草根中分离出来的，中药大黄中的有效成分大黄素、大黄酸等都是蒽醌的衍生物。

茜素                    大黄素                    大黄酸

## 自测题

### 一、单项选择题

1．下列化合物中能发生费林反应的是
    A．苯甲醛
    B．苯甲醇
    C．乙醛
    D．丙酮
    E．乙醇

2．下列化合物中互为同分异构体的是
    A．甲醇和甲醛
    B．丙醇和丙醚
    C．丙醛和丙酮
    D．戊烷和环戊烷
    E．乙醇和乙醚

3．与丙酮互为同系物的是
    A．丙醛
    B．2- 甲基丙醛
    C．3- 甲基丁酮
    D．丙酸
    E．环己酮

4．以下通式代表饱和一元醛的是
    A．$C_nH_{2n}O$

B．$C_nH_{2n+2}O$
C．$C_nH_{2n+1}O$
D．$C_nH_2O_2$
E．$C_nH_{2n}CHO$

5．分子结构中不含双键的化合物是
    A．乙烯
    B．乙醇
    C．乙醛
    D．丙酮
    E．甲醛

6．下列化合物中不与正丁醇互为同分异构体的是
    A．异丁醇
    B．2- 丁醇
    C．乙醚
    D．丁酮
    E．叔丁醇

7．化合物 $(CH_3)_2CHCH_2CH_2CHO$ 的命名为
    A．1,1- 二甲基 -4- 丁醛
    B．4- 甲基戊醛

C. 4,4- 二甲基丁醛

D. 2- 甲基 -5- 戊醛

E. 3- 异丙基丙醛

8. 乙醛与氢气的反应为

A. 取代反应

B. 加成反应

C. 氧化反应

D. 缩合反应

E. 加聚反应

9. 既能与氢气发生加成反应，又能与品红亚硫酸试剂发生反应的是

A. 乙醇

B. 丙醛

C. 丙酮

D. 苯酚

E. 乙烯

10. 能与氢气加成而且反应产物能与乙酸发生酯化反应的是

A. 乙醇

B. 甲醇

C. 甲醛

D. 乙醚

E. 乙烯

11. 区别醛和酮可利用托伦试剂或费林试剂是因为

A. 醛有较强的氧化性

B. 醛有较强的还原性

C. 酮有较强的氧化性

D. 酮有较强的还原性

E. 醛既有氧化性又有还原性

12. 能发生碘仿反应的是

A. 丙酮

B. 苯甲醇

C. 苯甲醛

D. 2- 甲基丙醛

E. 甲醇

13. 下列化合物中符合通式 $C_nH_{2n}O$ 且能与银氨溶液反应的是

A. 丙醇

B. 丙醚

C. 丙醛

D. 丁二醛

E. 丙酮

14. 某有机物的氧化产物是甲，还原产物是乙。甲、乙均能与金属钠反应，放出氢气。甲与乙反应生成丙，甲和丙均能发生银镜反应。该有机物是

A. 甲醛

B. 甲醇

C. 甲酸

D. 甲酸甲酯

E. 乙醛

15. 下列物质中能发生银镜反应的是

A. HCHO

B. $CH_3COCH_3$

C. $CH_3OH$

D. $CH_3OCH_3$

E. $CH_3CH_2OH$

16. 下列不能用来区别乙醛和乙醇的是

A. 希夫试剂

B. $I_2$/NaOH 溶液

C. 托伦试剂

D. 费林试剂

E. Na

17. 以下物质室温下为气态的是

A. 丙酮

B. 甲醇

C. 甲醛

D. 苯甲醛

E. 乙醛

18. 关于费林反应实验的叙述，错误的是

A. 取费林试剂甲和费林试剂乙等体积混合

B. 在盛费林试剂的试管中滴入乙醛适量

C. 在沸水浴上加热数分钟

D. 反应结束，试管中产生深蓝色沉淀

E. 甲醛发生费林反应现象是产生"铜镜"

## 二、多项选择题

1. 能与氢氰酸发生加成反应的有
   A．乙醛
   B．环己酮
   C．丁酮
   D．3-戊酮
   E．苯甲醛

2. 下列物质属于羰基化合物的是
   A．甲醛
   B．环戊酮
   C．丙酮
   D．3-戊酮
   E．苯乙醛

3. 下列物质属于羰基试剂的是
   A．乙醛
   B．丙酮
   C．羟胺
   D．肼
   E．苯肼

4. 下列物质能发生碘仿反应的是
   A．乙醇
   B．3-戊酮
   C．丁酮
   D．乙醛
   E．异丙醇

5. 下列物质能发生银镜反应的是
   A．甲醇
   B．丙酮
   C．甲酸
   D．乙醛
   E．苯甲醛

6. 下列物质能发生费林反应的是
   A．乙醛
   B．丙酮
   C．甲醛
   D．乙醇
   E．苯甲醛

7. 下列能鉴别乙醛和丙酮的试剂是
   A．托伦试剂
   B．希夫试剂
   C．$I_2$/NaOH
   D．费林试剂
   E．乙醇

## 三、命名下列化合物

1. CH₃CH₂CHCHO
        |
       CH₃

2. 
$$CH_3-\overset{\overset{\displaystyle O}{\|}}{C}-CH_2\underset{\underset{\displaystyle CH_2CH_3}{|}}{C}HCH_3$$

3. 
$$\begin{array}{c}\text{CHO}\\\text{CH}_3\end{array}$$

4. 
$$\text{C}_6\text{H}_5-CH_2-\overset{\overset{\displaystyle O}{\|}}{C}-CH_3$$

5. CH₃CH＝CHCHO

6. 
$$CH_2=CH-\overset{\overset{\displaystyle O}{\|}}{C}-CH_2CH_3$$

7. 环己基—CH₂CHO

8. CH₃—环己基＝O

## 四、写出下列各化合物的结构简式

1. 丙烯醛
2. 环己基甲醛
3. 4-甲基-2-戊酮
4. 二苯甲酮
5. 邻羟基苯甲醛
6. 间羟基苯乙酮

**五、简答题**

1. 下列化合物，哪些可以和亚硫酸氢钠发生反应？

(1) 1- 苯基 -1- 丁酮　　　　　　(2) 环戊酮

(3) 丙醛　　　　　　　　　　　(4) 二苯甲酮

2. 下列化合物中哪些可以发生碘仿反应？

(1) $CH_3CH_2CH_2OH$　　　　　(2) $CH_3CH_2CHO$

(3) $C_6H_5CH_2OH$　　　　　　(4) $CH_3COCH_2CH_3$

(5) $C_6H_5CH(OH)CH_3$　　　　(6) $C_6H_5COCH_2CH_3$

(7) $CH_3CH_2OH$　　　　　　　(8) $HCHO$

(9) $CH_3CHO$　　　　　　　　(10) $C_6H_5COCH_3$

3. 下列化合物中，哪些化合物可与饱和 $NaHSO_3$ 溶液加成？哪些化合物能发生碘仿反应？哪些化合物两种反应均能发生？

(1) $CH_3CH_2OH$　　　　　　　(2) $CH_3CH_2CHO$

(3) $CH_3COCH_2CH_3$　　　　(4) ⬡—CHO

(5) ⬡=O　　　　　　　　(6) $CH_3CH_2COCH_2CH_3$

(7) $CH_3CHOHCH_2CH_3$　　　(8) ⬡—C(=O)—$CH_3$

**六、完成下列反应式**

1. $CH_3\text{—}\overset{O}{\overset{\|}{C}}\text{—}H + NaHSO_3 \rightleftharpoons$

2. ⬡=O + HCN $\rightleftharpoons$

3. $CH_3\text{—}\overset{O}{\overset{\|}{C}}\text{—}H + H\text{—}OCH_2CH_3 \underset{}{\overset{\text{干燥 HCl}}{\rightleftharpoons}} \quad\quad \underset{HOCH_2CH_3}{\overset{\text{干燥 HCl}}{\rightleftharpoons}}$

4. $\underset{H}{\overset{CH_3CH_2}{{>}}}C{=}O + H_2N\text{—}NH\text{—}$⬡$(NO_2)(NO_2)$ $\xrightarrow{-H_2O}$

5. $CH_3\text{—}\overset{O}{\overset{\|}{C}}\text{—}H + H_2 \xrightarrow{Ni}$

6. $CH_3\text{—}\overset{O}{\overset{\|}{C}}\text{—}CH_3 + H_2 \xrightarrow{Ni}$

**七、用化学方法鉴别下列各组化合物**

1. 乙醇、丙酮、正丙醇

2. 苯乙醛、丙酮、3- 戊酮

3. 甲醛、乙醛、丙酮

4. 苯甲醇、邻甲苯酚、苯甲醛

**八、推断题**

有甲、乙两种直链化合物，分子式均为 $C_4H_8O$，均能与苯肼反应，甲能与费林试剂反应而乙不能；甲和乙的加氢还原产物中只有丙能与碘的碱溶液作用产生碘仿。试写出甲、乙、丙的结构简式。

（蔡玉萍）

第十章数字资源

# 第十章

# 有 机 酸

## 学习目标

1. 掌握羧酸的结构、分类、命名及理化性质。
2. 熟悉羟基酸和酮酸的结构、分类、命名及理化性质。
3. 了解重要的羧酸、羟基酸和酮酸在医学中的意义。

有机酸分子中一般含有羧基（—COOH），从结构上可分为羧酸和取代羧酸。羧酸可看作是烃分子中的 H 原子被羧基取代后生成的化合物。羧酸分子中烃基上的 H 原子被其他原子或原子团取代后的产物称为取代羧酸，常见的取代羧酸有羟基酸、酮酸（氧代酸）、卤代酸和氨基酸等。自然界中，有机酸常以游离状态、盐或酯的形式广泛存在于动、植物体中。许多有机酸是生物代谢的重要物质，一些有机酸对某些疾病具有治疗作用。因此，这类化合物对医药及生命科学具有重要意义。本章重点讨论羧酸与取代羧酸的结构特点、命名和主要化学性质。

## 第一节 羧 酸

羧酸的官能团是羧基，一元羧酸的结构通式为 Ar—COOH 或 R—COOH（甲酸的 R 为 H）。

### 一、羧酸的分类和命名

（一）羧酸的分类

根据羧酸分子中烃基的结构不同，可将其分为脂肪酸、脂环酸和芳香酸；链状羧酸通常称为脂肪酸，可分为饱和脂肪酸和不饱和脂肪酸；根据其分子中所含羧基的数目，又可分为一元羧酸和多元羧酸（表 10-1）。

表 10-1 羧酸的分类

| 类别 | 饱和脂肪酸 | 不饱和脂肪酸 | 脂环酸 | 芳香酸 |
|---|---|---|---|---|
| 一元羧酸 | $CH_3COOH$ | $H_2C = CHCOOH$ | ⬡—COOH | ⌬—COOH |
| 二元羧酸 | HOOC—COOH | HOOCCH = CHCOOH | ⬡（COOH/COOH） | ⌬（COOH/COOH） |

138

（二）羧酸的命名

羧酸通常用俗名。许多羧酸是从天然产物中分离得到，因此常根据来源而得俗名。例如，蚁酸、醋酸、油酸最初分别从蚂蚁、食醋和食油中得到，故而得名。许多高级一元羧酸最早由脂肪水解而得，故又称高级脂肪酸。

$$\begin{array}{cc} \overset{\displaystyle O}{\underset{\displaystyle \|}{H-C-OH}} & \overset{\displaystyle O}{\underset{\displaystyle \|}{H_3C-C-OH}} \\ \text{蚁酸} & \text{醋酸} \end{array}$$

羧酸的系统命名法与醛的命名相似，只需相应地将"醛"字改成"酸"字。

1. 饱和脂肪酸的命名　选择包括羧基在内的最长碳链作为主链，根据主链碳原子数，称为"某酸"，从羧基碳原子开始编号，确定支链或其他取代基的位次。主链碳原子的编号也可用希腊字母 $\alpha$、$\beta$、$\gamma$、$\delta$、$\omega$ 等表示。与羧基直接相连的第一个碳原子称为 $\alpha$-碳，其他碳原子依次称为 $\beta$、$\gamma$、$\delta$、$\omega$- 碳等。例如：

$$CH_3-CH_2-CH_2-COOH$$
丁酸（酪酸）

$$CH_3-CH_2-\overset{\displaystyle CH_3}{\underset{\displaystyle |}{CH}}-COOH$$
2- 甲基丁酸（$\alpha$- 甲基丁酸）

$$CH_3-(CH_2)_{14}-COOH$$
十六酸（软脂酸）

2. 不饱和脂肪酸的命名　选择包括羧基和不饱和键在内的最长碳链为主链，称为"某烯（炔）酸"，注明双（三）键的位置。当主链碳原子数大于 10 时，应在中文数字之后加一个"碳"字。例如：

$$CH_3-\overset{\displaystyle H}{\underset{}{C}}=\overset{\displaystyle H}{\underset{}{C}}-COOH$$
2- 丁烯酸（巴豆酸）

$$CH_3-CH_2-\overset{\displaystyle CH_2}{\underset{}{C}}-COOH$$
2- 乙基丙烯酸

$$CH_3(CH_2)_4CH=CHCH_2CH=CH(CH_2)_7COOH$$
9,12- 十八碳二烯酸（亚油酸）

3. 脂环酸和芳香酸的命名　以脂肪酸为母体，将脂环烃基和芳香烃基作为取代基。例如：

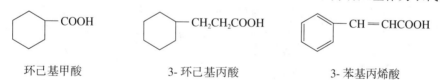

环己基甲酸　　　3- 环己基丙酸　　　3- 苯基丙烯酸

4. 二元羧酸的命名　选择包括两个羧基在内的最长碳链作为主链，按主链的碳原子数称为"某二酸"。例如：

$$HOOC-COOH \qquad HOOCCH_2-CH_2COOH$$
乙二酸（草酸）　　　丁二酸（琥珀酸）

## 二、羧酸的性质

（一）羧酸的物理性质

在常温下，含 1～9 个碳原子的直链饱和一元羧酸是具有刺激性气味的液体；含 10 个碳原子以上的一元羧酸则是无味的固体。脂肪族二元羧酸和芳香族羧酸都是固体。

低级脂肪酸易溶于水，但在水中的溶解度随着分子量的增加而降低。脂肪族一元羧酸大多数能溶于乙醇、乙醚、氯仿等有机溶剂中；芳香酸的水溶性极小。

一元饱和脂肪酸的沸点随着分子量增大而增高，而且与分子量相近的其他化合物相比，其沸点明显偏高。例如，乙酸的沸点为 117.9 ℃，丙醇的沸点为 98 ℃，异丙醇的沸点为 82.3 ℃，丙酮的沸点为 56.5 ℃。羧酸沸点之所以偏高，是因为两个羧酸分子间通过氢键形成双分子缔合体。

这种双分子缔合体很稳定，在固态和液态时，羧酸主要以双分子缔合体的形式存在，低级脂肪酸甚至在气态时也以双分子缔合体存在。

部分羧酸的物理常数如表 10-2 所列。

表 10-2　部分羧酸的物理常数

| 名称 | 熔点（℃） | 沸点（℃） | 密度（g/cm³） | $pK_a$ |
| --- | --- | --- | --- | --- |
| 甲酸 | 8.4 | 100.5 | 1.220 | 3.77 |
| 乙酸 | 16.6 | 117.9 | 1.040 | 4.76 |
| 丙酸 | −20.8 | 141.0 | 0.992 | 4.88 |
| 丁酸 | −7.9 | 162.5 | 0.959 | 4.82 |
| 异丁酸 | −47.0 | 154.4 | 0.949 | 4.85 |
| 正戊酸 | −50.1 | 186.5 | 0.930 | 4.81 |
| 正己酸 | −9.5 | 205.0 | 0.920 | 4.85 |

（二）羧酸的化学性质

由于 p-π 共轭，使得羧基不是羰基和羟基的简单加合，不易发生类似醛、酮羰基的亲核加成反应，羟基中氧氢键的极性增强，即 O—H 键变弱，有利于氢的电离而显酸性。根据羧酸的结构特点，它可以发生以下几类化学反应：

1. 羧酸的酸性　羧酸分子中的羧基可以被看作由 C＝O（羰基）和—OH（羟基）两部分组成，其性质是这两部分互相影响的结果。在羧基中，由于羰基的影响，增加了羟基中的 O—H 键的极性，有利于氢的解离，故羧酸表现出明显的酸性，其酸性远强于醇。羧酸在水中即可解离出质子，$pK_a$ 一般为 3 ～ 5。

$$RCOOH \rightleftharpoons RCOO^- + H^+$$
$$RCOOH + NaOH \longrightarrow RCOONa + H_2O$$

羧酸的酸性强于碳酸（$pK_a = 6.5$），它能与碳酸盐和碳酸氢盐反应，放出二氧化碳，此反应可用于羧酸与酚的鉴别。

$$RCOOH + NaHCO_3 \longrightarrow RCOONa + CO_2\uparrow + H_2O$$
$$2RCOOH + Na_2CO_3 \longrightarrow 2RCOONa + CO_2\uparrow + H_2O$$

羧酸、碳酸、酚和醇的酸性由强到弱依次为：

$$RCOOH > H_2CO_3 > C_6H_5OH > H_2O > C_2H_5OH$$
$$pK_a \quad 3\sim5 \qquad 6.5 \qquad\quad 10 \qquad 15.7 \qquad 17$$

羧酸的钾盐、钠盐及铵盐易溶于水，故医药上常将一些水溶性差的含羧基药物制成羧酸盐，以增加其在水中的溶解度，便于临床使用。

2．羧酸中羟基被取代的反应 羧酸分子中羧基上的羟基被其他原子或原子团取代所生成的化合物称为羧酸衍生物，如羧酸酯、酰卤、酸酐、酰胺等。

羧酸分子中去掉羧基上的羟基后剩余的基团（$R\!-\!\overset{\overset{\displaystyle O}{\|}}{C}\!-$）称为酰基（acyl group）。

$$
R\!-\!\overset{\overset{\displaystyle O}{\|}}{C}\!-\!OH
\begin{cases}
R\!-\!\overset{\overset{\displaystyle O}{\|}}{C}\!-\!X & \text{酰卤} \\[2mm]
R\!-\!\overset{\overset{\displaystyle O}{\|}}{C}\!-\!O\!-\!\overset{\overset{\displaystyle O}{\|}}{C}\!-\!R' & \text{酸酐} \\[2mm]
R\!-\!\overset{\overset{\displaystyle O}{\|}}{C}\!-\!NH_2(R') & \text{酰胺} \\[2mm]
R\!-\!\overset{\overset{\displaystyle O}{\|}}{C}\!-\!OR' & \text{酯}
\end{cases}
$$

羧酸　　　　　　　　　　　羧酸衍生物

（1）酯化反应：羧酸与醇作用生成酯和水的反应称为酯化反应（esterification）。

$$RCOOH + R'OH \underset{\triangle}{\overset{H_2SO_4}{\rightleftharpoons}} RCOOR' + H_2O$$

羧酸与醇的酯化反应是可逆的，而且反应速率很慢，需用酸作催化剂。例如：

$$H_3C\!-\!\overset{\overset{\displaystyle O}{\|}}{C}\!-\!OH + H\!-\!O\!-\!C_2H_5 \overset{H^+}{\rightleftharpoons} H_3C\!-\!\overset{\overset{\displaystyle O}{\|}}{C}\!-\!O\!-\!C_2H_5 + H_2O$$

　乙酸　　　　　乙醇　　　　　　　　乙酸乙酯

（2）酰卤的生成：羧酸分子中羧基上的羟基被卤素原子取代所生成的化合物称为酰卤（acyl halide）。羧酸（除甲酸外）能与三卤化磷、五卤化磷或亚硫酰氯（$SOCl_2$）反应，生成相应的酰卤。用 $SOCl_2$ 制备酰卤时，副产物都是气体，便于处理及提纯。例如：

$$
RCOOH
\begin{cases}
\overset{PCl_3}{\longrightarrow} R\!-\!\overset{\overset{\displaystyle O}{\|}}{C}\!-\!Cl + H_3PO_3 \\[2mm]
\overset{PCl_5}{\longrightarrow} R\!-\!\overset{\overset{\displaystyle O}{\|}}{C}\!-\!Cl + POCl_3 + HCl\uparrow \\[2mm]
\overset{SOCl_2}{\longrightarrow} R\!-\!\overset{\overset{\displaystyle O}{\|}}{C}\!-\!Cl + SO_2\uparrow + HCl\uparrow
\end{cases}
$$

（3）酸酐的生成：一元羧酸（除甲酸外）与脱水剂（如 $P_2O_5$）共热时，2 分子羧酸可脱去 1 分子水，生成酸酐（acid anhydride）。

$$R\!-\!\overset{\overset{\displaystyle O}{\|}}{C}\!-\!OH + H\!-\!O\!-\!\overset{\overset{\displaystyle O}{\|}}{C}\!-\!R \overset{P_2O_5}{\underset{\triangle}{\longrightarrow}} R\!-\!\overset{\overset{\displaystyle O}{\|}}{C}\!-\!O\!-\!\overset{\overset{\displaystyle O}{\|}}{C}\!-\!R + H_2O$$

（4）酰胺的生成：羧酸分子中羧基上的羟基被氨基（—NH₂）取代所生成的化合物称为酰胺。在羧酸中通入氨气或加入碳酸铵得到羧酸的铵盐，铵盐加热后分子内失水即生成酰胺。

$$RCOOH + NH_3 \longrightarrow RCOONH_4 \xrightarrow{\triangle} R-\overset{\overset{\displaystyle O}{\|}}{C}-NH_2 + H_2O$$

　　　羧酸　　　　　　　　羧酸铵　　　　　　酰胺

3．脱羧反应　羧酸分子脱去羧基放出 $CO_2$ 的反应称为脱羧反应（decarboxylation）。

$$R-\overset{\overset{\displaystyle O}{\|}}{\underset{\underset{\displaystyle O-H}{}}{C}} \xrightarrow{\triangle} RH + CO_2\uparrow$$

除甲酸外，一元羧酸性质通常较稳定，直接加热时难以脱羧，但在特殊条件下，可脱羧生成比原羧酸少一个碳原子的烃。例如：

$$CH_3COONa + NaOH \xrightarrow[\triangle]{CaO} CH_4\uparrow + Na_2CO_3$$

生物体内发生的许多重要脱羧反应是在脱羧酶的作用下进行的。

4．二元羧酸的特性　二元羧酸除具有一元羧酸的所有化学通性以外，还有其他特性，如二元羧酸对热不稳定，并且随着两个羧基间的距离不同，所发生的反应不同，生成的产物也不相同。

（1）乙二酸或丙二酸受热时可发生脱羧反应，生成一元羧酸。例如：

$$HOOC-COOH \xrightarrow{\triangle} HCOOH + CO_2\uparrow$$

$$HOOCCH_2COOH \xrightarrow{\triangle} CH_3COOH + CO_2\uparrow$$

（2）丁二酸、戊二酸及邻苯二甲酸等二元羧酸与脱水剂共热时，发生分子内失水反应。例如：

（3）己二酸、庚二酸与氢氧化钡共热时，分子内既失水又脱羧，生成环酮。例如：

$$\begin{array}{l} CH_2CH_2COOH \\ | \\ CH_2CH_2COOH \end{array} \xrightarrow{\triangle} \bigcirc\!\!=\!\!O + CO_2\uparrow + H_2O$$

（4）含有 7 个碳原子以上的直链二元羧酸受热时可发生分子内脱水反应，生成链状高分子聚酸酐。

### 三、重要的羧酸

（一）甲酸

甲酸（HCOOH）最初是从蚂蚁体内发现的，故俗称蚁酸。它存在于许多昆虫的毒液中，是无色有刺激性气味的液体，沸点为 100.5 ℃，可与水混溶。甲酸的腐蚀性很强，被蚂蚁或蜂类蜇伤引起皮肤红、肿和疼痛，就是因甲酸刺激所致。甲酸溶液在医药上可用于治疗风湿病。

甲酸的结构比较特殊，分子中的羧基与氢原子相连，既具有羧基的结构，又有醛基的结构：

$$\text{醛基} \longrightarrow \underset{\text{H—C—OH}}{\overset{\text{O}}{\parallel}} \longleftarrow \text{羧基}$$

因而，甲酸既有羧酸的性质，又有醛的某些性质。例如，甲酸具有较强的酸性，且其酸性强于其他羧酸。此外，甲酸还具有还原性，能发生银镜反应或使高锰酸钾溶液褪色。

另外，甲酸与浓硫酸共热时可分解生成一氧化碳和水，实验室中常用此反应制备一氧化碳。

$$HCOOH \xrightarrow[\triangle]{\text{浓 } H_2SO_4} CO\uparrow + H_2O$$

（二）乙酸

乙酸（$CH_3COOH$）是食醋的主要成分，俗名醋酸，为无色、有刺激性气味的液体，易溶于水，熔点为 16.6 ℃，沸点为 117.9 ℃。乙酸在 16.6 ℃以下能凝结成冰状固体，所以常将无水乙酸称为冰醋酸。乙酸是人类最早使用的一种酸，是重要的化工原料，可以合成许多有机物，如醋酸纤维、乙酐、乙酸乙酯等。乙酸还广泛用作溶剂。

（三）乙二酸

乙二酸（$HOOC—COOH$）俗称草酸，是无色晶体，常以盐的形式存在于草本植物中。乙二酸的熔点为 189 ℃，加热到 150 ℃即可分解生成甲酸及二氧化碳。

乙二酸具有还原性，能使高锰酸钾溶液褪色，据此可鉴别乙二酸。在分析化学中常用来标定 $KMnO_4$ 溶液的浓度，反应式如下：

$$5H_2C_2O_4 + 2KMnO_4 + 3H_2SO_4 \rightleftharpoons 2MnSO_4 + K_2SO_4 + 10CO_2\uparrow + 8H_2O$$

（四）苯甲酸

苯甲酸俗名安息香酸，是最简单的芳香酸。苯甲酸是无色晶体，熔点 121.7 ℃，难溶于冷水，易溶于热水、乙醇、乙醚和氯仿等。苯甲酸是重要的有机合成原料，可用于制备染料、香料、药物等；苯甲酸有抑菌、防腐作用，可用于治疗疥疮等真菌感染；苯甲酸及其钠盐常用作食品和药液的防腐剂。

 **知识链接**

### 花生四烯酸

1962 年瑞典生物化学家本格特·萨米尔松（Bengt Ingemar Samuelsson）阐明了花生四烯酸和前列腺素的代谢，并澄清了其化学过程的形成和代谢的各种化合物系统。1966 年英国科学家约翰·罗伯特·范恩（John Robert Vane）发现乙酰水杨酸等能抑制花生四烯酸合成前列腺素的第一步催化剂环加氧酶的活性，使前列腺素 $G_2$（$PGG_2$）不能生成，从而切断前列腺素的合成。随后 Vane 和 Samuelsson 又发现了前列腺素 $I_2$（$PGI_2$），他们因此而获得 1982 年诺贝尔生理学或医学奖。

花生四烯酸（arachidonic acid，AA）全名为 5,8,11,14- 二十碳四烯酸。其结构简式为：$CH_3(CH_2)_4(CH=CHCH_2)_4(CH_2)_2COOH$。

花生四烯酸是人体内一种含量丰富、活跃的必需不饱和脂肪酸。它是细胞膜的组成成分，是大脑和神经系统、免疫系统、心血管系统及皮肤必不可少的物质。

花生四烯酸及其相关化合物是合成前列腺素和血栓素的前体，由花生四烯酸合成的前列腺素 -2（$PG_2$）系列前列腺素具有调节下丘脑功能的作用，可刺激垂体释放生长激素，调节垂体促肾上腺皮质激素的释放，提高甲状腺组织对促肾上腺皮质激素的反应，以及促进性激素释放，从而影响婴幼儿的生长发育。

花生四烯酸由特殊菌丝培养提取而得，可作为营养增强剂添加进儿童的食品。花生四烯酸的应用越来越广，已经可以添加进不同的产品中，如保健品、化妆品、药品和化学产品等。

## 第二节 羟基酸和酮酸

羧酸分子中烃基上的氢原子被其他官能团取代后所生成的化合物称为取代羧酸。根据取代官能团的不同，取代羧酸可分为卤代酸、羟基酸、酮酸和氨基酸。取代羧酸分子中既含有羧基，又含有其他官能团，具有羧基和其他官能团的一些典型性质，并且由于官能团之间的相互影响，使其还具有一些特殊的性质。它们在生物体内都十分重要。本节主要讨论羟基酸和酮酸。

### 一、羟基酸

（一）羟基酸的结构、分类和命名

羧酸分子中烃基上的氢原子被羟基取代后生成的化合物称为羟基酸（hydroxy acid）。根据羟基所连的烃基不同，可分为醇酸和酚酸。羟基连接在脂肪烃基上的羟基酸称为醇酸，羟基连接在苯环上的羟基酸称为酚酸。如：

$$CH_3CHCOOH$$
$$\qquad |$$
$$\qquad OH$$

醇酸：2-羟基丙酸（乳酸）

$$\begin{array}{c} \text{COOH} \\ \text{OH} \end{array}$$

酚酸：邻羟基苯甲酸（水杨酸）

羟基酸的命名以羧酸为母体，羟基作为取代基，羟基的位置用阿拉伯数字或希腊字母表示，酚酸还可用邻、间、对来表示羟基的位置。由于许多羟基酸源于天然产物，因此多用俗名。例如：

$$CH_3CHCOOH$$
$$\qquad |$$
$$\qquad OH$$

$\alpha$-羟基丙酸（乳酸）

$$HOOCCHCH_2COOH$$
$$\qquad |$$
$$\qquad OH$$

羟基丁二酸（苹果酸）

$$HOOCCH\!-\!CHCOOH$$
$$\qquad | \qquad |$$
$$\qquad OH \quad\; OH$$

2,3-二羟基丁二酸（酒石酸）

$$\begin{array}{c} \text{HO} \qquad \text{COOH} \\ \text{HO} \\ \text{OH} \end{array}$$

3,4,5-三羟基苯甲酸（没食子酸）

（二）羟基酸的性质

醇酸一般是黏稠的液体或晶体，易溶于水，其溶解度通常大于相应的脂肪酸。醇酸不易挥发，在常压下蒸馏时会发生分解。酚酸大多为晶体，其熔点比相应的芳香酸高。有些酚酸易溶于水，如没食子酸；有的微溶于水，如水杨酸。

1. 酸性　在醇酸中，由于羟基的影响，增强了羧基的酸性。羟基的位置也对酸性强弱产生一定的影响，例如：

$$CH_3\underset{\underset{OH}{|}}{CH}COOH \ > \ CH_2\underset{\underset{OH}{|}}{CH_2}COOH \ > \ CH_3CH_2COOH$$

p$K_a$　　　　　3.87　　　　　　4.51　　　　　　4.88

在酚酸中，羧基的酸性减弱，羟基在苯环上的位置对羧基的酸性也有一定的影响。

2．氧化反应　醇酸分子中的羧基影响羟基，使羟基更容易被氧化，如稀硝酸、托伦试剂不能氧化醇，但能把醇酸氧化成醛酸或酮酸。例如：

$$CH_3\underset{\underset{OH}{|}}{CH}CH_2COOH \xrightarrow{\text{稀 } HNO_3} CH_3\overset{\overset{O}{\|}}{C}CH_2COOH$$

$$CH_3\underset{\underset{OH}{|}}{CH}COOH \xrightarrow{\text{稀 } HNO_3} CH_3\overset{\overset{O}{\|}}{C}COOH$$

生物体在代谢过程中也产生羟基酸，它们在酶作用下发生脱氢氧化。例如，苹果酸是糖代谢的中间产物，在酶的催化下也可脱氢生成草酰乙酸。

$$HOOC\underset{\underset{OH}{|}}{CH}CH_2COOH \xrightarrow[\text{酶}]{-2H} HOOC\overset{\overset{O}{\|}}{C}CH_2COOH$$

3．脱水反应　醇酸的热稳定性较差，受热易发生脱水反应，脱水方式和产物随羟基和羧基的相对位置不同而有所区别。

（1）α-羟基酸受热时发生分子间的脱水反应，生成环状交酯。

（2）β-羟基酸受热时发生分子内脱水反应，羟基与α-H结合脱去1分子水生成α，β-烯酸。

$$R-\underset{\underset{OH}{|}}{CH}-CH_2COOH \xrightarrow[\triangle]{H^+} R-CH=CHCOOH$$

（3）γ、δ-羟基酸受热时，发生分子内的酯化反应，生成五元或六元环状内酯。

γ-羟基丁酸　　　　　　　　　　γ-丁内酯

δ-羟基戊酸　　　　　　　　　　δ-戊内酯

## 二、酮酸

### （一）酮酸的结构、分类和命名

分子中含有羧基和酮基两种官能团的化合物称为酮酸（keto acid）。根据酮基和羧基的相对位置不同，可将酮酸分为 $\alpha$- 酮酸、$\beta$- 酮酸、$\gamma$- 酮酸等。最简单的酮酸是丙酮酸。

$$H_3C-\overset{\overset{\displaystyle O}{\|}}{C}-COOH$$

丙酮酸

酮酸的命名以羧酸为母体，选择包括羧基和酮基在内的最长碳链作为主链，称为"某酮酸"，酮基的位置用阿拉伯数字或希腊字母标出。例如：

$$H_3C-\overset{\overset{\displaystyle O}{\|}}{C}-COOH \qquad H_3C-\overset{\overset{\displaystyle O}{\|}}{C}-CH_2COOH \qquad HOOC-\overset{\overset{\displaystyle O}{\|}}{C}-CH_2COOH$$

$\alpha$- 丙酮酸　　　　3（或 $\beta$）- 丁酮酸（乙酰乙酸）　　　$\alpha$- 酮丁二酸（草酰乙酸）

### （二）酮酸的性质

羰基酸分子中含有羰基和羧基，因此既具有酮的性质又有羧酸的性质。如酮基可以被还原成羟基，可与羰基试剂发生加成反应；羧基可成盐和成酯。由于羰基和羧基两种官能团的相互影响和两者相对位置不同，酮酸还有一些特殊的性质。

**1．酸性**　由于羰基的吸电子能力比羟基强，因此酮酸的酸性比相应的醇酸强，更强于相应的羧酸，且 $\alpha$- 酮酸的酸性比 $\beta$- 酮酸的酸性强。

$$CH_3COCOOH > CH_3COCH_2COOH > CH_3CH(OH)COOH > HOCH_2CH_2COOH > CH_3CH_2COOH$$

$pK_a$　　　2.98　　　　　　3.51　　　　　　　3.87　　　　　　4.51　　　　　4.88

**2．加氢还原反应**　酮酸加氢还原生成羟基酸，如 $\beta$- 丁酮酸加氢还原生成 $\beta$- 羟基丁酸，$\beta$- 羟基丁酸氧化后又可生成 $\beta$- 丁酮酸。

$$CH_3\overset{\overset{\displaystyle O}{\|}}{C}CH_2COOH \underset{[O]}{\overset{[H]}{\rightleftharpoons}} CH_3\overset{\overset{\displaystyle OH}{|}}{C}HCH_2COOH$$

**3．脱羧反应**　$\alpha$- 酮酸与浓硫酸共热时发生脱羧反应，主要产物是少一个碳原子的醛。

$$H_3C-\overset{\overset{\displaystyle O}{\|}}{C}-COOH \xrightarrow[\triangle]{\text{浓硫酸}} H_3C-\overset{\overset{\displaystyle O}{\|}}{C}-H + CO_2\uparrow$$

由于酮基上的氧原子的吸电子诱导效应和酮基上氧原子与羧基上氢形成分子内氢键，$\beta$- 酮酸的热稳定性较差，当温度高于室温时，$\beta$- 酮酸比 $\alpha$- 酮酸更容易发生脱羧反应生成酮，微热时即脱去羧基生成酮，并放出 $CO_2$。例如：

$$H_3C-\overset{\overset{\displaystyle O}{\|}}{C}-CH_2COOH \xrightarrow{\triangle} H_3C-\overset{\overset{\displaystyle O}{\|}}{C}-CH_3 + CO_2\uparrow$$

$\beta$- 丁酮酸　　　　　　　　　　丙酮

该反应的产物一般为甲基酮，通常将这种反应称为 $\beta$- 酮酸的酮式分解。

### 三、重要的羟基酸和酮酸

1.乳酸　乳酸（CH₃$\overset{\text{OH}}{\underset{|}{\text{CH}}}$COOH）的化学名为 $\alpha$- 羟基丙酸，最初从牛奶中发现，因而得名。乳酸是人体中糖代谢的中间产物。肌肉中乳酸含量增加时，人会感觉到肌肉的酸胀，人剧烈活动时，肌肉中的糖原被酵解生成乳酸并放出热量以供急需，休息后，肌肉中的乳酸一部分会转化为二氧化碳、水和糖原，另一部分乳酸被氧化成丙酮酸，丙酮酸再被氧化生成二氧化碳和水，酸胀感消失。乳酸为无色或淡黄色黏稠液体，具有很强的吸湿性和酸味，能溶于水、乙醇、甘油和乙醚，不溶于氯仿和油脂。在医药上，乳酸可作为消毒剂和防腐剂；加热蒸发乳酸的水溶液，可进行空气的消毒灭菌；乳酸钙可用于治疗一般的缺钙疾病；乳酸钠可以纠正酸中毒。乳酸还大量用于食品、饮料等工业中。

2.$\beta$- 羟基丁酸　$\beta$- 羟基丁酸（CH₃$\overset{\text{OH}}{\underset{|}{\text{CH}}}$CH₂COOH）是无色晶体，熔点为 49 ~ 50 ℃，吸湿性强，一般为黏稠状，易溶于水、乙醇和乙醚，不溶于苯。它是人体内脂肪酸代谢的中间产物，易氧化为乙酰乙酸。受热时脱水生成 $\alpha$，$\beta$- 丁烯酸。

3.酒石酸　酒石酸（HOOC$\underset{\overset{|}{\text{OH}}}{\text{CH}}$—$\underset{\overset{|}{\text{OH}}}{\text{CH}}$COOH）的化学名称为 2,3- 二羟基丁二酸，存在于各种水果中，葡萄中含量较多。从自然界得到的酒石酸是无色晶体，熔点为 170 ℃，易溶于水。酒石酸锑钾可用于治疗血吸虫病，酒石酸钾钠可用于配制费林试剂。

4.枸橼酸　枸橼酸（$\underset{\text{H}_2\text{C—COOH}}{\overset{\text{H}_2\text{C—COOH}}{\text{HO—C—COOH}}}$）又称柠檬酸。其化学名称为 3- 羟基 -3- 羧基戊二酸，存在于柑橘类果实中。枸橼酸为无色透明晶体，熔点为 153 ℃，易溶于水、乙醇和乙醚。枸橼酸是糖代谢的中间产物，常用于配制饮料。其钠盐为抗凝血药，枸橼酸铁铵可用于治疗儿童缺铁性贫血。

5.水杨酸　水杨酸（邻羟基苯甲酚结构：苯环上邻位 COOH 和 OH）的化学名称为邻羟基苯甲酸，又名柳酸，主要存在于柳树或水杨树皮中。水杨酸为白色针状结晶，熔点为 159 ℃，微溶于水，易溶于乙醇和乙醚，79 ℃时可升华，加热易发生脱羧反应生成苯酚。水杨酸的钠盐有抑制结核分枝杆菌的作用。乙酰水杨酸药品名为阿司匹林，具有解热、镇痛、抗炎、抗风湿及抗血栓形成作用，刺激性较水杨酸小，常作为口服解热镇痛抗炎药。

6.丙酮酸　丙酮酸（H₃C—$\overset{\overset{\text{O}}{\|}}{\text{C}}$—COOH）是无色、具有刺激性臭味的液体，沸点为 167 ℃，能与水混溶，酸性强于丙酸及乳酸。它是人体糖代谢的重要中间产物，在酶的作用下，可被还原为乳酸，也可以脱羧生成乙醛。

7.乙酰乙酸　乙酰乙酸（H₃C—$\overset{\overset{\text{O}}{\|}}{\text{C}}$—CH₂COOH）的化学名称为 $\beta$- 丁酮酸，是无色黏稠液体，不稳定，容易脱羧生成丙酮，也能被还原为 $\beta$- 羟基丁酸。$\beta$- 丁酮酸、$\beta$- 羟基丁酸及丙酮三者合称为酮体（ketone body），是脂肪酸在人体内不完全氧化的中间产物。正常情况下，

人体血液中酮体的含量很少（0.8 ～ 5 mg/100 ml），每昼夜随尿液排出约 40 mg。饥饿、糖尿病等可使血液中酮体的含量增加，导致血液 pH 下降，甚至引起酸中毒。

8．草酰乙酸　草酰乙酸（$HOOC-\overset{\overset{O}{\|}}{C}-CH_2COOH$）的化学名称为 $\alpha$- 酮丁二酸，是能溶于水的晶体，具有一般二元酸及酮的性质。它是人体内糖代谢的中间产物，存在酮式 - 烯醇式互变异构。

$$HOOC-\overset{\overset{O}{\|}}{C}-CH_2COOH \rightleftharpoons HOOC-\overset{\overset{OH}{|}}{C}=CHCOOH$$

## 自测题

### 一、单项选择题

1．既能与 NaOH 反应，又能与 $FeCl_3$ 溶液反应呈现紫色的是

A. ![苯酚]OH

B. ![甲苯]CH₃

C. ![苯甲酸]COOH

D. ![苯甲醛]CHO

E. ![邻二甲苯]CH₃ CH₃

2．人在剧烈运动之后，感到全身酸痛，此时肌肉中含量增高的是

A．枸橼酸

B．苹果酸

C．乳酸

D．水杨酸

E．丙酮

3．下列化合物中既能溶于氢氧化钠溶液又能溶于碳酸氢钠溶液的是

A．苯甲醇

B．苯乙醚

C．苯酚

D．苯甲酸

E．乙醚

4．下列化合物不属于饱和羧酸的是

A. $HOOCCH-CHCOOH$ （OH OH）

B. $CH_3CHCH_2COOH$ （OH）

C. $HOOCCH_2-CH_2COOH$

D. $CH_3COOH$

E. $HOOC-CH=CH-COOH$

5．下列化合物酸性最强的是

A．苯甲酸

B．苯酚

C．碳酸

D．苯甲醇

E．水

6．既能使石蕊试纸变红，又能发生银镜反应的是

A．甲醛

B．甲酸

C．乙醇

D．乙酸

E．丙酮

7．分别加热下列化合物，不能生成酸酐的是

A．戊二酸

B．己二醇

C．顺 - 丁烯二酸

D．邻苯二甲酸

E．乙酸

8. 被蜂类等昆虫蜇伤后皮肤红、肿和疼痛，主要是由于甲酸有
  A. 腐蚀性
  B. 吸水性
  C. 氧化性
  D. 脱水性
  E. 麻醉作用

## 二、多项选择题

1. 下列化合物能跟金属钠反应的是
  A. 乙醇
  B. 苯酚
  C. 乙醚
  D. 乙酸
  E. 水

2. 不能与费林试剂发生反应的化合物是
  A. 苯甲酸
  B. 丙酮
  C. 甘油
  D. 甲酸
  E. 乙醛

## 三、填空题

1. 乙酸俗称_____，在室温低于 16.6 ℃时，结成冰状固体，又称_____。

2. 羰基酸中既含有_____又含有_____，因此它具有羧酸的性质，也有醛酮的性质，由于羰基的_____效应，羰基酸的酸性比相应的羧酸_____。

3. 从甲酸的分子结构上看，它既含有羧基又含有_____，所以甲酸除具有羧酸的性质外，还具有_____，可用作_____剂。

4. 羟基连接在脂肪烃基上的羟基酸称为_____，羟基连接在苯环上的羟基酸称为_____。

5. 乙二酸俗称_____，具有还原性，能使高锰酸钾溶液褪色，据此可鉴别乙二酸。

## 四、根据名称写出结构式

1. 环己乙酸 2. 3-甲基戊酸 3. 3-羟基丁酸 4. 2-丁酮酸 5. 草酸

## 五、完成下列化学反应式

1. $HOOC—COOH \xrightarrow{\triangle}$

2. $CH_3CH_2COOH + SOCl_2 \longrightarrow$

3. $CH_3COOH + Na_2CO_3 \longrightarrow$

4. $CH_3\overset{\underset{\displaystyle |}{OH}}{C}HCH_2COOH \xrightarrow[\triangle]{H^+}$

5. $CH_3COOH + CH_3CH_2OH \xrightarrow{H^+}$

## 六、简答题

为什么羧酸的沸点比分子量相近的其他化合物要高？

（刘艳艳）

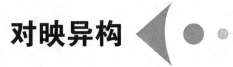

# 第十一章

# 对映异构

在有机化合物中存在着十分普遍的同分异构现象，包括构造异构和立体异构两大类：

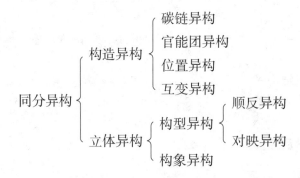

由分子的构造不同所引起的异构现象称为构造异构。由于构造相同的分子中的原子或官能团在空间的排列不同而产生的异构现象称为立体异构。对映异构又称旋光异构，属于立体异构。

## 一、对映异构现象

人体中肌肉运动时产生的乳酸，其比旋光度 $[\alpha]_D^{20}$ 为 +3.82°（水）；用左旋乳酸杆菌使牛乳发酵所得的乳酸，$[\alpha]_D^{20}$ 为 −3.82°（水）。两种乳酸的结构式相同，但它们的旋光性不同，其他物理、化学性质都一样（表 11-1）。

**表 11-1　三种乳酸性质的比较**

| 乳酸 | $[\alpha]_D^{20}$（水） | 熔点（℃） | p$K_a$ |
|---|---|---|---|
| （+）- 乳酸 | +3.82° | 28 | 3.79 |
| （−）- 乳酸 | −3.82° | 28 | 3.79 |
| （±）- 乳酸 | 0° | 18 | 3.79 |

乳酸分子中的 1 个 C 原子同时与 4 个不同的原子或原子团相连：—H、—CH₃、—OH、

—COOH。它存在两种立体结构不同的乳酸分子，这两种分子结构的立体模型如图 11-1 所示。

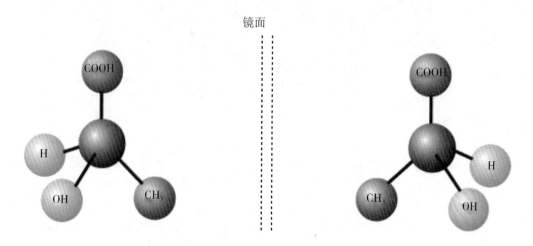

镜面

**图 11-1　（＋）- 乳酸及（－）- 乳酸的立体结构模型**

从模型可以看出，左旋乳酸与右旋乳酸的分子结构的关系如同物体与镜像的关系，二者相似而不能重合，如同人的左手与右手。像这种互呈物体与镜像关系，相似而不能重合的异构体称为对映异构体（enantiomers），简称对映体。这种立体异构现象称为对映异构现象（enantiomerism）。

## 二、对映异构体的光学活性及其测定

（一）偏振光和旋光性

1. **偏振光**　光波是一种电磁波，其在空间的振动方向与传播方向垂直。普通光源所产生的光线可在垂直于其传播方向的各个平面上振动（图 11-2）。

当一束单色光通过尼科耳棱镜（Nicol prism）时，由于尼科耳棱镜只允许在与其晶轴相平行的平面内振动的光线通过，因而通过尼科耳棱镜的光线，只在一个平面上振动，如图 11-2所示，这种只在一个平面上振动的光线称为平面偏振光，简称偏振光（polarized light）。

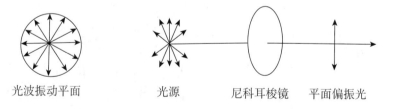

光波振动平面　　　　　光源　　　尼科耳棱镜　平面偏振光

**图 11-2　平面偏振光的形成**

2. **旋光性**　有些物质能使偏振光的振动平面发生偏转，如乳酸及葡萄糖的溶液。物质能使偏振光的振动平面发生偏转的性质称为旋光性，该物质称为旋光性物质，不能使偏振光振动平面发生偏转的物质称为非旋光性物质。

当偏振光通过旋光性物质的溶液时，可使偏振光的振动平面发生旋转（图 11-3）。能使偏振光的振动平面向左旋转一定角度的物质称为左旋体，以"－"表示；能使偏振光的振动平面向右旋转一定角度的物质称为右旋体，以"＋"表示。将同一物质的左旋体和右旋体等量混合，其旋光性相互抵消，该混合物称为外消旋体（racemic body），以"±"表示。

（二）旋光度与比旋光度

旋光性物质使偏振光的振动平面偏转的角度称为旋光度，用 $\alpha$ 表示。旋光性物质的旋光

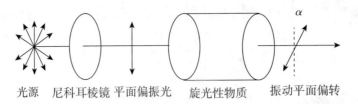

图 11-3　物质使偏振光的振动平面发生旋转示意图

度的大小和方向可用旋光仪来测定。

如将两个尼科耳棱镜平行放置，并在两个棱镜之间放一种溶液（如葡萄糖溶液），在第一个棱镜（起偏镜）前放置单色可见光源，在第二个棱镜（检偏镜）后进行观察（图 11-4）。由于葡萄糖是旋光性物质，可使偏振光的振动平面向右或向左偏转一定的角度，要观察到最大亮度，必须把检偏镜向右或向左转动同一角度，这一角度就是旋光性物质使偏振光振动平面发生偏转的角度，即旋光度。

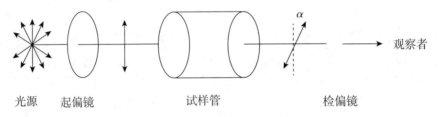

图 11-4　旋光度测定示意图

每一种旋光性物质在一定条件下都有一定的旋光度。但因测定旋光度时，溶液的浓度、盛液管的长度、光波的波长及测定时的温度等都会影响旋光度 $\alpha$ 的数值，所以为了能比较物质的旋光性能，通常把被测物质溶液的浓度规定为 1 g/ml，盛液管的长度规定为 1 dm，则在温度和光波的波长一定时所测得的旋光度 $\alpha$ 称为该物质的比旋光度，通常用 $[\alpha]$ 表示。比旋光度与测得的旋光度的关系如下：

$$[\alpha]_\lambda^t = \frac{\alpha}{t * c}$$

式中 $\lambda$ 表示测定时所用单色光的波长，通常用 D 钠光光源（$\lambda = 589$ nm）；$t$ 为测定时溶液的温度；$c$ 表示溶液浓度（g/ml）；$l$ 为盛液管的长度（dm）。

比旋光度是旋光性物质的一种物理常数，每种旋光性物质的比旋光度是固定不变的，许多物质的比旋光度都已被测定并编入手册。因此，利用比旋光度值和上面的公式可以测定物质的浓度和鉴定物质的纯度。

（三）旋光性与分子结构的关系

分子结构与其镜像之间的关系好比人的左手与右手的关系，相互不能重合，物质的这种分子与其镜像不能重合的性质称为手性。具有手性的分子称为手性分子（chiral molecule）。凡是手性分子都有旋光性。能够与其镜像重合的分子，称为非手性分子，非手性分子没有旋光性。

分子是否具有手性是由其分子结构决定的。常见的手性分子一般含有手性碳原子。所谓手性碳原子（chiral carbon atom）是指连有四个不同原子或原子团的碳原子，常以"*"标示。例如，乳酸分子中只有第二位上的 C 原子是手性碳原子。

$$\overset{\quad *}{CH_3CHCOOH}$$
$$|$$
$$OH$$

除上述乳酸外，甘油醛、2-羟基丁二酸等均只含有一个手性碳原子。

$$
\begin{array}{ccc}
& CHO & \\
H-&\overset{*}{C}&-OH \\
& CH_2OH &
\end{array}
\qquad\qquad
\begin{array}{ccc}
& COOH & \\
H-&\overset{*}{C}&-OH \\
& CH_2COOH &
\end{array}
$$

甘油醛　　　　　　　　2-羟基丁二酸

它们的分子与其镜像都不能重合，是手性分子，各有一对对映异构体：

甘油醛

2-羟基丁二酸

含 1 个手性碳原子的化合物分子必然是手性分子，其对映异构体具有旋光性。含多个手性碳原子的分子情况比较复杂。

## 三、对映异构体的表示法

（一）费歇尔投影式

对映异构体在结构上的区别仅在于基团在空间上的排布方式不同，即构型不同。分子的构型常用模型、透视式和费歇尔投影式（Fischer projection）表示。目前普遍用费歇尔投影式来表示对映体的立体构型。费歇尔投影式的投影方法是：

1．把含有手性碳原子的主链直立，编号最小的基团放在上端。

2．用十字交叉点代表手性碳原子。

3．手性碳原子的两个横键所连的原子或原子团，表示伸向纸平面的前方，两个竖键所连的原子或原子团，表示伸向纸平面的后方。

按照上面的规定，将甘油醛的模型投影到纸平面，便得到相应的费歇尔投影式：

镜面

$$
\begin{array}{ccc}
& CHO & \\
H- & | & -OH \\
& CH_2OH &
\end{array}
\qquad\qquad
\begin{array}{ccc}
& CHO & \\
HO- & | & -H \\
& CH_2OH &
\end{array}
$$

D-（+）-甘油醛　　　　　　L-（-）-甘油醛

费歇尔投影式是以平面式代表三维空间的立体结构。在表示投影式时，必须严格按照其规定来表示分子构型的立体概念。在使用投影式时，只能在纸面上旋转 180°，才不会改变原来的构型。如果旋转了 90° 或 270°，或者投影式脱离纸面旋转，原来的构型都会发生改变，得到的便是其对映体的投影式。

（二）D/L 构型标记法

在 1951 年以前，人们还不能测定分子的绝对构型（真正的构型），就将甘油醛作为其他旋光性物质构型的比较标准，并人为规定，在费歇尔投影式中，手性碳原子上的羟基排在横键右端的为 D 构型，手性碳原子上的羟基排在横键左端的为 L 构型，这样确定出来的构型称为相对构型。

镜面

CHO        CHO

H——OH      HO——H

CH$_2$OH     CH$_2$OH

D-（+）- 甘油醛      L-（−）- 甘油醛

直到 1951 年才有人证明 D-（+）- 甘油醛的真正构型与原来人为假定的是一致的。这样，各种旋光性物质的相对构型也都是绝对构型了。一些化合物（如糖类及 $\alpha$- 氨基酸）的构型常用 D/L 构型表示法标记。

需要注意的是，物质的构型与旋光性之间没有必然的联系，物质的旋光性必须通过实验测定。

### 四、对映异构体生理作用差异

生物体内存在许多手性化合物。例如，生物体中普遍存在的 $\alpha$- 氨基酸主要是 L- 型，从天然产物中得到的单糖多为 D- 型。大多数旋光异构体的生物活性是不同的。例如，作为血浆代用品的葡萄糖酐一定要用右旋糖酐，因为其左旋体会给患者带来较大的危害；右旋维生素 C 具有抗维生素 C 缺乏病作用，而其对映体则没有；左旋氯霉素是抗生素，右旋氯霉素几乎无抗感染作用。

 知识链接

**不同光学异构体麻黄碱的药理活性**

麻黄碱分子中有 2 个手性碳原子，有 4 个光学异构体，(1$R$, 2$S$)-(−)- 麻黄碱，$\beta$- 碳原子构型与儿茶酚胺类一致，在四个异构体中活性最强。(1$S$, 2$S$)-(+)- 伪麻黄碱的作用比麻黄碱弱，有间接的拟肾上腺素作用，中枢不良反应和对心脏的副作用较麻黄碱小，常用于复方感冒药，以减轻鼻黏膜充血。

(1$R$, 2$S$)-    (1$S$, 2$R$)-    (1$R$, 2$R$)-    (1$S$, 2$S$)-

(−)- 麻黄碱    (+)- 麻黄碱    (−)- 伪麻黄碱    (+)- 伪麻黄碱

## 自测题

### 一、单项选择题

1．立体异构不包括下列哪种情况

    A．基团的位置异构

    B．顺反异构

    C．构型异构

    D．构象异构

    E．对映异构

2．下列说法正确的是

    A．$R$ 构型的分子一定是右旋体

    B．$S$ 构型的分子一定是左旋体

    C．$D$ 构型的分子一定是右旋体

    D．构型的 $R$ 或 $S$ 与分子的旋光方向
       没有关系

    E．$L$ 构型的分子一定是右旋体

3．不影响物质旋光度大小的因素是

    A．分子量

    B．测定溶液的浓度

    C．测定溶液的温度

    D．测定管的长度

    E．光的波长

4．测定比旋光度应选用的仪器是

    A．酸度计

    B．旋光计

    C．紫外可见分光光度计

    D．红外分光光度计

    E．阿贝折光计

5．测定有旋光度的药物分子结构特点是

    A．有饱和结构

    B．不饱和结构

    C．具有光学活性

    D．共轭结构

    E．含有杂原子

### 二、多项选择题

1．旋光度的大小与下列有关的因素是

    A．测定液极性

    B．测定溶液的浓度

    C．测定溶液的温度

    D．测定管的长度

    E．光的波长

2．下列说法正确是

    A．有手性碳原子的物质一定有旋光性

    B．有手性碳原子的物质不一定有旋
       光性

    C．有 2 个手性碳原子的物质一定有
       旋光性

    D．有 2 个手性碳原子的物质不一定
       有旋光性

    E．只要有手性碳原子的物质就一定
       有旋光性

### 三、简答题

费歇尔投影式的投影方法是什么？

（方应权）

# 第十二章

## 酯和脂类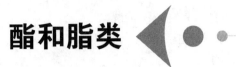

第十二章数字资源

### 学习目标

1. 掌握酯、油脂的结构特征和基本命名。
2. 熟悉磷脂的结构基本特征。
3. 了解重要的磷脂在医学上的用途。

---

## 第一节　酯

---

酯是酸（羧酸或无机含氧酸）与醇反应生成的一类有机化合物，是羧酸衍生物的一种。分子通式为 R—COO—R′（R 可以是烃基，也可以是氢原子，R′ 不能为氢原子，否则就是羧基），酯的官能团是—COO—，饱和一元酯的通式为 $C_nH_{2n}O_2$（$n \geqslant 2$，$n$ 为正整数），酯的基本结构可以写成：

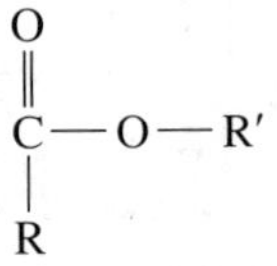

$$
\begin{array}{c}
O \\
\parallel \\
C-O-R' \\
\mid \\
R
\end{array}
$$

### 一、酯的分类和命名

酯是由酰基和烃氧基连接而成，由形成它的羧酸和醇加以命名。由一元醇和羧酸形成的酯，羧酸的名称在前，醇的名称在后，将"醇"改为"酯"，称为"某酸某酯"。例如：

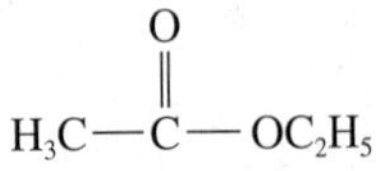

$$
\begin{array}{ccc}
H_3C-\overset{\displaystyle O}{\overset{\displaystyle \parallel}{C}}-OC_2H_5 & CH_3COOCH_2C_6H_5 & \\
\text{乙酸乙酯} & \text{乙酸苄酯} & \text{邻苯二甲酸二甲酯}
\end{array}
$$

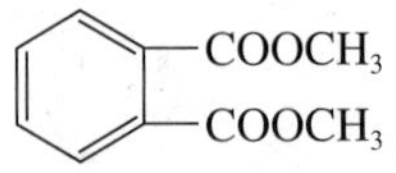

由多元醇和羧酸形成的酯，命名时醇的名称在前，羧酸的名称在后，称为"某醇某酸酯"。例如：

156

$$CH_2O-\overset{O}{\overset{\|}{C}}-CH_3$$
$$CH_2O-\overset{}{\underset{O}{\overset{\|}{C}}}-CH_3$$

$$H_3C(H_2C)_{16}-\overset{O}{\overset{\|}{C}}-OHC\overset{\displaystyle H_2CO-\overset{O}{\overset{\|}{C}}-(CH_2)_{16}CH_3}{\underset{CH_2O-\underset{O}{\overset{\|}{C}}-(CH_2)_{16}CH_3}{}}$$

乙二醇二乙酸酯　　　　　　　　　　　丙三醇三硬脂酸酯

## 二、酯的性质

低级酯是无色、易挥发、有芳香气味的液体，许多水果或花草的香味是由酯引起的，高级酯是蜡状固体或很稠的液体。酯在水中的溶解度很小，它的沸点比相应的羧酸或醇低。

酯的化学性质主要表现为带部分正电荷的羰基碳易受亲核试剂的进攻，发生水解、醇解、氨解反应；受羰基的影响，能发生 $\alpha$-H 的反应。

1. 水解反应　在有酸或有碱存在的条件下，酯能发生水解反应，生成相应的酸或醇。

$$R-\overset{O}{\overset{\|}{C}}+OR' \; + \; H+OH \longrightarrow R-\overset{O}{\overset{\|}{C}}-OH \; + \; R'OH$$

酸性条件下，酯的水解不完全，碱性条件下酯的水解趋于完全，这是因为碱性条件下，OH⁻ 直接对酯进行加成，之后按照加成消除反应得到羧酸盐与醇，这个反应中，是 OH⁻ 直接参与反应，而不是水。

$$H_3C-\overset{O}{\overset{\|}{C}}-OC_2H_5 \; + \; H_2O \; \underset{\triangle}{\overset{HCl}{\rightleftharpoons}} \; H_3C-\overset{O}{\overset{\|}{C}}-OH \; + \; C_2H_5OH$$

$$H_3C-\overset{O}{\overset{\|}{C}}-OC_2H_5 \; + \; H_2O \; \underset{\triangle}{\overset{NaOH}{\rightleftharpoons}} \; H_3C-\overset{O}{\overset{\|}{C}}-ONa \; + \; C_2H_5OH$$

2. 醇解反应　酯发生醇解反应，主要产物是酯，因此也称为酯交换反应。

$$R-\overset{O}{\overset{\|}{C}}+OR' \; + \; H+OR'' \longrightarrow R-\overset{O}{\overset{\|}{C}}-OR'' \; + \; R'OH$$

利用酯交换反应可以制备一些高级的酯或一般难以直接用酯化反应合成的酯，也常用于药物及中间体的合成。例如，局部麻醉药盐酸普鲁卡因的合成。

$$\underset{NH_2}{\overset{COOC_2H_5}{\bigcirc}} \; + \; HOCH_2CH_2N(C_2H_5)_2 \; \overset{HCl}{\longrightarrow} \; \underset{NH_2}{\overset{COOCH_2CH_2N(C_2H_5)_2 \cdot HCl}{\bigcirc}} \; + \; C_2H_5OH$$

盐酸普鲁卡因

3. 氨解反应　酯的氨解反应的主要产物是酰胺。氨解反应也可以看成氨分子中氢原子被酰基取代，因此又称为酰化反应。

$$R-\overset{\overset{\displaystyle O}{\|}}{C}+OR' + H+NH_2 \longrightarrow R-\overset{\overset{\displaystyle O}{\|}}{C}-NH_2 + R'OH$$

4. 异羟肟酸铁盐反应　酯能与羟胺发生酰化反应生成异羟肟酸，异羟肟酸与三氯化铁作用，得到红紫色的异羟肟酸铁。

$$R-\overset{\overset{\displaystyle O}{\|}}{C}+OR' + H+NHOH \longrightarrow R-\overset{\overset{\displaystyle O}{\|}}{C}-NHOH + R'OH$$
异羟肟酸

5. 酯缩合反应　在醇钠等碱性试剂的作用下，酯分子中的 $\alpha$-H 能与另一酯分子中的烃氧基脱去 1 分子醇，生成 $\beta$- 酮酸酯，此反应称为酯缩合反应或克莱森（Claisen）缩合反应。例如，在乙醇钠的作用下，2 分子乙酸乙酯脱去 1 分子乙醇，生成乙酰乙酸乙酯（$\beta$-丁酮酸乙酯）。

$$CH_3\overset{\overset{\displaystyle O}{\|}}{C}+OC_2H_5 + H+CH_2\overset{\overset{\displaystyle O}{\|}}{C}-OC_2H_5 \xrightarrow[H^+]{NaOC_2H_5} CH_3\overset{\overset{\displaystyle O}{\|}}{C}CH_2COOC_2H_5 + C_2H_5OH$$

另外，酯类也可以发生还原反应，羰基还原剂氢化铝锂可以还原酯为伯醇。

# 第二节　脂　类

不溶于水而溶于乙醚、氯仿、苯等非极性有机溶剂的化合物统称为脂类。脂类包括油脂和类脂，类脂又包括磷脂、糖脂、胆固醇及甾体化合物（类固醇）等。本节主要介绍油脂和磷脂（甾体化合物的有关介绍详见第十五章）。

## 一、油脂

油脂是油和脂肪的总称。从结构看，油脂是甘油与脂肪酸所成的酯，即甘油三酯或称为脂酰甘油。一般将常温下呈液态的油脂称为油，呈固态的油脂称为脂肪。油脂分布十分广泛，各种植物的种子、动物的组织和器官中都有一定量的油脂，特别是油料作物的种子和动物皮下的脂肪组织，油脂含量丰富。人体内的脂肪占体重的 10% ~ 20%。人体内脂肪酸种类很多，生成甘油三酯时可有不同的组合方式，因此，甘油三酯具有多种存在形式。贮存能量和供给能量是脂肪最重要的生理功能。油脂还是维生素 A、D、E 和 K 等许多油性物质的良好溶剂。

（一）油脂的组成和结构

1. 油脂的组成　从化学构造来看，油脂是 1 分子甘油和 3 分子高级脂肪酸所形成的高级脂肪酸甘油酯，其通式为：

$$\begin{array}{c} \quad\quad\quad\quad\quad O \\ \quad\quad\quad\quad\quad \| \\ H_2C-O-C-R' \\ \quad\quad\quad\quad O \\ \quad\quad\quad\quad \| \\ HC-O-C-R'' \\ \quad\quad\quad\quad O \\ \quad\quad\quad\quad \| \\ H_2C-O-C-R''' \end{array}$$

其中若 R'、R''、R''' 相同，称为单甘油酯，R'、R''、R''' 不同，则称为混甘油酯。组成油脂的高级脂肪酸有 50 多种，其共同特点如下：

（1）大多数为含有偶数碳原子的直链高级脂肪酸，较为常见的为含有十六或十八个碳原子的高级脂肪酸。

（2）高级脂肪酸包括饱和脂肪酸和不饱和脂肪酸，其中以 $C_{18}$ 不饱和脂肪酸为主。

（3）几乎所有的不饱和脂肪酸都是顺式结构。

（4）脂肪酸的不饱和程度越大，其熔点越低。

含较多不饱和脂肪酸成分的甘油酯，在常温下一般呈液态；含较多饱和脂肪酸成分的甘油酯，在常温下一般呈固态。油脂中常见的脂肪酸如表 12-1 所列。

表 12-1　油脂中常见脂肪酸

| 习惯名称 | 系统名称 | 结构式 |
| --- | --- | --- |
| 月桂酸 | 十二碳酸 | $CH_3(CH_2)_{10}COOH$ |
| 软脂酸 | 十六碳酸 | $CH_3(CH_2)_{14}COOH$ |
| 硬脂酸 | 十八碳酸 | $CH_3(CH_2)_{16}COOH$ |
| 油酸 | 顺 - 十八碳 -9- 烯酸 | $CH_3(CH_2)_7CH=CH(CH_2)_7COOH$ |
| 亚油酸[*] | 顺，顺 - 十八碳 -9,12- 二烯酸[*] | $CH_3(CH_2)_4(CH=CHCH_2)_2(CH_2)_6COOH$ |
| 亚麻酸[*] | 顺，顺，顺 - 十八碳 -9,12,15- 三烯酸[*] | $CH_3CH_2(CH=CHCH_2)_3(CH_2)_6COOH$ |
| 花生四烯酸[*] | 顺，顺，顺，顺 - 二十碳 -5,8,11,14- 四烯酸[*] | $CH_3(CH_2)_4(CH=CHCH_2)_4(CH_2)_2COOH$ |

注：[*] 营养必需脂肪酸。

2．油脂的命名　单甘油酯的命名：一般称为"三某酰甘油"或"甘油三某脂肪酸酯"。如：

$$
\begin{array}{l}
\text{H}_2\text{C}-\text{O}-\overset{\displaystyle O}{\text{C}}-\text{C}_{17}\text{H}_{33}\\
\text{HC}-\text{O}-\overset{\displaystyle O}{\text{C}}-\text{C}_{17}\text{H}_{33}\\
\text{H}_2\text{C}-\text{O}-\underset{\displaystyle O}{\text{C}}-\text{C}_{17}\text{H}_{33}
\end{array}
$$

三油酰甘油（甘油三油酸酯）

混甘油酯的命名：用 $\alpha$、$\beta$、$\alpha'$ 表明脂肪酸的位次。如：

$$
\begin{array}{ll}
\alpha & \text{H}_2\text{C}-\text{O}-\overset{\displaystyle O}{\text{C}}-(\text{CH}_2)_{16}\text{CH}_3\\
\beta & \text{HC}-\text{O}-\overset{\displaystyle O}{\text{C}}-(\text{CH}_2)_{14}\text{CH}_3\\
\alpha' & \text{H}_2\text{C}-\text{O}-\underset{\displaystyle O}{\text{C}}-(\text{CH}_2)_7\text{CH}=\text{CH}(\text{CH}_2)_7\text{CH}_3
\end{array}
$$

$\alpha$- 硬脂酰 -$\beta$- 软脂酰 -$\alpha'$- 油酰甘油
（甘油 -$\alpha$- 硬脂酸 -$\beta$- 软脂酸 -$\alpha'$- 油脂酸）

（二）油脂的性质

1．物理性质　纯净的油脂是无色、无味、无臭的，但天然油脂因含有色素和维生素等而显不同的颜色和气味，如芝麻油呈红黄色，有香味。油脂的相对密度小于1，难溶于水，易溶于乙醚、氯仿、丙酮和苯等有机溶剂。天然油脂是混合物，没有恒定的熔点和沸点，只有一定的熔点范围，如猪脂为 36 ~ 46 ℃。

2．化学性质

（1）水解：油脂在酸、碱或酶的作用下，可水解生成 1 分子甘油和 3 分子脂肪酸。

$$
\begin{array}{l}
H_2C-O-\overset{O}{\overset{\|}{C}}-R' \\
HC-O-\overset{O}{\overset{\|}{C}}-R'' \\
H_2C-O-\overset{O}{\overset{\|}{C}}-R'''
\end{array}
+ H_2O \xrightarrow{\text{酸（碱、酶）}}
\begin{array}{l}
H_2C-OH \\
HC-OH \\
H_2C-OH
\end{array}
+
\begin{array}{l}
R'COOH \\
R''COOH \\
R'''COOH
\end{array}
$$

油脂在不完全水解时，可生成脂肪酸、单酰甘油或二酰甘油。

$$
\begin{array}{l}
H_2C-O-\overset{O}{\overset{\|}{C}}-R' \\
HC-OH \\
H_2C-OH
\end{array}
\qquad
\begin{array}{l}
H_2C-O-\overset{O}{\overset{\|}{C}}-R' \\
HC-O-\overset{O}{\overset{\|}{C}}-R'' \\
H_2C-OH
\end{array}
$$

单酰甘油　　　　　　　　二酰甘油

油脂水解生成的甘油、脂肪酸、单酰甘油、二酰甘油在体内均可被吸收利用。

油脂在碱性（NaOH 或 KOH）条件下可完全水解，得到高级脂肪酸的钠盐或钾盐，称为皂化。通常把油脂在碱性条件下的水解反应称为皂化反应。

$$
\begin{array}{l}
H_2C-O-\overset{O}{\overset{\|}{C}}-R' \\
HC-O-\overset{O}{\overset{\|}{C}}-R'' \\
H_2C-O-\overset{O}{\overset{\|}{C}}-R'''
\end{array}
+ 3NaOH \longrightarrow
\begin{array}{l}
H_2C-OH \\
HC-OH \\
H_2C-OH
\end{array}
+
\begin{array}{l}
R'COONa \\
R''COONa \\
R'''COONa
\end{array}
$$

1 g 油脂完全皂化所需 KOH 的质量（以 mg 为单位）称为皂化值。皂化值是衡量油脂质量的指标之一。根据皂化值的大小，可以判断油脂的平均分子量。皂化值越大，油脂的平均分子量越小。

（2）加成：甘油三酯分子中不饱和脂肪酸的碳碳双键，可与氢气、卤素等发生加成反应。

1）加氢：油脂加氢后，饱和脂肪酸含量增高，液态的油可转变成半固态或固态，所以，油脂的氢化又称油脂的硬化。氢化后的油脂不易被氧化，便于储存和运输。

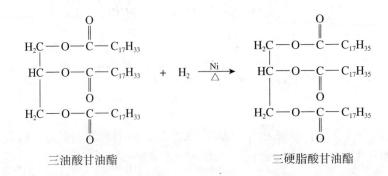

三油酸甘油酯　　　　　　　　　三硬脂酸甘油酯

**知识链接**

### 地中海饮食

地中海饮食是指地中海沿岸居民以橄榄油、蔬菜、水果、鱼类、五谷杂粮及豆类为主的饮食状态。

地中海地区包括南欧、北非、西非、中东等地中海周边国家，其中以西班牙、法国、希腊和意大利等南欧国家为主。

地中海饮食是世界公认的最健康的饮食。研究发现，地中海沿岸国家的心血管疾病和癌症的发病率明显低于世界其他地区，美国心脏学会的研究发现，希腊尤其克里特岛的心血管疾病死亡率最低，而美国和芬兰最高。膳食中最明显的差别是各国居民摄取的脂肪类别不同。

法国人饮食中的饱和脂肪酸摄取量为美国人的 2 倍，吸烟的比例也比美国人高，但心血管疾病发病率不到美国人的 50%，癌症的发病率也较低。研究发现这与他们常吃橄榄油、深海鱼、番茄、洋葱等有关。

地中海饮食的特色之一是橄榄油。橄榄油富含单不饱和脂肪酸（MuFA），不仅可降低血浆总胆固醇、三酰甘油及低密度脂蛋白，同时升高高密度脂蛋白，降低肝中脂肪含量，提高机体抗氧化酶如谷胱甘肽过氧化物酶和超氧化物歧化酶的活性，延缓动脉粥样硬化的形成，能预防冠心病。

地中海地区饮食的另一特色是猪肉等红肉吃得少，膳食蛋白质来源是低脂肪的海鲜及豆类。深海鱼中所含的 n-3 不饱和脂肪酸（PuFA）主要指 EPA 和 DHA，具有降低血脂、抑制血小板凝集、防治动脉粥样硬化、降低心血管病的发病率和死亡率的作用。

2）加碘：油脂分子中不饱和脂肪酸的碳碳双键也可与碘发生加成。100 g 油脂所能吸收碘的质量（以克为单位）称为碘值。根据碘值，可以判断油脂的不饱和程度。碘值越大，油脂分子中所含碳碳双键数目越多，油脂的不饱和程度就越高；碘值越小，油脂的不饱和程度就越低。

（3）酸败：油脂储存过久会发生变质，颜色变深，产生异味、臭味，这种现象称为油脂的酸败。酸败的原因：油脂受到氧、水分、微生物的作用，使油脂中不饱和脂肪酸的双键部分被氧化成过氧化物，此过氧化物再继续分解或氧化产生有臭味的小分子醛、酮和羧酸等混合物。

油脂的酸败程度可用酸值来表示。酸值是指中和 1 g 油脂所需要氢氧化钾的质量（以毫克为单位）。酸值越大，酸败程度越高。酸败的油脂有毒和刺激性，通常酸值大于 6.0 的油脂不可食用。

油脂的皂化值、碘值和酸值是重要的评价油脂的指标，我国对不同油脂的这三个指标有一定的要求，符合国家标准的油脂才可药用和食用。

## 二、磷脂

磷脂是含磷的类脂化合物，存在于绝大多数的细胞中，特别是动物的脑、神经组织、肝及植物的种子中。磷脂可分为甘油磷脂和鞘磷脂（又称神经磷脂），由甘油构成的磷脂称为甘油磷脂，由鞘氨醇构成的磷脂称为鞘磷脂。

磷脂与油脂的结构相似，是由 1 分子甘油和 2 分子高级脂肪酸、1 分子磷酸通过酯键结合而成的化合物，故又称为磷脂酸，其结构通式如下：

$$
\begin{array}{c}
\quad\quad\quad CH_2-O-\overset{\displaystyle O}{\overset{\|}{C}}-R_1 \\
R_2-\overset{\displaystyle O}{\overset{\|}{C}}-O-CH \\
CH_2-O-\overset{\displaystyle O}{\overset{\|}{P}}-OH \\
\quad\quad\quad OH
\end{array}
$$

其中，脂肪酸常常是软脂酸、硬脂酸、油酸、亚油酸、亚麻酸和花生四烯酸等。天然磷脂酸都属于 L- 型，游离态的磷脂酸在自然界很少，在机体中多以甘油磷脂形式存在。若磷酸部分的羟基再与胆碱、胆胺、肌醇等结合时，则可得各种甘油磷脂，最常见的是卵磷脂和脑磷脂。

（一）卵磷脂

卵磷脂又称胆碱磷酸甘油酯或磷脂酰胆碱，是磷脂酸与胆碱通过酯键结合而成的化合物，其结构式如下：

$$
\begin{array}{c}
\quad\quad\quad\quad\quad CH_2-O-\overset{\displaystyle O}{\overset{\|}{C}}-R_1 \\
R_2-\overset{\displaystyle O}{\overset{\|}{C}}-O-CH \\
CH_2-O-\overset{\displaystyle O}{\overset{\|}{\underset{O^-}{P}}}-O-CH_2CH_2\overset{+}{N}(CH_3)_3 \\
\underbrace{\phantom{-O-CH_2CH_2N(CH_3)_3}}_{\text{胆碱部分}}
\end{array}
$$

卵磷脂完全水解可得到甘油、脂肪酸、磷酸和胆碱 4 种水解产物。天然的卵磷脂是几种不同脂肪酸形成的卵磷脂的混合物，各种卵磷脂的区别在于脂肪酸的不同。卵磷脂存在于脑组织、肝、肾上腺、红细胞中，尤其在蛋黄中含量较为丰富。卵磷脂是白色蜡状固体，不溶于水，易溶于乙醚、乙醇及氯仿。卵磷脂不稳定，在空气中易被氧化变为黄色或棕色。卵磷脂及其合成原料能促进甘油三酯向肝外组织转运，常用作抗脂肪肝的药物。

（二）脑磷脂

称为乙醇胺磷酸甘油酯或磷脂酰胆胺，因脑组织中含量最多而得名。其结构式如下：

$$
\begin{array}{c}
\quad\quad\quad\quad\quad CH_2-O-\overset{\displaystyle O}{\overset{\|}{C}}-R_1 \\
R_2-\overset{\displaystyle O}{\overset{\|}{C}}-O-CH \\
CH_2-O-\overset{\displaystyle O}{\overset{\|}{\underset{O^-}{P}}}-O-CH_2CH_2\overset{+}{N}H_3 \\
\underbrace{\phantom{-O-CH_2CH_2NH_3}}_{\text{胆胺部分}}
\end{array}
$$

脑磷脂是磷脂酸与胆胺的羟基通过酯键结合而成的化合物，因此完全水解可得到甘油、脂肪酸、磷酸和胆胺。脑磷脂与卵磷脂共存于脑、神经组织和许多组织器官中，其结构与理化性质和卵磷脂相似，脑磷脂能溶于乙醚，难溶于乙醇，据此可以将脑磷脂与卵磷脂分离。脑磷脂在空气中易被氧化成棕黑色。脑磷脂与血液的凝固有关，在血小板内，能促使血液凝固的凝血激酶就是由脑磷脂与蛋白质所组成的。

在生理环境中，甘油磷脂中的磷酸残基为亲水基团，而 2 个脂肪酸的烃基则为疏水基团，所以磷脂类化合物是具有生物活性的表面活性剂和良好的乳化剂；它既是生物膜的组分，又参与脂蛋白的组成与转运，在机体中有重要的生理作用。

## • 自测题 •

### 一、单项选择题

1. 已知某些油脂的皂化值：猪油 195 ～ 203；奶油 210 ～ 230；牛油 190 ～ 200；豆油 189 ～ 195。依此可确定平均分子量最大的是
    A．豆油
    B．牛油
    C．猪油
    D．奶油
    E．无法判断

2. 缓解心绞痛的药物——硝酸甘油是酯化反应得到的，参与反应的是甘油与
    A．水杨酸
    B．枸橼酸
    C．硝酸
    D．酒石酸
    E．硫酸

3. 油脂碘值的大小可以用来判断油脂的
    A．分子量
    B．酸败程度
    C．饱和程度
    D．溶解度
    E．润滑度

### 二、多项选择题

1. 酯类化学物的化学性质有
    A．水解反应
    B．醇解反应
    C．氨解反应
    D．异羟肟酸铁盐反应
    E．酯缩合反应

2. 油脂的化学性质包括
    A．水解反应
    B．加成反应
    C．酸败
    D．取代反应
    E．酯缩合反应

3. 卵磷脂完全水解得到的产物有
    A．甘油
    B．脂肪酸
    C．磷酸
    D．胆碱
    E．胆胺

### 三、简答题

1. 为何卵磷脂可以作为防治脂肪肝的药物？
2. 为何胆盐有助于脂类的消化吸收？

（刘江平）

# 第十三章

# 糖 类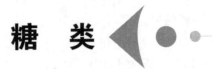

　　糖类（saccharide）化合物是一切生物体维持生命活动所需能量的主要来源，是生物体组织细胞的重要成分，是人体合成脂肪、蛋白质和核酸的重要原料。人体所需要的能量 70% 以上由糖类化合物提供。某些糖类化合物还具有特殊的生理功能，如糖蛋白是细胞间或生物大分子之间识别信息的分子，肝素具有抗凝血作用，遗传物质核酸的组成成分中也含有糖类物质。

　　从分子结构上看，糖类是多羟基醛或多羟基酮及其脱水缩合物。根据其能否水解及水解产物的不同可以分为三类，即单糖、低聚糖和多糖。单糖是最简单的糖，结构上是多羟基醛或多羟基酮，它不能被水解为更小的糖分子，如葡萄糖、果糖、核糖等。低聚糖又称为寡糖，能水解成 2 ~ 10 个单糖分子。低聚糖中最重要的是二糖，如蔗糖、麦芽糖、乳糖等。多糖是能水解生成 10 个以上单糖分子的糖，是一种高分子化合物，也称多聚糖，多糖大多为天然高分子化合物，如淀粉、糖原、纤维素等。

 **知识链接**

### 碳水化合物

　　植物的根、茎、果实、种子中，哺乳动物的乳汁中，动物体血液、肝、肌肉中都含有糖类化合物。糖类化合物是指多羟基醛或酮，或能水解产生多羟基醛或酮的化合物。早期发现，糖类化合物中碳、氢、氧的比例为 $C_m(H_2O)_n$，所以糖类又称为碳水化合物（carbohydrate）。随着科学的发展，人们逐渐认识到有些化合物（如乳酸、乙酸等）的分子组成符合通式 $C_m(H_2O)_n$，但从结构和性质上却不属于糖类化合物；而有些糖类化合物如鼠李糖 $C_6H_{12}O_5$、脱氧核糖（$C_5H_{10}O_4$），分子组成却不符合通式 $C_m(H_2O)_n$。所以，把糖类化合物称为碳水化合物是不确切的，也不能反映糖类化合物的结构特点。

# 第一节　单　糖

## 一、单糖的分类

单糖一般是含 3 ~ 6 个碳原子的多羟基醛或多羟基酮。按照分子中碳原子的数目不同，单糖可分为三碳糖（丙糖）、四碳糖（丁糖）、五碳糖（戊糖）和六碳糖（己糖）；按照结构不同，单糖可分为醛糖和酮糖。这两种分类方法常常结合使用，如戊醛糖、己酮糖等。自然界中，最简单的醛糖是丙醛糖（二羟基丙醛），最简单的酮糖是丙酮糖（二羟基丙酮）。它们的结构分别为：

$$
\begin{array}{ccc}
\text{CHO} & & \text{CH}_2\text{OH} \\
| & & | \\
\text{CHOH} & & \text{C}=\!\!=\text{O} \\
| & & | \\
\text{CH}_2\text{OH} & & \text{CH}_2\text{OH} \\
\text{丙醛糖} & & \text{丙酮糖}
\end{array}
$$

最常见的单糖是戊糖和己糖，其中最重要的戊糖是核糖和脱氧核糖，最重要的己糖是葡萄糖和果糖。

## 二、单糖的结构

单糖分子的构型习惯上采用 D/L 构型标记法，以 D- 甘油醛和 L- 甘油醛为标准而定的。分子中编号最大的手性碳原子上的羟基在右侧的称为 D 型，在左侧的则称为 L 型。

$$
\begin{array}{ccc}
\text{CHO} & \text{镜面} & \text{CHO} \\
\text{H}\!-\!\!|\!-\!\text{OH} & & \text{HO}\!-\!\!|\!-\!\text{H} \\
\text{CH}_2\text{OH} & & \text{CH}_2\text{OH} \\
\text{D-(+)- 甘油醛} & & \text{L-(-)- 甘油醛}
\end{array}
$$

### （一）葡萄糖的结构

1. 葡萄糖的开链结构　葡萄糖的分子式为 $C_6H_{12}O_6$，具有开链的 2,3,4,5,6- 五羟基己醛的基本结构，分子中有 4 个手性碳原子。己醛糖有 $2^4 = 16$ 个旋光异构体，天然葡萄糖是这 16 种构型中的一种。其空间构型用费歇尔投影式表示如下：

$$
\begin{array}{ccc}
^1\text{CHO} & \text{CHO} & \text{CHO} \\
\text{H}\!-\!^2\text{C}\!-\!\text{OH} & \text{H}\!-\!\text{OH} & | \\
\text{HO}\!-\!^3\text{C}\!-\!\text{H} \quad\text{或} & \text{HO}\!-\!\text{H} \quad\text{或} & | \\
\text{H}\!-\!^4\text{C}\!-\!\text{OH} & \text{H}\!-\!\text{OH} & | \\
\text{H}\!-\!^5\text{C}\!-\!\text{OH} & \text{H}\!-\!\text{OH} & | \\
^6\text{CH}_2\text{OH} & \text{CH}_2\text{OH} & \text{CH}_2\text{OH} \\
 & \text{D- 葡萄糖} &
\end{array}
$$

这种结构称为葡萄糖的开链式。葡萄糖分子中距羰基最远的手性碳原子 $C_5$ 上的羟基在右，故为 D 型。天然存在的单糖大多是 D 型的。

2. 葡萄糖的变旋光现象及环状结构　D- 葡萄糖的开链结构中有醛基，但却不能发生一些醛基的典型反应，例如不与希夫试剂发生显色反应，不能与亚硫酸氢钠加成等。

从不同溶剂中结晶可得到两种葡萄糖的晶体。一种是从乙醇中结晶析出的，熔点为 146 ℃，比旋光度为 +112°；另一种是从吡啶中结晶析出的，熔点为 150 ℃，比旋光度为

+19°。如将这两种葡萄糖溶液分别置于旋光仪中，可以发现它们的比旋光度逐渐发生变化，最后两者都达到一个平衡值：+52.5°。这种在溶液中比旋光度自行改变的现象称为变旋光现象。

| 葡萄糖晶体 | 乙醇结晶（$\alpha$- 型） | 吡啶结晶（$\beta$- 型） |
|---|---|---|
| 熔点 | 146 ℃ | 150 ℃ |
| 新配溶液的 $[\alpha]_D^{20}$ | +112° | +19° |
| 新配溶液放置 | $[\alpha]_D^{20}$ 逐渐减少至 52.5° | $[\alpha]_D^{20}$ 逐渐增高至 52.5° |

变旋光现象

变旋光现象说明，单糖并不仅以开链式存在，还有其他的存在形式。1925—1930 年，由 X 线等现代物理方法证明，葡萄糖主要是以氧环式（环状半缩醛结构）存在的。实验证明，葡萄糖分子中的醛基和 $C_5$ 上的羟基发生了自身羟醛缩合反应，生成了半缩醛羟基（或称苷羟基），形成了稳定的六元含氧杂环的半缩醛结构，也称氧环式结构。因 D- 葡萄糖的环状结构类似于吡喃环的结构，故又称为 D- 吡喃葡萄糖。

在 D- 葡萄糖的环状结构中，$C_1$ 上所生成的半缩醛羟基与 $C_5$ 上羟基在同一侧（右边）的为 $\alpha$-D- 葡萄糖；处于异侧的（半缩醛羟基在左边）则为 $\beta$-D- 葡萄糖。这就是上面所说的熔点和比旋光度不同的两种 D- 葡萄糖。葡萄糖的环状结构增加了一个手性碳 $C_1$，$\alpha$-D- 葡萄糖与 $\beta$-D- 葡萄糖除了 $C_1$ 外，其他手性碳的构型完全相同，因此它们互为端基异构体。

$$\alpha\text{-D- 吡喃葡萄糖} \quad\rightleftharpoons\quad \text{开链式葡萄糖} \quad\rightleftharpoons\quad \beta\text{-D- 吡喃葡萄糖}$$
约 36.4% 　　　约 0.005% 　　　约 63.6%

葡萄糖的环状结构可以解释变旋光现象。在水溶液中，$\alpha$-D- 吡喃葡萄糖和 $\beta$-D- 吡喃葡萄糖可通过开链式结构互相转化，最终达到平衡。环状结构之间的互变是产生变旋光现象的原因，具有环状结构的单糖都有变旋光现象。

为了比较真实、形象地表示糖的环状结构，英国化学家哈沃斯（Haworth）用一个六边形的透视式来表示 D- (+) - 葡萄糖的空间排布，称为哈沃斯投影式。书写哈沃斯投影式时，粗线表示在纸平面的前面，细线则表示在后面。把环上的氧原子写在右上角，碳原子编号按顺时针方向排列，将费歇尔投影式中位于碳链左侧的羟基写在环平面的上方，右侧的羟基写在环平面的下方。$C_5$ 上的羟甲基（—$CH_2OH$）写在环平面的上方，氢写在环平面的下方。

在哈沃斯投影式中，D-、L- 和 $\alpha$-、$\beta$- 构型的确定分别以 $C_5$ 上羟甲基和 $C_1$ 上的半缩醛羟基在环上的排列方式来决定。羟甲基在环平面上方的为 D- 构型，在环平面下方的为 L- 构型。在 D- 型糖中，半缩醛羟基（苷羟基）在环平面下方的为 $\alpha$- 型，在平面上方则为 $\beta$- 型。

因此，$\alpha$-D- 葡萄糖和 $\beta$-D- 葡萄糖的哈沃斯投影式可表示为：

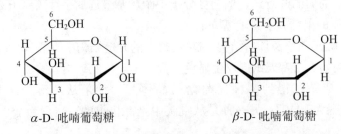

$\alpha$-D- 吡喃葡萄糖　　　　　　$\beta$-D- 吡喃葡萄糖

哈沃斯投影式虽然比较合理地表示了葡萄糖的结构，但仍不是其真实结构。X 线检测证明葡萄糖主要呈稳定的椅式构象。

α-型 36.4%　　　　　　β-型 63.6%

由上式可以看出，β- 葡萄糖比较稳定，因而在平衡体系中的含量较多。

（二）果糖的结构

1. 果糖的开链结构　果糖存在于水果和蜂蜜中，它的分子式也是 $C_6H_{12}O_6$，与葡萄糖是同分异构体。果糖是一种常见的己酮糖。它的分子中含 3 个手性碳原子，离羰基最远的手性碳原子上的羟基在右边，属于 D- 型糖，果糖具有左旋光性，故称 D-（-）- 果糖。其开链结构为：

$$
\begin{array}{c}
CH_2OH \\
| \\
C = O \\
| \\
HO - C - H \\
| \\
H - C - OH \\
| \\
H - C - OH \\
| \\
CH_2OH
\end{array}
$$

D-（-）- 果糖

2. 果糖的环状结构　和葡萄糖相似，果糖也主要以环状结构存在。果糖开链结构中的 $C_5$ 或 $C_6$ 上的羟基可以与酮基反应生成半缩酮，形成五元环（呋喃型）或六元环（吡喃型）两种环状结构的果糖，这两种环状结构又各自分为 α- 型异构体和 β- 型异构体。如蔗糖中的果糖就是呋喃果糖。D- 果糖的开链式和哈沃斯投影式的互变平衡体系如下：

α-D-吡喃果糖　　　　　　　　　　　　　α-D-呋喃果糖

β-D-吡喃果糖　　　　　　　　　　　　　β-D-呋喃果糖

果糖也有变旋光现象，平衡时的比旋光度为 -92°。

## 三、单糖的化学性质

单糖分子中含有羰基和多个羟基，因此，具有一般醛（酮）和醇的性质，如醛（酮）的羰基可发生氧化还原反应，醇羟基可发生酯化反应。由于这些官能团相互影响，又使单糖具有一些特殊性质。

单糖在水溶液中以环状结构与开链结构互变形式存在。因此，单糖的化学反应有的是以开链结构进行的，有的则以环状结构进行的。

（一）氧化反应

1. 与碱性弱氧化剂作用　托伦试剂、费林试剂和班氏试剂为碱性弱氧化剂，能把醛基氧化成羧基。

（1）单糖与托伦试剂反应：有单质银析出。

$$
\begin{array}{ccc}
\text{CHO} & & \text{COOH} \\
\text{H——OH} & & \text{H——OH} \\
\text{HO——H} & \xrightarrow{\text{托伦试剂}} & \text{HO——H} \qquad + \quad \text{Ag}\downarrow \\
\text{H——OH} & & \text{H——OH} \\
\text{H——OH} & & \text{H——OH} \\
\text{CH}_2\text{OH} & & \text{CH}_2\text{OH} \\
\text{D- 葡萄糖} & & \text{D- 葡萄糖酸}
\end{array}
$$

（2）单糖与班氏试剂或费林试剂反应：有砖红色 $Cu_2O$ 沉淀生成。

$$单糖 + Cu^{2+}（配离子）\longrightarrow 复杂氧化产物 + Cu_2O\downarrow$$

酮糖也能被上述碱性弱氧化剂氧化。这是由于在碱性条件下，D- 葡萄糖、D- 甘露糖和 D- 果糖可通过烯醇式中间体相互转化，其中由 D- 葡萄糖转化为 D- 甘露糖的过程称为差向异构化。

$$
\begin{array}{ccccc}
\text{CHO} & & \text{[烯二醇中间体]} & & \text{CHO} \\
\text{H——OH} & & & & \text{HO——H} \\
\text{HO——H} & \underset{\text{OH}^-}{\rightleftharpoons} & & \underset{\text{OH}^-}{\rightleftharpoons} & \text{HO——H} \\
\text{H——OH} & & & & \text{H——OH} \\
\text{H——OH} & & & & \text{H——OH} \\
\text{CH}_2\text{OH} & & & & \text{CH}_2\text{OH} \\
\text{D- 葡萄糖} & & & & \text{D- 甘露糖}
\end{array}
$$

$$
\begin{array}{c}
\text{CH}_2\text{OH} \\
\text{C}=\text{O} \\
\text{HO——H} \\
\text{H——OH} \\
\text{H——OH} \\
\text{CH}_2\text{OH} \\
\text{D- 果糖}
\end{array}
$$

凡能被托伦试剂、费林试剂或班氏试剂氧化的糖，均称为还原糖，反之则称为非还原糖。单糖都是还原糖。

临床上，利用单糖的还原性可进行定性和定量检查，如利用班氏试剂来检测患者的尿液中是否含有葡萄糖，并根据产生沉淀颜色的深浅及量的多少来判断葡萄糖的含量。

2. 与溴水作用 溴水是弱氧化剂。醛糖被溴水氧化生成糖酸，同时溴水褪色。酮糖无此反应。因此，可利用溴水的选择性氧化来鉴别醛糖和酮糖。

$$
\begin{array}{c}
\text{CHO} \\
\text{H}\text{——}\text{OH} \\
\text{HO}\text{——}\text{H} \\
\text{H}\text{——}\text{OH} \\
\text{H}\text{——}\text{OH} \\
\text{CH}_2\text{OH}
\end{array}
\xrightarrow{\text{Br}_2/\text{H}_2\text{O}}
\begin{array}{c}
\text{COOH} \\
\text{H}\text{——}\text{OH} \\
\text{HO}\text{——}\text{H} \\
\text{H}\text{——}\text{OH} \\
\text{H}\text{——}\text{OH} \\
\text{CH}_2\text{OH}
\end{array}
$$

D- 葡萄糖 　　　　　　　　　　D- 葡萄糖酸

3. 与稀硝酸作用 醛糖与稀硝酸作用时，糖分子中的醛基和末端羟甲基都被氧化生成羧基，得到糖二酸。如葡萄糖被稀硝酸氧化可生成葡萄糖二酸。

$$
\begin{array}{c}
\text{CHO} \\
\text{H}\text{——}\text{OH} \\
\text{HO}\text{——}\text{H} \\
\text{H}\text{——}\text{OH} \\
\text{H}\text{——}\text{OH} \\
\text{CH}_2\text{OH}
\end{array}
\xrightarrow{\text{稀 HNO}_3}
\begin{array}{c}
\text{COOH} \\
\text{H}\text{——}\text{OH} \\
\text{HO}\text{——}\text{H} \\
\text{H}\text{——}\text{OH} \\
\text{H}\text{——}\text{OH} \\
\text{COOH}
\end{array}
$$

D- 葡萄糖 　　　　　　　　　　D- 葡萄糖二酸

D- 葡萄糖二酸经适当的方法还原，可得到 D- 葡萄醛酸。其结构式如下：

（结构式：COOH, O, CHOH, OH, OH, OH）

人体内的 D- 葡萄糖在酶的催化下可转化为葡糖醛酸。葡糖醛酸在肝中可与某些醇、酚等有毒物质结合，使某些醇、酚等非营养物质发生生物转化，增加其水溶性并随尿液排出体外，从而起到解毒作用。

酮糖也能被稀硝酸氧化，碳链断裂，生成小分子羧酸。

（二）酯化反应

单糖环状结构中的羟基能与酸作用生成酯。葡萄糖在生物体酶的作用下，能与磷酸作用生成葡萄糖 -1- 磷酸酯（G-1-P）、葡萄糖 -6- 磷酸酯（G-6-P）和葡萄糖 -1,6- 二磷酸酯（G-1,6-P）。葡萄糖 -1- 磷酸酯和葡萄糖 -6- 磷酸酯在酶的作用下可互相转变。

（反应式：α-葡萄糖 + H₃PO₄ —酶→ α-葡萄糖-1-磷酸酯 + H₂O）

α-葡萄糖 　　　　　　　　　　α-葡萄糖-1-磷酸酯

葡萄糖 -1- 磷酸酯是糖原分解的初产物，也是合成糖原的原料。

果糖和核糖也能发生酯化反应，分别生成果糖 -1,6- 二磷酸酯和核糖 -1- 磷酸酯，果糖 -1,6- 二磷酸酯在临床上可用于抗休克。

在人体内，糖与腺苷三磷酸（ATP）在酶的催化下生成磷酸酯，然后才能进行其他反应。

因此，酯化反应是体内糖代谢的重要步骤。

（三）成苷反应

单糖环状结构中的苷羟基（半缩醛羟基）在干燥 HCl 催化下，可与醇羟基发生脱水缩合反应生成缩醛，这类反应称为成苷反应，所生成的化合物称为糖苷。例如：

$\beta$-葡萄糖　　　　　　　　　　　　$\beta$-葡萄糖甲苷

糖苷分子结构包括糖和非糖两部分。糖的部分称为糖苷基，非糖部分称为糖苷配基或苷元，糖与苷元之间的连接键称为氧苷键，简称苷键。

单糖形成糖苷后，其分子中没有苷羟基，在溶液中不能转变为开链式结构，无还原性，无变旋光现象，在碱性溶液中比较稳定，但在稀酸或酶的作用下，糖苷键容易水解发生断裂，生成相应的糖和配糖基。

糖苷类化合物广泛存在于自然界中，大多数具有生物活性，是很多中草药的重要成分之一。如苦杏仁苷具有止咳作用，水杨苷具有镇痛作用，洋地黄毒苷具有强心作用等。

（四）显色反应

1. 莫里许（Molisch）反应　所有糖的水溶液都能在浓硫酸存在下，与 $\alpha$- 萘酚的乙醇溶液反应生成紫色环，该反应称为莫里许反应，又称为 $\alpha$- 萘酚反应。此反应灵敏，常用于糖类化合物的定性鉴定。

2. 塞利凡诺夫（Seliwanoff）反应　酮糖与塞利凡诺夫试剂（间苯二酚的盐酸溶液）共热，溶液很快呈现出鲜艳的红色，该反应称为塞利凡诺夫反应，又称间苯二酚反应。在同样条件下，醛糖无此变化。因此，可以利用此反应鉴别酮糖和醛糖。

# 第二节　二　糖

二糖广泛存在于自然界中，是最简单也是与人类关系最密切的低聚糖。二糖水解时生成 2 个单糖分子，这 2 分子单糖可以相同，也可不同。

常见的二糖有蔗糖、乳糖和麦芽糖，它们的化学式都是 $C_{12}H_{22}O_{11}$，互为同分异构体。从结构上看，二糖是 1 分子单糖的苷羟基与另 1 分子单糖的羟基脱水形成的糖苷。根据二糖分子中是否含有苷羟基，可将其分为非还原性二糖和还原性二糖两类。

## 一、蔗糖

蔗糖是自然界中分布最广的二糖，在甘蔗和甜菜中含量较高，分子式为 $C_{12}H_{22}O_{11}$。纯蔗糖为无色晶体，熔点为 186 ℃，易溶于水，难溶于乙醇，甜味仅次于果糖而高于葡萄糖。

蔗糖是由 1 分子 $\alpha$-D- 吡喃葡萄糖中的 $C_1$ 苷羟基和 1 分子 $\beta$-D- 呋喃果糖的 $C_2$ 苷羟基脱水，以 $\beta$-1,2- 糖苷键结合而成的，其结构式为：

β-1,2-糖苷键

α-D-吡喃葡萄糖　　β-D-呋喃果糖

由于蔗糖分子中不含半缩醛羟基，它不能还原托伦试剂、费林试剂及班氏试剂等试剂，是非还原性二糖。蔗糖也无变旋光现象，不能发生成苷反应。

蔗糖的水溶液具有右旋光性，在酸或酶的作用下，1分子蔗糖水解生成1分子D-葡萄糖和1分子D-果糖，水解所得混合物具有左旋光性，与水解前的旋光方向相反，因此，工业上把蔗糖的水解称为转化，水解后的混合物称为转化糖，它比蔗糖甜，具有还原糖的性质。

$$C_{12}H_{22}O_{11} + H_2O \xrightarrow{\text{H}^+ \text{或酶}} C_5H_{11}O_5CHO + C_5H_{12}O_5CO$$

蔗糖可用作矫味剂，医药上常用来制造糖浆。将蔗糖加热制得的焦糖在饮料等食品中可用作着色剂。

## 二、麦芽糖

发芽的谷物种子内含有麦芽糖。食物中的淀粉可在体内淀粉酶作用下水解生成麦芽糖，再经麦芽糖酶水解生成2分子葡萄糖，所以麦芽糖是淀粉水解过程的一个中间产物。麦芽糖是白色晶体，分子式为$C_{12}H_{22}O_{11}$，易溶于水，甜味不如蔗糖。麦芽糖营养价值较高，可制成糖果，也可用作细菌的培养基。

麦芽糖是由1分子α-D-吡喃葡萄糖的$C_1$苷羟基与1分子D-葡萄糖$C_4$上的羟基脱水，以α-1,4-糖苷键结合而成。麦芽糖在无机酸或α-葡萄糖苷酶作用下水解成2分子D-葡萄糖。麦芽糖结构式如下：

麦芽糖分子中仍有1个苷羟基，有α-型和β-型两种异构体，在水溶液中能转变为含醛基的开链结构，具有还原性，是还原性二糖，具有变旋光现象，能与弱氧化剂作用，能生成脎和糖苷。

## 三、乳糖

乳糖主要存在于哺乳动物的乳汁中，人乳中含量为60～70 g/L，牛乳中含量为40～50 g/L。乳糖为白色晶体，通常含有1分子结晶水，易溶于水，吸湿性较小，微甜。在医药上常利用乳糖吸湿性较小的特点，将其作为药物的稀释剂、矫味剂和填充剂。乳糖是由1分子β-D-半乳糖$C_1$上的苷羟基与1分子D-葡萄糖$C_4$上的醇羟基脱水，β-1,4-糖苷键连接而成的。

$\beta$-1,4-糖苷键

β-D-半乳糖        D-葡萄糖

乳糖分子中的葡萄糖部分含有苷羟基，在水溶液中能转变为含醛基的开链结构，因此乳糖具有还原性，是还原糖，能与弱氧化剂作用，能生成脎和糖苷。在酸或酶的作用下，1分子乳糖能水解生成1分子半乳糖和1分子葡萄糖。

# 第三节 多 糖

多糖广泛存在于自然界中，它是由许多单糖通过糖苷键连接而成的高分子化合物。根据连接方式不同，多糖可分为直链多糖、支链多糖和环状多糖；根据形态、生理作用的不同，多糖可分为贮存多糖和构造多糖；根据水解后所得单糖是否相同，多糖可分为均多糖和杂多糖，水解产物为同一种单糖的多糖称为均多糖，如纤维素和淀粉，水解产物是不同的单糖或不同的衍生物的多糖称为杂多糖，如透明质酸、肝素等。

多糖一般为无定形粉末，无甜味，大多难溶于水，少数能溶于水形成胶体溶液。多糖在缩合过程中失去了大部分苷羟基，因此没有还原性，不能被弱氧化剂氧化，也不能形成糖苷和糖脎。

## 一、淀粉

淀粉是绿色植物进行光合作用的产物，大量存在于植物的种子、根和块茎中，是植物贮存的养料。淀粉是由许多$\alpha$-D-葡萄糖分子间脱水缩合而形成的多糖，为无臭无味的白色粉状物。用热水处理淀粉后，可溶性部分称为直链淀粉，约占20%；不可溶性部分称为支链淀粉，约占80%。淀粉是酿制食醋、酒的原料，是生产葡萄糖等药物的原料，在药物制剂中可用作赋形剂。

（一）直链淀粉

直链淀粉又称糖淀粉，基本构成单元是$\alpha$-D-吡喃葡萄糖，分子量为$1.5 \times 10^4 \sim 6 \times 10^5$，是由数百到数千个$\alpha$-D-吡喃葡萄糖通过$\alpha$-1,4-糖苷键结合成的线状聚合物，每个直链淀粉的分子中含1000~4000个葡萄糖单位。直链淀粉的结构式如下：

$\alpha$-1,4-糖苷键

直链淀粉分子内通过氢键的相互作用，其长链呈螺旋状排列，每圈约含6个D-葡萄糖单位，结构如图13-1所示。

直链淀粉溶液遇碘显深蓝色，是由于直链淀粉螺旋结构中的空穴恰能容纳碘分子，通过分子间作用力使淀粉与碘形成了蓝色复合物。加热后溶液蓝色消失，冷却后复现。此反应非常灵

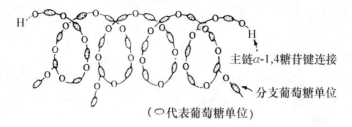

主链α-1,4糖苷键连接

分支葡萄糖单位

（○代表葡萄糖单位）

**图 13-1 直链淀粉结构示意图**

敏，可用于检验淀粉或碘的存在。

（二）支链淀粉

支链淀粉又称胶淀粉，分子量达 $6×10^6$ 以上，结构比直链淀粉复杂得多，由 $20 \sim 30$ 个 α-D- 吡喃葡萄糖通过 α-1,4- 糖苷键连接成主链，每隔 $20 \sim 25$ 个葡萄糖单位有 1 个支链，支链上还有分支，分支处通过 α-1,6- 糖苷键或其他方式连接，可形成 5000 个 α-D- 吡喃葡萄糖组成的多支链多糖。支链淀粉的部分结构如下：

← α-1,6-糖苷键

α-1,4-糖苷键

支链淀粉的分支状链如图 13-2 所示。

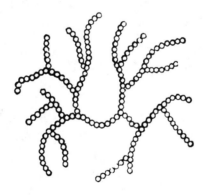

**图 13-2 支链淀粉的分支结构示意图**

支链淀粉不溶于水，在热水中形成糊状，具有很强的黏性，遇碘显蓝紫色。在酸或酶的作用下，淀粉可逐步水解，最终生成葡萄糖。淀粉在水解过程中，与碘反应后颜色从蓝紫色到红色、黄色，直到无变化为止，可根据颜色的变化确定淀粉的水解程度。

$$(C_6H_{10}O_5)_n \xrightarrow[\text{H}^+\text{或酶}]{H_2O} (C_6H_{10}O_5)_m \xrightarrow[\text{H}^+\text{或酶}]{H_2O} C_{12}H_{22}O_{11} \xrightarrow[\text{H}^+\text{或酶}]{H_2O} C_6H_{12}O_6$$

淀粉　　　　　　　　糊精　　　　　　　麦芽糖　　　　　D- 葡萄糖

糊精是分子比淀粉小得多的多糖，是淀粉水解的中间产物，为白色或淡黄色粉末，溶于冷水，有黏性，可用作黏合剂。

## 二、糖原

糖原是人与动物体内贮存的一种多糖，又称动物淀粉。糖原为白色无定形粉末，不溶于冷水，可溶于热水形成透明胶体溶液，遇碘显红色。糖原主要以颗粒状存在于肝及肌肉组织中，分别称为肝糖原和肌糖原。

糖原水解的最终产物是 D- 葡萄糖。其结构与支链淀粉相似，主要以 $\alpha$-1,4- 糖苷键相连形成主链（直链），支链分支处以 $\alpha$-1,6- 糖苷键连接，支链比淀粉更多、更稠密、更短，每隔 8 ~ 10 个葡萄糖单位就出现 1 个 $\alpha$-1,6- 糖苷键。糖原分支结构如图 13-3 所示。

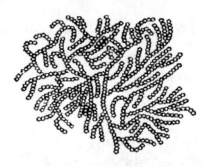

图 13-3 糖原分支结构示意图

糖原在人体代谢过程中对维持血糖浓度起着重要的作用。人体从食物中获取葡萄糖后，经血液将葡萄糖输送到全身。肝在胰岛素作用下，把多余的葡萄糖转变成糖原贮存于肝内。当血糖含量降低时，糖原就分解为葡萄糖进入血液，以维持正常血糖浓度，供给机体能量。

## ● 自测题 ●

### 一、单项选择题

1. 下列对糖类的叙述正确的是
   A. 都可以水解
   B. 都是天然高分子化合物
   C. 都含有 C、H、O 三种元素
   D. 都有甜味
   E. 都是酮糖

2. 下列糖中属非还原糖的是
   A. 麦芽糖
   B. 乳糖
   C. 蔗糖
   D. 果糖
   E. 葡萄糖

3. 糖在人体内贮存的形式是
   A. 乳糖
   B. 蔗糖
   C. 麦芽糖
   D. 糖原
   E. 果糖

4. 血糖通常是指血液中的
   A. 葡萄糖
   B. 糖原
   C. 麦芽糖
   D. 果糖
   E. 乳糖

5. 下列糖中，人体消化酶不能消化的是
   A. 糖原
   B. 淀粉
   C. 麦芽糖
   D. 纤维素
   E. 糊精

6. 葡萄糖的手性碳原子有几个
   A. 5
   B. 3
   C. 8
   D. 4
   E. 6

## 二、多项选择题

1．下列是同分异构体的是
  A．葡萄糖与果糖
  B．麦芽糖与蔗糖
  C．蔗糖与乳糖
  D．核糖与脱氧核糖
  E．乙醇与甲醚

2．关于葡萄糖的说法下列正确的是
  A．葡萄糖的分子式是 $C_6H_{12}O_6$
  B．葡萄糖是一种多羟基醛，因而具有醛和多元醇的性质
  C．葡萄糖不能水解
  D．葡萄糖是糖类化合物中最甜的
  E．天然存在的单糖大多是 D 型的

3．对淀粉和纤维素关系的叙述，正确的是
  A．都是非还原性糖
  B．都符合通式 $(C_6H_{10}O_5)_n$
  C．互为同分异构体
  D．都是天然高分子化合物
  E．都由葡萄糖构成

4．葡萄糖和果糖能发生的反应的是
  A．氧化反应
  B．成苷反应
  C．成酯反应
  D．水解反应
  E．与费林试剂反应

## 三、填空题

1．血糖是指＿＿＿＿＿＿＿＿＿＿＿，正常人在空腹状态下血糖含量为＿＿＿＿＿＿＿＿。

2．糖分子中的半缩醛羟基又称＿＿＿＿＿＿。

3．天然淀粉由＿＿＿＿＿和＿＿＿＿＿组成，淀粉遇碘显示＿＿＿＿＿色。

4．根据糖类的水解情况，糖类可分成＿＿＿＿、＿＿＿＿和＿＿＿＿。

## 四、用化学方法鉴别下列各组化合物

1．己醛、葡萄糖

2．果糖、蔗糖

3．麦芽糖、果糖

## 五、简答题

1．什么是变旋光现象？哪些糖有变旋光现象？

2．同为氧化剂，为什么托伦试剂、费林试剂或班氏试剂能氧化葡萄糖和果糖，溴水只能氧化葡萄糖？

（刘艳艳）

# 含氮有机化合物

## 学习目标

1. 掌握胺的含义、结构、分类和命名，杂环化合物的含义、分类及命名，以及呋喃、吡咯及吡啶等重要杂环化合物的结构和性质。
2. 熟悉酰胺、尿素、嘧啶、嘌呤及其衍生物的结构及性质，常见生物碱的含义和性质。
3. 了解重要的胺及酰胺在医学上的用途，常见杂环化合物及生物碱在医学中的意义。

含氮有机化合物的种类很多，其中许多与人类生命活动和日常生活的关系非常密切。如组成生物细胞的重要成分蛋白质、核酸等是含氮有机化合物，很多药物（如巴比妥类药物、磺胺类药物等）也是含氮有机化合物。含氮有机化合物包括胺、酰胺、腈、偶氮化合物、杂环化合物、生物碱等。

在含氮有机化合物中，许多具有特殊气味，例如吡啶、三乙胺等；有许多属于致癌物质，例如芳香胺中的 2- 萘胺、联苯胺等；偶氮化合物中的邻氨基偶氮甲苯等为偶氮染料；脂肪胺有乙烯亚胺、吡咯烷、氮芥等；某些生物碱如延胡索乙素有镇痛效果等。

## 第一节 胺

### 一、胺的含义

胺（amine）是氨分子中的氢原子被烃基取代后生成的产物。胺类化合物广泛存在于自然界中，如苯胺是合成药物、染料等的重要原料，乙二胺是制备 EDTA 的原料等。胺的衍生物具有多种生理作用，如乙酰胆碱是神经递质。很多药物分子中也含有胺类化合物的结构，如局部麻醉药盐酸普鲁卡因、抗高血压药盐酸普萘洛尔等。

### 二、胺的结构、分类和命名

（一）胺的结构

胺是指氨的烃基衍生物。与无机氨的结构类似，胺分子中的氮原子采用不等性 $sp^3$ 杂化，未共用电子对占据 1 个 $sp^3$ 杂化轨道，另外 3 个 $sp^3$ 杂化轨道分别与氢原子或碳原子以 $\sigma$ 健结合，形成三角锥形，键角约为 107°18′（图 14-1）。

（二）胺的分类

1. 根据氮原子上所连接的烃基种类不同，胺可分为脂肪胺和芳香胺。脂肪胺（aliphatic

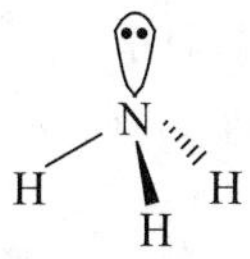

**图 14-1　胺的结构**

amine）是指氮原子与脂肪烃基直接相连的胺；芳香胺（aromatic amine）是指与苯环直接相连的胺。

| 脂肪胺 | $CH_3NH_2$ | $CH_3NHCH_3$ | $CH_3CH_2N（CH_3）_2$ |

| 芳香胺 | 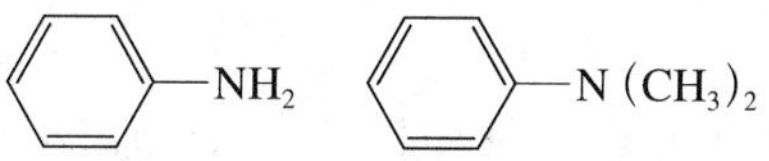 —NH₂ | —N（CH₃）₂ |

2．根据氮原子上所连接的烃基数目不同，胺可分为伯胺（1°胺）、仲胺（2°胺）和叔胺（3°胺）。

| $RNH_2$ | $R_2NH$ | $R_3N$ |
| 伯胺 | 仲胺 | 叔胺 |

伯胺、仲胺、叔胺中分别含有氨基（—$NH_2$）、亚氨基（—NH—）和次氨基（—N—），分别为其官能团。

与铵盐和氢氧化铵相对应的四烃基衍生物，分别为季铵盐和季铵碱。季铵盐和季铵碱统称季铵类化合物。

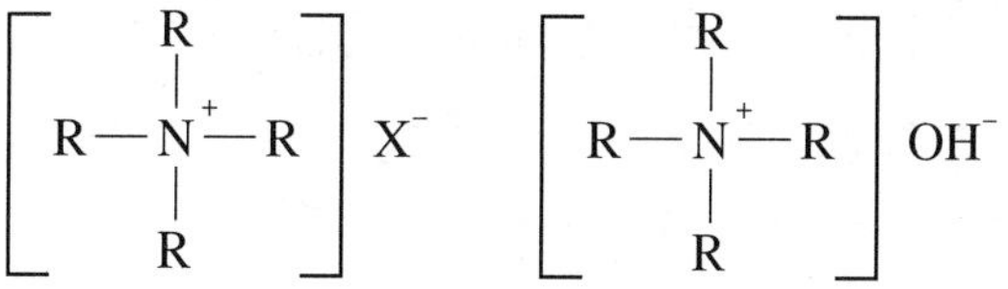

$$\left[ \begin{array}{c} R \\ R-\overset{+}{N}-R \\ R \end{array} \right] X^- \qquad \left[ \begin{array}{c} R \\ R-\overset{+}{N}-R \\ R \end{array} \right] OH^-$$

季铵盐　　　　　　　　　季铵碱

3．根据分子中所含氨基数目的不同，胺可分为一元胺、二元胺和多元胺。

（三）胺的命名

1．结构简单的脂肪胺　命名原则是以胺为母体，以烃基作为取代基，简称"某胺"，例如：

$$CH_3NH_2 \qquad H_3CH_2C—NH_2 \qquad \begin{array}{c} CH_3 \\ | \\ H_3C—C—NH_2 \\ | \\ CH_3 \end{array}$$

甲胺　　　　　　　乙胺　　　　　　　　叔丁基胺

若氮原子上所连烃基相同，则用"二、三"等数字表示相同的烃基数目；烃基不同时，则把简单烃基的名称放在前面，复杂烃基的名称放在后面。例如：

$$H_3CH_2C—NH—CH_2CH_3 \qquad CH_3NHCH_2CH_3 \qquad \begin{array}{c} CH_3 \\ | \\ H_3CH_2C—N—CH_2CH_3 \end{array} \qquad N（CH_2CH_3）_2$$

二乙胺　　　　　　　　乙胺　　　　　　甲乙丙胺　　　　　　三乙胺

最简单的芳香胺是苯胺，若在其苯环上有取代基，在命名时以苯胺为母体，其他基团作为取代基，并用"邻、间、对"表示相对位置。例如：

苯胺　　　　　　　对甲基苯胺　　　　　邻硝基苯胺

间甲氧基苯胺

2．氮原子上连有脂肪烃基的芳香仲胺和叔胺　常在脂肪烃基之前加上字母"*N*"，以表示烃基连接在氮原子上。例如：

*N*- 甲基苯胺　　　　　*N,N*- 甲基苯胺　　　　*N*- 甲基 -*N*- 乙基苯胺

3．较复杂的胺　用系统命名法命名，以烃为母体，把氨基作为取代基。例如：

2- 甲基 -4- 氨基庚烷

### 三、胺的理化性质

（一）物理性质

低级脂肪胺在常温下是气体或液体，高级脂肪胺是固体。芳香胺是高沸点的液体或低熔点的固体。胺与水能够形成氢键（——N⋯H—O—H⋯），因此胺的沸点比与其分子量相近的非极性化合物高，但是比相应的醇或羧酸低，很多芳香胺有毒，与皮肤接触或吸入其过量蒸气会引起中毒。

（二）化学性质

1．碱性　胺分子中氮原子上的孤对电子能接受质子，呈碱性。其解离式为：

$$R—NH_2 + H_2O \rightleftharpoons R—NH_3^+ + OH^-$$

胺的碱性强弱与氮原子上的电子云密度有关。氮原子电子云密度越大，接受质子的能力越强，碱性就越强。脂肪烃基是供电子基，使氮原子上的电子云密度增大，碱性比氨强；而芳香胺因氮原子上的孤对电子离域到苯环上，降低了氮原子上的电子云密度，因此其碱性比氨弱。

胺的碱性强弱还与氮原子上连接的烃基数目有关，所连接的烃基越多，供电效应越强，但是随着烃基数目继续增多，氮原子的空间位阻逐渐增大，使氮原子难与质子结合，碱性反而减弱。因此，脂肪胺的碱性强弱次序为：仲胺＞伯胺＞叔胺＞氨。

季铵碱属于离子型化合物，是强碱，其碱性与氢氧化钠近似。

综上所述，各类胺的碱性强弱次序为：季铵碱＞脂肪胺＞氨＞芳香胺。

2．成盐反应　胺可以与无机酸成盐，用强碱又可以将其从盐中游离出来，这些性质可用于胺的分离、鉴别和提纯。例如：

$$H_3C—NH_2 + HCl \longrightarrow H_3C—NH_3^+Cl^- \quad (H_3C—NH_2 \cdot HCl)$$

$$氯化甲铵（或甲胺盐酸盐）$$

（苯—NH₃ + HCl → 苯—NH₃⁺Cl⁻ （苯—NH₂·HCl））

（苯—NH₃⁺Cl⁻ + → 苯—NH₂ + NaCl + H₂O）

　　铵盐易溶于水，因此在医疗中常把含氨基的药物制备成铵盐，如临床上供注射使用的局部麻醉药盐酸普鲁卡因就是普鲁卡因的盐，还有中药中抗菌效果较好的盐酸小檗碱就是中药黄连提取物小檗碱的盐。由于胺的碱性较弱，所以在铵盐的水溶液中加入强碱（如氢氧化钠或氢氧化钾），就能使胺从铵盐中游离出来。因此该性质可用于胺的鉴别、精制和分离。

　　3．酰化反应　在有机分子中引入酰基的反应称为酰化反应。具有酰基的物质称为酰化剂，如酰卤和酸酐。

　　伯胺和仲胺都能与酰化剂酰卤或酸酐作用，氮原子上的氢原子被酰基取代。例如：

（苯—NH₂ + [乙酰氯] → 苯—NH—CO—CH₃ + HCl）

$$乙酰苯胺$$

（H₃C—NH₂ + 乙酸酐 → H₃C—CO—NH—CH₃ + H₃C—CO—CH₃）

$$乙酸酐 \qquad\qquad N\text{-}甲基乙酰胺$$

　　因为叔胺的氮原子上没有氢原子，所以不能发生酰化反应。

　　胺发生酰化反应后生成的酰胺大多数是具有一定熔点的结晶固体，易于储存和运输。在药物合成中常用酰化反应来保护芳香胺的氨基，便于药物在体内吸收，以提高或延长其疗效。游离胺的毒性较大，酰化反应可以降低其毒性。如对羟基苯胺具有解热镇痛作用，因毒性强而不宜内服，乙酰化后则毒性降低，疗效增强。

（HO—苯—NH₂ + 乙酸酐 → HO—苯—NH—CO—CH₃ + CH₃COOH）

$$对羟基苯胺 \qquad\qquad N\text{-}对羟基苯乙酰胺（扑热息痛）$$

　　4．与亚硝酸反应　伯胺、仲胺、叔胺与亚硝酸反应所生成的产物各不相同。由于亚硝酸（$HNO_2$）不稳定，所以通常利用亚硝酸钠和强酸作用来制备亚硝化试剂。例如：

$$NaNO_2 + HCl \longrightarrow HNO_2 + NaCl$$

　　（1）伯胺与亚硝酸反应：脂肪伯胺与亚硝酸反应，放出氮气，反应式可以表示如下。

$$R—NH_2 + HNO_2 \longrightarrow ROH + H_2O + N_2\uparrow$$

　　芳香伯胺在低温（0～5 ℃）和过量强酸存在条件下，与亚硝酸作用生成重氮盐，这个反应称为重氮化反应。例如：

（苯—NH₂ $\xrightarrow[0\sim5\,℃]{NaNO_2,\ HCl}$ 苯—N⁺≡NCl⁻ + NaCl + 2H₂O）

重氮盐在低温下比较稳定，加热至室温即可分解成酚并放出氮气，可用于芳香伯胺的定性与定量分析。例如：

$$\text{C}_6\text{H}_5\overset{+}{\text{N}}\equiv\text{NCl}^- + \text{H}_2\text{O} \xrightarrow[\triangle]{\text{H}^+} \text{C}_6\text{H}_5\text{—OH} + \text{N}_2\uparrow + \text{HCl}$$

（2）仲胺与亚硝酸反应：仲胺与亚硝酸反应生成不溶于水的黄色油状物 N- 亚硝基化合物，称为亚硝基化反应。例如：

$$\text{H}_3\text{C—NH—CH}_3 + \text{HNO}_2 \xrightarrow[-\text{H}_2\text{O}]{\text{低温}} \text{ON—N}(\text{CH}_3)_2$$

N- 亚硝基二甲胺

$$\text{C}_6\text{H}_5\text{—NH—CH}_3 + \text{HNO}_2 \xrightarrow[-\text{H}_2\text{O}]{\text{低温}} \text{C}_6\text{H}_5\text{—N(NO)—CH}_3$$

N- 亚硝基 -N- 甲基苯胺

N- 亚硝基胺与酸共热，可分解得到原来的仲胺，利用这个性质可分离或提纯仲胺。N- 亚硝基胺通常为黄色液体或固体，具有较强的致癌作用，能诱发食管癌。亚硝酸在胃肠道能与体内产生的仲胺反应生成 N- 亚硝基胺，因此食品加工中对亚硝酸盐的含量有相关规定。

（3）叔胺与亚硝酸反应：脂肪叔胺的氮原子没有氢原子，不能发生亚硝基化反应，只与亚硝酸反应生成不稳定的盐，无明显的反应现象。其反应式为：

$$\text{R}_3\text{N} + \text{HNO}_2 \xrightarrow{\text{低温}} \text{R}_3\overset{+}{\text{N}}\text{HNO}_2^-$$

叔胺亚硝酸盐

芳香叔胺与亚硝酸发生苯环上的亲电取代反应，生成对位 C- 亚硝基化合物。例如：

$$\text{C}_6\text{H}_5\text{—N(CH}_3)_2 + \text{HNO}_2 \longrightarrow \text{对位产物} + \text{H}_2\text{O}$$

对亚硝基 -N,N- 二甲基苯胺

亚硝基芳香叔胺在碱性溶液中呈翠绿色，在酸性溶液中呈橘黄色。其反应式为：

$$\text{翠绿色} \underset{\text{OH}^-}{\overset{\text{H}^+}{\rightleftharpoons}} \text{橘黄色}$$

翠绿色        橘黄色

5．芳香胺的取代反应　苯胺中氨基的影响使邻、对位上的氢原子变得活泼，易发生取代反应。如苯胺与溴水在室温下可迅速反应生成 2,4,6- 三溴苯胺的白色沉淀。其反应式为：

$$\text{（苯胺结构）} + 3Br_2 \longrightarrow \text{（2,4,6-三溴苯胺）} + 3HBr_2$$

2,4,6- 三溴苯胺（白色）

该反应条件简单，速度快，可用于苯胺的鉴别。

## 四、与医学相关的胺类化合物

### （一）苯胺

苯胺（aniline）最早是在煤焦油中分离出来的，为油状液体，沸点为 184.4 ℃，无色，有特殊气味，微溶于水，易溶于有机溶剂，在空气中长时间放置易被氧化而变成褐色。苯胺有毒，能透过皮肤或吸入其蒸气而使人中毒，当空气中的浓度达到百万分之一时，几小时后就会出现中毒症状，如头痛、头晕、皮肤苍白、全身乏力。中毒的主要原因是苯胺能使血红蛋白氧化为高铁血红蛋白而使患者出现缺氧症状。苯胺是合成药物、染料、油漆、橡胶的重要原料。苯胺溶液中加入溴水立即生成 2,4,6- 三溴苯胺白色沉淀，常用此反应鉴别苯胺的存在。

近年来的研究表明，苯胺作为亲核性催化剂可以显著加速成肟和成腙等缩合反应，初步解决了这类反应的速率问题，反应条件更为温和，生物兼容性好，已成为目前生物大分子修饰中最通用的偶联手段。就液相色谱直接测定水中苯胺在环境应急监测中的应用来说，由于苯胺自身具备毒性较大的特征，极易对水质产生影响，导致水污染现象的发生，甚至会间接对人体产生威胁。所以，针对这一情况，对液相色谱直接测定水中苯胺有效方法的探析就显得至关重要。苯胺结构式如下：

苯胺

### （二）乙二胺

乙二胺（ethylenediamine）是黏稠的液体，沸点为 117 ℃，溶于水，微溶于醚，不溶于苯。乙二胺可以作为制备药物、乳化剂和杀虫剂的原料，还可以作为环氧树脂的固化剂。乙二胺具有扩张血管的作用，它的盐酸盐可用于治疗动脉硬化。乙二胺与氯乙酸作用生成乙二胺四乙酸，简称 EDTA，是常用的分析试剂和螯合剂。实验表明，3% ~ 5% 的乙二胺的引入，可使水溶性液压支架装配润滑脂稠化，并具有较好的水溶性和相容性，对润滑性影响较小，可保证其在液压系统中平稳运行。乙二胺及 EDTA 结构式如下：

$$NH_2-CH_2-CH_2-NH_2$$

$$\begin{array}{c} NaOOCH_2C \\ NaOOCH_2C \end{array} N-CH_2CH_2-N \begin{array}{c} CH_2COONa \\ CH_2COONa \end{array}$$

乙二胺 　　　　　　　　　　EDTA（钠盐）

### （三）苯扎溴铵

苯扎溴铵（benzalkonium bromide）又称新洁尔灭，是具有长链烷基的季铵盐，为淡黄色胶状液体，味极苦，有芳香气味，吸湿性强，易溶于水。它的水溶液呈碱性，有较强的杀菌和去污作用，毒性强，刺激性小。苯扎溴铵属于阳离子型表面活性剂，其 1 g/L 的水溶液常用于创面、皮肤和外科器械的消毒。研究发现，苦参水提液本身杀菌力较弱，其与苯扎溴铵合用则有协同杀菌作用。苯扎溴铵结构式如下：

$$\left[ \ce{C6H5-CH2-N(CH3)2-C12H25} \right]^+ \ Br^-$$

苯扎溴铵（溴化二甲基十二烷基苄铵）

人类生存的环境存在着大量的病毒、细菌、真菌等微生物，例如 2019 新型冠状病毒（NCP）、人类免疫缺陷病毒等。它们的存在直接威胁着人类的生存和发展，因此，开发出广谱、高效、快速和低毒的消毒剂成为当前的研究热点。目前，消毒剂的研究存在两个问题：第一，安全、高效、环保和广谱的理想型消毒剂的研发成本高、难度大；第二，单一化学合成类消毒剂的长期使用，易使微生物产生耐药性。针对人类生存现状及上述两个问题，薛雪雪选取了 5 种杀菌效果较好、刺激性较小的化学合成类消毒剂，分别为溴硝醇、三氯生、苯扎溴铵、双十烷基二甲基氯化铵和聚六亚甲基双胍，以大肠埃希菌和金黄色葡萄球菌为试验菌，采用杀菌试验、抑菌圈试验及悬液定量杀菌试验，比较分析了 5 种单方消毒溶液的杀菌效果，并考察了复方消毒溶液的杀菌效果与协同效应。结果表明：5 种消毒剂杀菌效果表现为双十烷基二甲基氯化铵＞苯扎溴铵＞聚六亚甲基双胍＞三氯生＞溴硝醇；两两复配后杀菌效果表现为双十烷基二甲基氯化铵＋聚六亚甲基双胍＞苯扎溴铵＋双十烷基二甲基氯化铵＞苯扎溴铵＋聚六亚甲基双胍。

（四）胆碱与乙酰胆碱

胆碱（choline）因最初是在胆汁中发现的，且具有碱性，故称胆碱。胆碱属于季铵碱，广泛存在于生物体内中，为白色结晶，吸湿性强，易溶于水和乙醇，不溶于乙醚和氯仿等。

胆碱在脑组织和蛋黄中含量较多，是卵磷脂的组成部分，由食物供给或在体内合成，在体内参与脂肪代谢。如果体内胆碱缺乏或合成不足，则易造成脂肪肝，影响肝细胞的正常功能。

胆碱可与乙酰基结合生成乙酰胆碱（acetylcholine），乙酰胆碱在体内由神经细胞合成，是主要的神经递质，具有重要的生理作用。其结构式如下：

$$\left[ HOH_2CH_2C-\overset{\overset{\displaystyle CH_3}{|}}{\underset{\underset{\displaystyle CH_3}{|}}{N}}-CH_3 \right]^+ OH^- \qquad \left[ H_3CCOH_2CH_2C-\overset{\overset{\displaystyle CH_3}{|}}{\underset{\underset{\displaystyle CH_3}{|}}{N}}-CH_3 \right]^+ OH^-$$

胆碱 　　　　　　　　　　　　　　 乙酰胆碱

（五）肾上腺素和去甲肾上腺素

肾上腺素（epinephrine）和去甲肾上腺素（norepinephrine）都是人体内的激素，存在于人或动物的肾上腺中。肾上腺素为白色结晶粉末，无臭，味苦，微溶于水，易溶于盐酸和氢氧化钠溶液。其结构式如下：

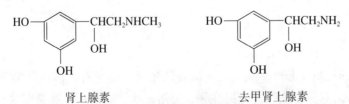

肾上腺素 　　　　　　　　　　　　　 去甲肾上腺素

肾上腺素具有兴奋心脏、收缩血管、升高血压和松弛支气管平滑肌等作用，用于过敏性休克及其他过敏反应、支气管哮喘及心搏骤停的急救，是临床上常用的升血压药。研究表明，急救中应用小剂量肾上腺素抢救重症支气管哮喘的效果显著，可推广应用。

去甲肾上腺素用于神经源性、心源性和中毒性休克的早期治疗，也用于治疗胃出血。在临床中，去甲肾上腺素在早期即可使心源性休克患者血流动力学达到稳定，改善组织器官的血流灌注，降低病死率的同时不良反应更少。

# 第二节　酰　胺

## 一、酰胺的含义

酰胺（amide）是氨或胺分子中氮原子上的氢原子被酰基取代所形成的化合物。酰胺可看成是氨或胺的衍生物，也可看成是羧酸的衍生物。

酰胺在自然界中分布广泛，与人类的关系也非常密切，如蛋白质就是具有酰胺结构的高分子化合物，青霉素 G 和巴比妥类药物也属于酰胺类化合物。

## 二、酰胺的结构和命名

（一）酰胺的结构

酰胺是由酰基（$R-\overset{\overset{O}{\|}}{C}-$）和氨基（$-NH_2$）或烃氨基（$-NHR，-NHR_2$）相连而形成的化合物。酰胺的结构通式为：

$$R-\overset{\overset{O}{\|}}{C}-NH_2 \qquad R-\overset{\overset{O}{\|}}{C}-NH-R' \qquad R-\overset{\overset{O}{\|}}{C}-\overset{\overset{R''}{|}}{N}-R'$$

　　　伯酰胺　　　　　　仲酰胺　　　　　　　叔酰胺

式中 R、R′ 和 R″ 可以相同，也可以不同。酰胺分子中（$-\overset{\overset{O}{\|}}{C}-\overset{\overset{H}{|}}{N}-$）的结构称为酰胺键。

（二）酰胺的命名

伯酰胺是根据与氨基（$-NH_2$）相连的酰基名称来命名的，称为"某酰胺"。例如：

$$H-\overset{\overset{O}{\|}}{C}-NH_2 \qquad H_3C-\overset{\overset{O}{\|}}{C}-NH_2 \qquad \text{苯}-\overset{\overset{O}{\|}}{C}-NH_2$$

　　甲酰胺　　　　　　乙酰胺　　　　　　　苯甲酰胺

酰胺分子中氮原子上连有取代基时，则将取代基放在酰胺名称前面，并冠以"*N*-"或"*N，N*-"，表示该烃基与氮原子直接相连。例如：

$$H-\overset{\overset{O}{\|}}{C}-NH-CH_3 \qquad H_3C-\overset{\overset{O}{\|}}{C}-\overset{\overset{CH_2CH_3}{|}}{N}-CH_3$$

　　　*N*-甲基甲酰胺　　　　　　　*N*-甲基-*N*-乙基乙酰胺

### 三、酰胺的性质

（一）物理性质

在常温下，甲酰胺为液体，其余酰胺均为无色结晶的固体。低级酰胺易溶于水，高级酰胺几乎不溶于水。酰胺的沸点较高，这是由于酰胺中氨基上的氢原子可以形成氢键，发生分子间缔合，使酰胺的沸点比相应的羧酸高。液体酰胺有良好的溶解性，是很多有机物或无机物的优良溶剂。

（二）化学性质

1. 酸碱性 酰胺分子中，由于氮原子上的孤对电子与羰基形成共轭体系，电子云向羰基方向偏移，降低了氮原子上的电子云密度，使其结合质子的能力减弱，因而酰胺一般是中性化合物，不能使石蕊试纸变色。

当氮原子上的氢原子被两个酰基取代而生成酰亚胺时，由于受两个酰基影响，氮氢键极性增加，显弱酸性。如邻苯二甲酰亚胺与 NaOH 水溶液反应生成盐。

$$\text{邻苯二甲酰亚胺} + \text{NaOH} \longrightarrow \text{邻苯二甲酰亚胺钠盐} + H_2O$$

2. 水解性 酰胺在强酸、强碱或酶的催化下，水解生成羧酸（或羧酸盐）和氨、胺（或无机铵盐）。其反应式如下：

$$R\text{—}\overset{\displaystyle O}{\overset{\|}{C}}\text{—}NH_2 + H_2O \xrightarrow[\triangle]{HCl} R\text{—}\overset{\displaystyle O}{\overset{\|}{C}}\text{—}OH + NH_4Cl$$

$$\xrightarrow[\triangle]{NaOH} R\text{—}\overset{\displaystyle O}{\overset{\|}{C}}\text{—}ONa + NH_3\uparrow$$

$$\xrightarrow[\triangle]{\text{酶}} R\text{—}\overset{\displaystyle O}{\overset{\|}{C}}\text{—}OH + NH_3\uparrow$$

3. 与亚硝酸反应 酰胺中氨基具有伯胺的结构，遇亚硝酸则形成相应的羧酸，并放出氮气。其反应式如下：

$$R\text{—}\overset{\displaystyle O}{\overset{\|}{C}}\text{—}NH_2 + HNO_2 \longrightarrow R\text{—}\overset{\displaystyle O}{\overset{\|}{C}}\text{—}OH + N_2\uparrow + H_2O$$

### 四、与医学相关的酰胺类化合物

（一）尿素

尿素（urea）又称脲，从结构上可以看成是碳酸分子中的 2 个羟基被 2 个氨基取代后生成的碳酰二胺。其结构式为：

$$H_2N\text{—}\overset{\displaystyle O}{\overset{\|}{C}}\text{—}NH_2$$

尿素是哺乳动物体内蛋白质代谢的一种产物。健康成年人每天可排出尿素 25 ~ 30 g，其排出量受食物中蛋白质含量和体内蛋白质代谢状况的影响。在医药上，尿素可以作为角质溶解药和利尿脱水药。

尿素通常作为一种肥料，其对农作物的营养作用广为人知，但它对蚜虫也有良好的防治效果。通过在溴氰菊酯（敌杀死）750 倍液中分别加入 1%、1.50%、2% 尿素 3 个处理对发生蚜虫危害的苹果树进行喷雾试验。结果表明，750 倍液溴氰菊酯稀释液中加入 1.50% 尿素防治效果较好。

药用尿素注射液对降低颅内压和眼压有显著疗效，可用于治疗急性青光眼和脑外伤引起的脑水肿等疾病。

尿素具有酰胺的基本结构，可发生水解反应，也可与亚硝酸反应放出氮气。

将尿素缓慢加热到 150 ～ 160 ℃时，2 分子尿素间可脱去 1 分子氨，发生缩合反应，生成缩二脲（又称双缩脲）。其反应式如下：

$$\text{H}_2\text{N}-\overset{\overset{\text{O}}{\|}}{\text{C}}-\text{NH}_2 \ + \ \text{H}-\overset{\text{H}}{\underset{}{\text{N}}}-\overset{\overset{\text{O}}{\|}}{\text{C}}-\text{NH}_2 \ \xrightarrow[\triangle]{150～160\,℃} \ \text{H}_2\text{N}-\overset{\overset{\text{O}}{\|}}{\text{C}}-\overset{\text{H}}{\underset{}{\text{N}}}-\overset{\overset{\text{O}}{\|}}{\text{C}}-\text{NH}_2 + \text{NH}_3\uparrow$$

缩二脲为白色结晶，熔点为 190 ℃，不溶于水，易溶于强碱溶液。在缩二脲的碱性溶液中加入少量稀硫酸铜溶液，溶液即呈现紫红色，这个反应称为双缩脲反应。凡分子中含有 2 个或 2 个以上酰胺键结构的化合物（如多肽、蛋白质等），都能够发生双缩脲反应，因此常利用双缩脲反应鉴别多肽和蛋白质。

（二）丙二酰脲

丙二酰脲是脲和丙二酰氯或丙二酸酯通过酰化反应而生成的化合物。其反应式如下：

$$\text{丙二酰氯} \ + \ \text{脲} \ \longrightarrow \ \text{丙二酰脲} \ + \ 2\text{HCl}$$

丙二酰脲为无色结晶，微溶于水，熔点为 245 ℃，分子中含有 1 个活泼的亚甲基和 2 个二酰亚氨基（$-\overset{\overset{\text{O}}{\|}}{\text{C}}-\overset{\text{H}}{\underset{}{\text{N}}}-\text{R}-$），能发生酮式 - 烯醇式互变异构，在水溶液中能电离出 $\text{H}^+$，因而呈酸性，故丙二酰脲又称巴比妥酸。

酮式 ⇌ 烯醇式

巴比妥酸本身无药理作用，但其 $\text{C}_5$ 亚甲基上的 2 个氢原子被烃基取代后得到的许多衍生物，如巴比妥、苯巴比妥（鲁米那）、异戊巴比妥（阿米妥）等，具有镇静、催眠、麻醉作用，这些药物总称为巴比妥类药物，其通式如下：

$R_1 = R_2 = -\text{C}_2\text{H}_5$　　　　巴比妥

$R_1 = -\text{C}_2\text{H}_5，R_2 = -\text{C}_6\text{H}_5$　　苯巴比妥

$R_1 = -\text{C}_2\text{H}_5，R_2 = -\text{CH}_2\text{CH}_2\text{CH}(\text{CH}_3)_2$　异戊巴比妥

　　苯巴比妥类药物在水中溶解度小，呈弱酸性，与强碱作用生成盐。其钠盐易溶于水，可配制成水溶液供注射或口服使用。生化检查中用巴比妥酸及其钠盐配制缓冲溶液。该类药物具有依赖性，用量过多会危及生命。

# 第三节　杂环类化合物

## 一、杂环化合物的含义

　　在环状化合物分子中，环上的原子除碳原子外还有其他原子的化合物就称为杂环化合物（heterocyclic compound）。除碳原子外其他成环原子称为杂原子，常见杂原子有氧（O）、硫（S）、氮（N）原子。

　　杂环化合物在自然界中分布极为广泛，大多数具有明显的生物活性，是许多生物体的组成部分，如植物中的叶绿素、动物血液中的血红素、核酸的碱基、酶及辅酶等都含有杂环结构，磺胺类、吡啶类、吡唑酮类、B 族维生素等天然药物或人工合成药物也都含有杂环结构。此外，还有很多染料、香料等也是杂环化合物的衍生物。目前，由于杂环化合物在有机物中占据重要地位，独特的杂环化合物化学正在逐渐形成。

## 二、杂环化合物的分类和命名

### （一）杂环化合物的分类

　　杂环化合物根据杂环的大小，主要可分为五元杂环和六元杂环；根据分子中杂环数目的多少可分为单杂环和稠杂环；根据分子中所含杂原子的种类和数目，又可分为若干类型，如含氧杂环、含氮杂环、含硫杂环等。

　　常见杂环化合物的分类和名称如表 14-1 所列。

表 14-1　常见杂环化合物分类和名称

| 类型 | 杂环化合物 | | | | |
|---|---|---|---|---|---|
| 五元杂环 | 呋喃 | 噻吩 | 吡咯 | 咪唑 | 噻唑 |
| 六元杂环 | 吡啶 | 嘧啶 | 吡喃 | | |
| 稠杂环 | 喹啉 | 异喹啉 | 吲哚 | 嘌呤 | |

### （二）杂环化合物的命名

　　杂环化合物的命名，通常采用音译法，即根据杂环化合物的外文译音，选用同音汉字，并加"口"字旁，如呋喃（furan）、吡啶（pyridine）、嘧啶（pyrimidine）等。

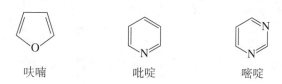

呋喃　　　　　吡啶　　　　　嘧啶

当环上有取代基时，除写出杂环母名称外，还要将成环原子进行编号，以确定取代基的位置。编号方法如下：

1. 当环上只有一个杂原子时　从杂原子开始编号，依次为 1、2、3、4 等。或者从靠近杂原子的碳原子开始，标以希腊字母（α、β、γ 等），并使取代基的位次最小。

2. 当环上有多个相同杂原子时　命名时将连接有氢原子或取代基的杂原子编号为 1，同时使其他杂原子编号尽可能小。

3. 当环上有不同杂原子时　按 O、S、N 的先后顺序编号。

4. 稠杂环　一般按其特有的编号顺序编号。

例如：

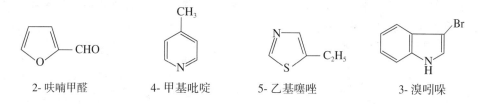

2- 呋喃甲醛　　　　4- 甲基吡啶　　　　5- 乙基噻唑　　　　3- 溴吲哚

### 三、重要的杂环化合物

（一）呋喃及其衍生物

1. 呋喃　呋喃为无色液体，有特殊的气味，密度为 $0.937\ g/cm^3$，不溶于水，易溶于乙醇、乙醚等有机溶剂，易挥发，易燃烧。

呋喃是最简单的五元含氧杂环，存在于松木焦油中。呋喃可使盐酸浸过的松木片变成绿色，称为松木反应，可用于检验呋喃的存在。呋喃主要用于有机合成。

2. 呋喃衍生物

（1）呋喃西林：

$$O_2N \overset{}{\underset{O}{\bigcirc}} CH = N - NH - \overset{O}{\overset{\|}{C}} - NH_2$$

呋喃西林为柠檬黄色结晶性粉末，无臭，无味，受热易变黑，室温下在空气中稳定，遇日光颜色逐渐变深，难溶于水，难溶于乙醚和氯仿，微溶于乙醇。

呋喃西林对多种细菌有抑制或杀灭作用，口服毒性较大，常用作外科消毒药。呋喃西林抗菌谱广，可用于治疗化脓性中耳炎、化脓性结膜炎、泪囊炎、压疮和伤口感染等。

（2）糠醛：又名 2- 呋喃甲醛。

$$\overset{}{\underset{O}{\bigcirc}} CHO$$

纯净的糠醛为无色透明液体，沸点为 167.1 ℃，能溶于醇、醚等有机溶剂，在空气中暴露会很快变成黄褐色。其蒸气与空气混合可发生爆炸。糠醛可从米糠、花生壳、高粱秆等农副产品中提取获得，其本身是一种良好的溶剂，可溶解石油中的含硫物质和环烷烃等，在橡胶、医药、塑料、石油工业中有着广泛应用，还可以作防腐剂和香料等。

（二）吡咯及其衍生物

1．吡咯 吡咯为无色液体，在空气中颜色迅速变黑，有显著的刺激性气味，密度为 0.9691 g/cm³，沸点为 130 ~ 131 ℃，熔点为 -24 ℃，难溶于水，易溶于乙醇和乙醚等有机溶剂，有苯胺样气味。

吡咯是最简单的五元含氮杂环化合物，存在于煤焦油和骨焦油中。吡咯蒸气遇浸有盐酸的松片显红色，可用于吡咯的鉴别。吡咯的许多衍生物都是重要的药物和具有很强生物活性的物质，如叶绿素、血红素等。

2．吡咯的衍生物 吡咯的许多衍生物广泛存在于自然界中，如植物中的叶绿素、动物体内的血红素及维生素 B₁₂ 等，在动、植物生理活动中有着重要作用。从结构上看，这三个化合物的基本骨架都是 4 个吡咯环与 4 个次甲基（—CH＝）交替连接而成的卟吩环。卟吩环本身在自然界中是不存在的，但是它和金属形成的配合物（称为卟啉）却广泛存在，如叶绿素、血红素及维生素 B₁₂ 中的金属分别是镁、铁、钴。

叶绿素直接参与植物的光合作用，与蛋白质结合而存在于叶绿体中。血红素在高等动物体内起着运输氧气的重要作用，与蛋白质结合成血红蛋白存在于红细胞中。维生素 B₁₂ 是治疗恶性贫血的药物，存在于动物的肝中。

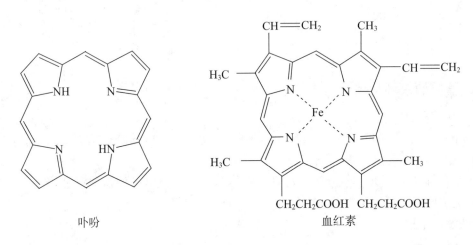

卟吩　　　　　　　　　　　　血红素

（三）吡啶及其衍生物

1．吡啶 吡啶为无色或微黄色液体，有特殊气味，密度为 0.978 g/cm³，沸点 116 ℃，熔点为 -42 ℃，能与水、乙醇、乙醚等混溶，也能溶解多种有机物和无机物。吡啶有弱碱性，可与强酸作用生成盐。

吡啶可用于合成维生素和药物等，还可用作溶剂，也是一些有机反应的介质和分析化学试剂。

2．吡啶的衍生物

（1）烟酸和烟酰胺：

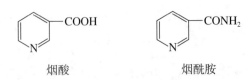

烟酸　　　　　　　　　　烟酰胺

烟酸又称维生素 PP，属于 B 族维生素。烟酸存在于肝、肾、酵母中，为白色或淡黄色晶体或结晶性粉末，无臭或微臭。烟酸能促进细胞的新陈代谢，并有扩张血管作用，临床上主要用于防治糙皮病及类似的维生素缺乏病，也可用于末梢血管痉挛、动脉粥样硬化等的治疗。

烟酰胺为白色结晶性粉末，无臭，味苦，可用于治疗糙皮病及因缺乏烟酰胺所引起的胃肠疾病等，也可作为药物中间体。

（2）异烟肼：

CONHNH₂

异烟肼又称雷米封，为白色晶体或结晶性粉末，无臭，味微苦，熔点 170～173 ℃，易溶于水，微溶于乙醇，不溶于乙醚。

异烟肼为抗结核药物，毒性很小，口服易吸收，穿透能力强，能治疗浸润性肺结核等结核病。

（3）尼可刹米：

尼可刹米又称可拉明，为无色或浅黄色黏性液体，味苦，能与水相混溶，对于呼吸具有明显的兴奋作用，临床上用于中枢呼吸衰竭和循环衰竭。

（4）维生素 B₆：维生素 B₆ 又称吡哆素，包括吡哆醇、吡哆醛和吡哆胺三种化合物，由于最初分离出来的是吡哆醇，因此一般以它作为维生素 B₆ 的代表。维生素 B₆ 是一种水溶性维生素，遇光或碱易被破坏，不耐高温。

吡哆醇　　　　　　吡哆醛　　　　　　吡哆胺

维生素 B₆ 存在于蔬菜、谷物、肉、蛋类中，为人体某些辅酶的组成成分，参与多种代谢反应，尤其是和氨基酸代谢有密切关系。临床上应用维生素 B₆ 制剂防治妊娠剧吐和放射病所导致的呕吐。

（四）嘧啶及其衍生物

1．嘧啶　嘧啶为无色晶体，有刺激性气味，熔点为 20～22 ℃，沸点为 123～124 ℃，能溶于水、乙醇和乙醚。嘧啶的电子结构与吡啶相似，2 个氮原子均为 $sp^2$ 杂化轨道成键，每个氮原子上都含有未共用电子对，因此，其性质也与吡啶相似，但由于 2 个氮原子的相互影响，明显地降低了环上的电子云密度，使嘧啶的碱性比吡啶弱得多，亲电取代反应比吡啶难。

自然界中没有游离的嘧啶存在，但它的衍生物却广泛存在于自然界中，尿嘧啶、胞嘧啶、胸腺嘧啶是组成核酸的碱基成分，维生素、生物碱及许多药物中都含有嘧啶结构。

2．嘧啶的衍生物

（1）尿嘧啶、胞嘧啶和胸腺嘧啶：

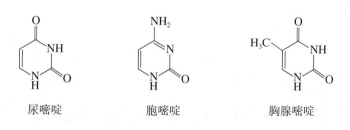

尿嘧啶　　　　　　胞嘧啶　　　　　　胸腺嘧啶

这三种物质是组成核酸分子中碱基的成分，都存在于酮式－烯醇式互变异构现象。

（2）磺胺嘧啶：

$$H_2N-\text{（苯环）}-SO_2NH-\text{（嘧啶环）}$$

磺胺嘧啶为白色或淡黄色结晶性粉末，无臭，难溶于水，微溶于乙醇、丙酮，溶于稀无机酸溶液或氢氧化钠溶液。

磺胺嘧啶可用于治疗肺炎链球菌、溶血性链球菌、脑膜炎奈瑟菌等引起的感染，适用于小儿服用，也常制成水溶性钠盐，供肌内注射。

（3）维生素 $B_1$：

$$\text{（嘧啶环）} H_3C \quad NH_2 \quad CH_2-N^+ \quad Cl^- \quad CH_3 \quad S \quad CH_2CH_2OH$$

维生素 $B_1$ 是由嘧啶和噻吩通过亚甲基连接而形成的化合物，为白色晶体，易溶于水，医药上常用其盐酸盐，又称磺胺素。维生素 $B_1$ 是维持糖代谢、消化和神经传导功能的必需物质，可用于治疗多发性神经炎、脚气病、食欲缺乏和胃肠疾病等。

（五）吲哚及其衍生物

1．吲哚　吲哚由苯环和吡咯稠合而成。

吲哚是无色片状结晶，熔点为 52 ℃，沸点为 23.5 ℃，不溶于水，可溶于热水和有机溶剂，有恶臭，但在浓度极稀时，有花香味，可作为香料使用。蛋白质降解时，产生有恶臭味的吲哚和 3- 甲基吲哚残留于粪便中。吲哚能使盐酸浸过的松木片呈红色，可用于吲哚的鉴别。

2．吲哚的衍生物　吲哚的衍生物在自然界中分布广泛。靛蓝等植物染料和麦角新碱、马钱子碱（士的宁）、利血平等植物碱中都含有吲哚环，哺乳动物脑组织中的重要物质 5- 羟色胺、人类必需氨基酸之一的色氨酸等都是吲哚的衍生物。

利血平

5- 羟色胺

色氨酸

（六）嘌呤及其衍生物

1．嘌呤　嘌呤是由 1 个嘧啶环和 1 个咪唑环通过 2 个碳原子合并形成的稠杂环化合物，为无色结晶，熔点 216～217 ℃，易溶于水，难溶于有机溶剂。其碱性比嘧啶强，但却是弱碱，能与强酸或强碱分别反应生成盐。

嘌呤本身在自然界中不存在，它存在于核酸、核酸苷和辅酶 A 的结构中，是咖啡因、茶碱等生物碱的基本骨架。其衍生物广泛存在于生物体内，并参与生命活动过程。组成核苷酸的鸟嘌呤、腺嘌呤及动物体内的尿酸、黄嘌呤等代谢产物都是重要的嘌呤衍生物。

黄嘌呤类生物碱具有的特征反应为紫脲酸铵反应：在咖啡因、茶碱等中加入盐酸和氯酸钾后，置于水溶上共热蒸干，残渣遇氨气生成紫色的四甲基紫脲酸铵。

2．嘌呤的衍生物

（1）鸟嘌呤和腺嘌呤：

鸟嘌呤　　　　　　　　　腺嘌呤

鸟嘌呤和腺嘌呤是构成核酸的重要组成成分。

腺嘌呤的磷酸盐为维生素 $B_4$，是白色针状结晶，具有增加白细胞的作用，可用于治疗白细胞减少症。

（2）咖啡因、茶碱和可可碱：

咖啡因　　　　　　　　　茶碱　　　　　　　　　可可碱

咖啡因、茶碱和可可碱存在于咖啡、茶叶、可可豆中，都是黄嘌呤的甲基衍生物。

咖啡因、茶碱和可可碱具有利尿作用，还有兴奋中枢神经等作用，在医药上用作中枢神经兴奋药、强心药和利尿药。

（3）尿酸：

尿酸为白色结晶，难溶于水，具有弱酸性，与三氯磷酸反应生成 2,6,8- 三氯嘌呤。

尿酸存在于哺乳动物的血液和尿中，是核酸、蛋白质代谢的最终产物。机体代谢发生紊乱时，若尿中尿酸含量过多，可形成尿结石；血液中尿酸含量过多时，则可形成痛风石；尿酸盐沉积于肾可引起肾结石。

**知识链接**

### 痛风与尿酸

痛风是一种由于嘌呤代谢紊乱所致的疾病，多见于男性。在病因学研究中，人们发现痛风不仅与饮食等环境因素相关，遗传因素也在其中起着重要作用。虽然有的科学家们已经找到了很多与该病相关的单基因或多基因致病位点，但仍有待更多的研究。治疗学方面，人们逐渐意识到在慢病管理中治疗依从性扮演着重要角色，它不仅是衡量治疗的指标，还对疾病治疗效果及预后产生着深远影响。而在痛风的治疗中依从性不佳是普遍存在的现象，提高依从性是目前亟待解决的问题。

血液中尿酸长期增高是发生痛风的关键原因，人体内尿酸主要来源于两个方面。①内源性尿酸：人体细胞内蛋白质分解代谢产生的核酸和其他嘌呤类化合物，经一些酶的作用而生成尿酸，约占80%；②外源性尿酸：食物中含有的嘌呤类化合物、核酸及核蛋白成分，经过消化与吸收后，在一些酶的作用下生成外源性尿酸，约占20%。通常情况下人体内尿酸不断地生成和排泄，在血液中维持一定浓度。当嘌呤代谢紊乱时，尿酸的合成增加或排除减少，血液和尿中的尿酸含量会增加。尿中的尿酸含量增加，严重时形成尿结石；血液中尿酸浓度高于0.48 mol/L时，尿酸盐晶体可沉积在关节、软组织、软骨和肾中，临床表现为痛风性关节炎、痛风石及肾损害。

如果机体中尿酸含量超标，则应限制饮食中嘌呤和蛋白质的摄入。如禁食动物内脏、沙丁鱼及各种肉浓汤等富含嘌呤的饮食，以减少外源性尿酸来源；同时应进一步检查，确诊尿酸升高的原因以对症下药。

# 第四节 生 物 碱

## 一、生物碱含义

生物碱（alkaloid）是一类存在于生物体内具有生物活性的含氮碱性有机化合物。

大多数生物碱是结构复杂的多环化合物。生物碱分子中常含有吡啶、吲哚、喹啉及嘌呤等含氮杂环，也有极少数是胺类化合物。生物碱主要存在于植物中，故又称植物碱，植物中的生物碱常以有机酸盐（苹果酸盐、枸橼酸盐等）形式的存在。生物碱（alkaloid）是很多中草药的有效成分，大部分为含氮杂环化合物，是一类重要的有机化合物。

生物碱的分类方法有很多，但以化学结构进行分类较为常见。根据化学结构不同可将生物碱分为有机胺类、吡啶衍生物类、吡咯衍生物类、喹啉衍生物类等十几类；结构不清楚的可以根据来源进行分类，如石蒜生物碱、长春碱等。生物碱一般按其来源命名，如从麻黄中提取的生物碱就称为麻黄碱，从烟草中提取的生物碱就称为烟碱等。

生物碱是中草药的有效成分之一，是植物药有效成分研究最多的一类。目前应用于临床的生物碱有100多种，如颠茄中的莨菪碱，其外消旋体就是阿托品，可用作抗胆碱药，具有散瞳、解除平滑肌痉挛及解救有机磷中毒等功效；黄连中的主要有效成分小檗碱是很好的抗感染药；麻黄中的主要有效成分麻黄碱可用于平喘等；喜树碱是从中国中南、西南地区分布的喜树中提取得到，喜树碱对胃肠道和头颈部癌等有较好的疗效，但对少数患者有导致血尿的副作用，10-羟基喜树碱的抗癌活性超过喜树碱，对肝癌和头颈部癌也有明显疗效，而且副作用较少；人们利用金鸡纳树皮中提取的生物碱奎宁合成了抗疟疾药；通过研究可卡因（古柯碱）合成了局部麻醉药普鲁卡因。因此，对生物碱的研究极大地促进了有机合成药物的发展。

### 二、生物碱的性质

（一）物理性质

生物碱种类繁多，结构复杂，绝大多数是无色或白色的结晶固体，有色的较少（小檗碱为黄色），液体的也较少（烟碱为液体），味苦，多数难溶于水或不溶于水，能溶于乙醇、氯仿、丙酮等有机溶剂，也可溶于稀酸而生成盐类。生物碱分子中含有手性碳原子，多数具有旋光性。生物碱的左旋体常有很强的生物活性，自然界中存在的生物碱一般是左旋体。

（二）化学性质

1．碱性　多数含氮有机化合物都是生物碱，可溶于水，具有弱碱性，能够与酸作用生成生物碱盐。在自然界中，生物碱常与盐酸、磷酸、草酸、乳酸、枸橼酸等结合成盐而存在于植物中。当生物碱盐与强碱作用时，生物碱可以从它的盐中游离出来，利用这个性质，可以提取、分离和精制生物碱。从植物中提取生物碱时，通常用稀盐酸或稀硫酸溶液，使它们转化成盐酸盐或硫酸盐转移到提取液中，然后用 $NaOH$ 或 $Ca(OH)_2$ 处理提取液，此时水溶液溶解度很小的生物碱就沉淀下来，最后用有机溶剂把游离的生物碱萃取出来。临床上也常利用生物碱盐来改善生物碱类药物的水溶性，增加其生物利用度，但在使用生物碱时，应该注意不要与碱性药物合并使用，否则会影响治疗效果。

2．沉淀反应　大多数生物碱或其盐的水溶液能与一些试剂生成难溶性的盐或配合物而沉淀。这些能与生物碱发生沉淀的试剂就称为生物碱沉淀试剂。利用沉淀反应，可以鉴别或分离生物碱。常用的生物碱沉淀试剂是一些酸和重金属盐的溶液，如鞣酸（$C_{76}H_{52}O_{46}$）、苦味酸（$C_6H_3N_3O_7$）、碘化铋钾（$KBiI_4$）、碘化汞钾（$K_2HgI_4$）、磷钼酸（$H_3PO_4 \cdot 12MoO_3$）、磷钨酸（$H_3PO_4 \cdot 12WO_3 \cdot H_2O$）等。

3．显色反应　大多数生物碱能与一些试剂反应呈现出不同的颜色，这些能使生物碱发生颜色反应的试剂称生物碱显色剂。常用的生物碱显色剂有钼酸钠（$Na_2MoO_4$）、甲醛（$HCHO$）、钒酸铵（$NH_4VO_3$）、高锰酸钾（$KMnO_4$）等浓硫酸溶液。如 10 g/L 的钒酸铵的浓硫酸溶液与阿托品反应显红色，与吗啡反应显棕色，与可待因反应显蓝色。这些颜色反应可用于生物碱的鉴定。

### 三、与医学相关的常见生物碱

（一）烟碱

$$\text{（吡啶环）-\!\!\!\!\!\!\!\!\bigg\langle \!\!\!\!\!\! N\!-\!CH_3}$$

烟碱（nicotine）又名尼古丁，是一种存在于茄科植物（茄属）中的吡啶类生物碱。烟碱难闻、味苦，为无色或微黄色透明的油状液体，沸点 246 ℃，有旋光性，能溶于水，也可溶于乙醇、氯仿、乙醚等有机溶剂，暴露在空气中将逐渐氧化变为棕色。

烟碱有剧毒，能致癌，少量吸入对中枢神经系统有兴奋作用，增高血压，大量吸入则会抑制中枢神经系统，导致恶心、头痛、呕吐、意识模糊等中毒症状，严重时可使心脏停搏以致死亡。烟碱是烟叶中含有的十多种生物碱中最主要的一种，占 2%～8%，平均为 4%，纸烟中约含 1.5%。烟碱会使人成瘾或产生依赖性（最难戒除的毒瘾之一），人们通常难以克制自己，这使许多吸烟者无法戒掉烟瘾。

大量研究表明，烟碱能影响烟碱型乙酰胆碱受体（N 受体）的表达和活性。同时，N 受体又介导了烟碱成瘾的机制。对烟碱抗阿尔茨海默病的作用机制进行研究发现，烟碱有调节胆碱能神经功能、减轻氧化应激及神经保护作用，为抗阿尔茨海默病的药物筛选提供了一条极具潜力的研发途径。

（二）麻黄碱

(-) - 麻黄碱　　　　　　　(+) - 伪麻黄碱

麻黄碱（ephedrine）又称麻黄素，存在于多种麻黄属植物中，主要来源于中草药麻黄，是中草药麻黄的主要成分。麻黄中含生物碱 1%～2%，其中含量较多的是（-）- 麻黄碱和（+）-伪麻黄碱。麻黄碱为无色蜡状固体或结晶颗粒，常带结晶水，熔点为 40 ℃，无臭，味苦，易溶于水、乙醇、氯仿、苯等溶剂。其水溶液具有碱性，能与无机酸或强有机酸结合成盐。麻黄碱是少数不含氮杂环的生物碱，有挥发性，与一般生物碱的性质不同，不易与生物碱沉淀试剂作用。

麻黄碱具有类似肾上腺素的生理作用，能兴奋交感神经，扩张支气管，升高血压，临床上常用其盐酸盐治疗支气管哮喘、鼻黏膜肿胀和低血压等。许多感冒药均含有麻黄碱，如美息伪麻片（白加黑）、复方盐酸伪麻黄碱缓释胶囊（新康泰克）等。麻黄碱用于鼻黏膜充血和鼻塞时，效果较肾上腺素好，作用快而持久。

麻黄碱的脱氧衍生物甲基苯丙胺具有很强的中枢神经兴奋作用和成瘾性，外观像冰，称为冰毒，是严重危害人体健康的毒品。根据《危险化学品安全管理条例》《易制毒化学品管理条例》，麻黄碱为受国家管制药品。

（三）咖啡因和茶碱

咖啡因　　　　　　　　　茶碱

咖啡因（caffeine）又称咖啡碱，存在于咖啡豆、可可等植物中。

咖啡因为白色或略带微黄绿色晶体，味苦，难溶于冷水和乙醇，能溶于热水、丙酮，可与酸作用生成盐。咖啡因有兴奋中枢神经的作用，适度使用可消除疲劳、兴奋神经，临床上用作中枢神经兴奋药和强心药，用于解救呼吸衰竭和循环衰竭等症状，但大剂量或长期使用也会对人体造成损害，特别是其成瘾性，一旦停用会导致精神委顿、全身疲乏等各种戒断症状。咖啡因还有利尿作用，收缩脑血管作用，是复方阿司匹林的成分之一。

茶碱（theophylline）又称二氧二甲基嘌呤，是存在于茶叶中的生物碱，为白色结晶或结晶性粉末，无臭、味苦。熔点 270～274 ℃，常温下溶于水、乙醇、氯仿、氢氧化钠、氨水、稀盐酸和稀硝酸中，微溶于乙醚。中等毒性，$LD_{50}$（大鼠、经口）300 mg/kg。

临床上茶碱具有强心、利尿、扩张冠状动脉、松弛支气管平滑肌和兴奋中枢神经系统等作用。主要用于治疗支气管哮喘、肺气肿、支气管炎、心源性呼吸困难。常用茶碱类药物主要有二羟丙茶碱（喘定）、氨茶碱和多索茶碱。这三种药物均属于茶碱的衍生物，都可用于支气管哮喘、喘息型支气管炎、阻塞性肺气肿的治疗。

（四）小檗碱

小檗碱（berberine）又称黄连素，在植物界中分布较广，大约有 4 个科 10 个属内发现有小檗碱存在，主要存在于黄连、黄柏、三颗针等中草药中，属于异喹啉类生物碱。

小檗碱主要以季铵碱形式存在，为黄色针状晶体，味极苦，熔点为 85～86 ℃，易溶于热水，难溶于氯仿、苯、乙醚等有机溶剂。在植物中常以盐酸盐的形式存在，其盐酸盐微溶于水，硝酸盐和氢碘酸盐极难溶于水。临床主要应用它的盐酸盐和硫酸盐。

小檗碱抗菌作用显著，对志贺菌属、链球菌及葡萄球菌等均具有较强抑制作用。小檗碱的盐酸盐（即盐酸小檗碱，俗称盐酸黄连素）已广泛用于治疗胃肠炎、细菌性痢疾等，对肺结核、猩红热、急性扁桃体炎、沙眼衣原体感染、心血管系统疾病和呼吸道感染也有一定疗效。大量药理研究进一步表明：对其结构进行修饰改造可以提高其生物活性，使小檗碱具有更加优秀的药用功效，更加易于临床使用。我国现用合成法生产。

（五）吗啡、可待因和海洛因

咖啡

可待因

海洛因

罂粟是一种一年生或两年生的草本植物，其带籽的蒴果含有一种浆液，在空气中干燥后形式棕黑色黏性团块，这就是中药阿片（opium），又称鸦片。阿片中含有 20 多种生物碱，其中最重要的是吗啡（morphine）、可待因（codeine），两者均属于异喹啉类衍生物，吗啡约占 10%，可待因约占 0.3%～1.9%。吗啡是阿片中最重要、含量最多的有效成分，也是最早于 1803 年提纯得到的第一个生物碱。

吗啡为白色晶体，熔点为 254～256 ℃，难溶于水、醚、氯仿，可溶于氯仿与醇的混合溶剂，味苦。分子结构中含有酚羟基和叔氮原子，故为两性化合物，暴露在空气中颜色逐渐变暗。吗啡是强效镇痛药物，其镇痛作用能持续 6 h，还能镇咳，但存在容易成瘾和抑制呼吸等缺点，一般只为解除晚期癌症患者的痛苦及其他剧烈疼痛而使用。临床上使用的是盐酸盐及其制剂。研究发现，吗啡在对急性左心衰竭患者的急救中，可有效改善患者的心脏功能，使患者的血压、心率、呼吸快速恢复正常状态，且安全性较高。

可待因是吗啡的甲基醚，为白色晶体，难溶于水，味苦。可待因镇咳效果较好，镇痛效果比吗啡弱，但不宜长期使用，否则易产生成瘾性。临床上应用的制剂一般为其磷酸盐。2017年 1 月，国家药品监督管理部门发布的《关于修订含可待因药品说明书的公告》中明确规定：12 岁以下儿童及哺乳期妇女禁用含可待因的药品；2018 年 9 月，又发布《关于修订含可待因感冒药说明书的公告》，将 12 岁的禁止年龄提高到了 18 岁。

海洛因（heroin）通用名为二醋吗啡，为白色柱状结晶或结晶性粉末，空气中光照或久置变为淡黄色，难溶于水，易溶于氯仿、苯和热醇。海洛因不存在于自然界中，其麻醉作用和毒性比吗啡要强得多，极易成瘾，成瘾性为吗啡的 3～5 倍，一旦吸食过量可致死，不能作为药用，被列为禁止制造和出售的毒品，是对人类危害非常大的毒品之一。

（六）莨菪碱和阿托品

莨菪碱（hyoscyamine）和阿托品（atropine）等存在于颠茄、莨菪、曼陀罗和洋金花等茄科植物中，总称颠茄生物碱。莨菪碱是由莨菪醇和莨菪酸所形成的酯。莨菪醇的结构特点是含有稠合在一起的氢化吡咯和氢化吡啶环，两个环共用 2 个碳原子和 1 个氮原子。其结构式如下：

莨菪碱为左旋体，在碱性条件下或受热时易外消旋化，形成外消旋的莨菪碱，即阿托品。阿托品过去是从植物中提取得到的，现在可人工合成。它是白色晶体，熔点 118 ℃，无旋光性，难溶于水，易溶于乙醇、氯仿中。

阿托品为抗胆碱药，具有抑制腺体分泌及扩大瞳孔的作用，还可缓解内脏平滑肌痉挛、解除迷走神经对心脏的抑制等。阿托品的毒性比莨菪碱小，但作用强度只有莨菪碱的一半。

硫酸阿托品注射液没有颜色，为透明液体，临床上主要通过静脉滴注、肌内注射、皮下注射用药，在内脏绞痛、有机磷酸酯类杀虫剂中毒、心律失常等疾病治疗中疗效显著。

## 自测题

**一、单项选择题**

1. 可待因、海洛因等毒品都是下列何种杂环化合物的衍生物
   A. 喹啉
   B. 异喹啉
   C. 吲哚
   D. 六氢吡啶
   E. 嘌呤

2. 嘌呤是由下列哪两种杂环稠合而成的
   A. 吡啶与吡咯
   B. 吡啶与咪唑
   C. 嘧啶与吡咯
   D. 嘧啶与咪唑

E．吡啶与呋喃

3．下列化合物遇到盐酸浸湿的松木片呈绿色的是

A．呋喃

B．阿托品

C．吡咯

D．麻黄碱

E．小檗碱

4．下列化合物中碱性最强的是

A．乙酰胺

B．二乙胺

C．氢氧化四甲铵

D．苯胺

E．氨水

5．能与亚硝酸作用生成难溶于水的黄色油状物的化合物是

A．$N,N$-二甲基苄胺

B．乙胺

C．$N,N$-二甲基甲酰胺

D．苯胺

E．$N$-甲基苯胺

## 二、多项选择题

1．下列化合物，属于五元杂环化合物的是

A．吡咯

B．噻吩

C．呋喃

D．咪唑

E．吡啶

2．下列化合物中，属于生物碱的是

A．咖啡因

B．麻黄碱

C．烟碱

D．阿托品

E．小檗碱

3．下列化合物含有 2 个 N 原子的杂环化合物的是

A．吡咯

B．咪唑

C．喹啉

D．嘧啶

E．吡啶

4．下列化合物中，属于六元杂环化合物的是

A．吡啶

B．嘧啶

C．噻吩

D．咪唑

E．吡喃

5．下列化合物属于酰胺衍生物的是

A．肾上腺素

B．巴比妥酸

C．乙二胺

D．尿素

E．吲哚

## 三、简答题

1．简述生物碱的含义，为什么吡啶的碱性比吡咯的强？

2．临床用药中为什么常将一些胺类药物制备成盐使用？

## 四、将下列化合物按照碱性从强到弱的顺序排列

1．氨、甲胺、苯胺、二苯胺、三苯胺、氢氧化四甲铵

2．氨、苯胺、二苯胺、乙胺、$N$-甲基苯胺

3．甲胺、甲酰胺、苯胺、二甲胺、三甲胺

（洪开文）

# 第十五章

# 萜类、挥发油、甾体

**学习目标**

1. 掌握萜、甾体的含义和主要分类。
2. 掌握挥发油的定义和主要分类。
3. 熟悉薄荷、黄花蒿、穿心莲、紫杉主要化学成分的结构类型和生物活性。
4. 了解萜类、甾体、挥发油的生物活性。

## 第一节 萜 类

萜类化合物在自然界分布极为广泛，除主要存在于植物中外，近年来还从海洋生物中发现大量的萜类化合物，据统计，萜类化合物已超过 2 万种。萜类化合物在植物界分布最为广泛的是种子植物，尤其是被子植物，有 30 多个目、数百个科属中发现有萜类化合物。单萜类化合物大量存在于唇形科、伞形科、樟科及松科的腺体、油室及树脂道内；倍半萜类种类、数量最多，集中分布在木兰目、芸香目、山茱萸目及菊目中；二萜类主要分布在五加科、马兜铃科、菊科、橄榄科、杜鹃花科、大戟科、豆科、唇形科和茜草科中；二倍半萜类数量不多，主要分布在羊齿植物、菌类、地衣类、海洋生物及昆虫的分泌物中；三萜类化合物在自然界分布很广，在双子叶植物、单子叶植物、菌类、蕨类、动物及海洋生物中均有分布，尤其在双子叶植物中分布最多。

 **知识链接**

### 萜类化合物

萜类化合物为挥发油（又称精油）的主要成分，是从植物的花、果、叶、茎、根中得到的有挥发性和香味的油状物，有一定的生物活性，如祛痰、止咳、驱风、发汗、驱虫、镇痛。挥发油在植物界分布很广，我国约有 56 科、136 属的 300 余种植物中含挥发油，主要存在于种子植物，尤其是芳香植物中，如木兰科厚朴、辛夷、五味子、八角茴香等一些植物中，含有较丰富的挥发油成分。有的全株植物中都含有挥发油，有的则在花、果、叶、根或根茎部分器官中含量较多，常存在于植物的腺毛、油室、油管、分泌细胞或树脂道等各种组织和器官中。大多数挥发油呈油滴状态存在，天然挥发油原料中的萜类化合物，可用精馏法、直接蒸汽蒸馏法、冻结法和萃取法分离得到。在香料生产中，广泛使用含有萜烯及其衍生物的挥发油。

## 一、萜的含义

萜类化合物（terpenoids）是一类结构复杂、种类繁多、数量庞大、生物活性广泛的中药化学成分。通常认为萜类化合物是由甲戊二羟酸（mevalonic acid，MVA）衍生而成，概括了所有异戊二烯的聚合物及其衍生物的总称。萜类化合物多数具有双键，开链萜烯一般符合通式$(C_5H_8)_n$，随着分子中碳环数目的增加，氢原子数的比例相应减少。萜类化合物除以烯烃的形式存在外，多数是以各种含氧衍生物，如醇、醛、酮、羧酸、酯类及苷等形式存在于自然界，也有少数是以含硫、氮的衍生物存在。萜类化合物的分类和存在形式如表 15-1 所列。

表 15-1　萜类化合物的分类和存在形式

| 类别 | 碳原子数目 | 异戊二烯单位数 | 存在形式 |
| --- | --- | --- | --- |
| 半萜 | 5 | 1 | 植物叶 |
| 单萜 | 10 | 2 | 挥发油 |
| 倍半萜 | 15 | 3 | 挥发油 |
| 二萜 | 20 | 4 | 树脂、苦味素、叶绿素 |
| 二倍半萜 | 25 | 5 | 海绵、植物病菌、昆虫代谢物 |
| 三萜 | 30 | 6 | 皂苷、树脂、植物乳汁 |
| 四萜 | 40 | 8 | 胡萝卜素类 |
| 多萜 | >40 | >8 | 橡胶、硬橡胶 |

## 二、萜的结构和分类

1938 年 Ruzicka 提出了生源异戊二烯法则，即萜类化合物起源于生物代谢的最基本物质——葡萄糖，葡萄糖在酶的作用下产生乙酸（乙酰辅酶 A），三分子乙酸经生物合成为甲戊二羟酸（MVA），甲戊二羟酸是形成萜的真正基本单元。甲戊二羟酸经数步反应转化成焦磷酸异戊烯酯（IPP），焦磷酸异戊烯酯可互变异构化转为焦磷酸$\gamma$，$\gamma$-二甲基烯丙酯（DMAPP），焦磷酸异戊烯酯和焦磷酸$\gamma$，$\gamma$-二甲基烯丙酯被认为是萜类化合物在生物体内形成的真正前体，是生物体内的"活性异戊二烯"物质。

焦磷酸异戊烯酯与焦磷酸$\gamma$，$\gamma$-二甲基烯丙酯可转化为半萜，并在酶的作用下，首尾相连缩合为焦磷酸香叶酯（GPP），衍生为单萜化合物，或继续与焦磷酸异戊烯酯缩合为其他萜类化合物，其生物合成途径如下：

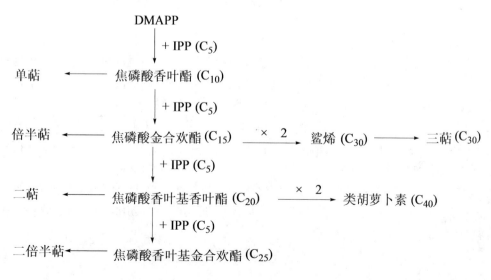

### 三、萜的生物活性

萜类化合物结构复杂、性质各异,其生物活性也是多种多样:芍药苷、银杏内酯、人参皂苷等可影响循环系统功能;齐墩果酸、甘草酸、甘草次酸及环烯醚萜等可影响消化系统功能;穿心莲内酯等可影响呼吸系统功能;雷公藤提取物有抗炎作用;穿心莲内酯有抗细菌性痢疾和抗钩端螺旋体活性;马桑毒素、羟基马桑毒素可影响神经系统功能;棉酚及 16- 羟基雷公藤内酯醇有抗生育作用;人参皂苷、绞股蓝皂苷和黄芪皂苷可增强人体的免疫功能;青蒿素、鹰爪甲素有很强的抗疟活性。紫杉醇又名红豆杉醇,是从红豆杉树皮中分离得到的具有抗癌作用的二萜生物碱类化合物,属于紫杉烷型三环二萜,临床主要用于治疗卵巢癌、乳腺癌和肺癌等,被认为是 20 世纪 90 年代国际抗肿瘤药三大成就之一,受到世界医药界的普遍关注。

| 青蒿素 | 紫杉醇 | 穿心莲内酯 |

---

## 第二节　挥发油

### 一、挥发油的含义

挥发油(volatile oils)又称精油(essential oils),是存在于植物体中的一类具有挥发性、可随水蒸气蒸馏出来、与水不相混溶的挥发性油状液体的总称。大多数挥发油具有芳香气味。

植物中挥发油的含量一般在 1% 以下,少数达 10% 以上,如丁香中丁香油含量高达 14%。同一品种植物由于生长环境或采收季节不同,挥发油的含量和品质也可能有显著差别。全草类药材一般以开花前期或含苞待放时挥发油含量最高,而根茎类药材则以秋天成熟后挥发油含量最高。

### 二、挥发油的组成和分类

挥发油是一种混合物,化学组成比较复杂,一种挥发油多含有数十种乃至一二百种化学成分。虽然每种挥发油含化学成分很多,但其中往往以某种或数种成分占较大比例。根据化学结构可将挥发油中所含成分分为萜类、芳香族类、脂肪族类化合物等。

1. 萜类化合物　挥发油的组成成分中以萜类多见,主要为单萜、倍半萜及其含氧衍生物,含氧衍生物是挥发油具有较强生物活性或芳香气味的主要组成成分,如薄荷油中的薄荷醇、桉叶油中的桉油精、樟树挥发油中的樟脑等。

2. 芳香族化合物　在挥发油中芳香族化合物含量仅次于萜类,大多是苯丙素类衍生物,具有 $C_6$—$C_3$ 骨架,如桂皮油中的桂皮醛、丁香油中的丁香酚、八角茴香油中的茴香脑等;少数化合物具有 $C_6$—$C_2$ 或 $C_6$—$C_1$ 骨架。

桂皮醛　　　　　　　　　丁香酚　　　　　　　　　茴香脑

**3．脂肪族化合物**

在挥发油中存在一些小分子脂肪族化合物，包括烃、醇、醛、酮和酯等，如橙皮油中的正壬醇，姜挥发油中的甲基庚烯酮，鱼腥草挥发油中的癸酰乙醛（鱼腥草素），人参挥发油中的人参炔醇等。此外，少数挥发油中有含硫或含氮的化合物，如大蒜辣素、川芎嗪等。

$$CH_2=CH-CH_2-S-S-CH_2-CH=CH_2$$

大蒜辣素　　　　　　　　　　　　　　　　川芎嗪

## 三、挥发油的理化性质

**1．性状**　挥发油在常温下大多为无色或微黄色透明油状液体，有些含奥类或其他色素而呈特殊颜色，如麝香草油呈红色，桂皮油显棕色或黄棕色，苦艾油呈蓝绿色。某些挥发油低温冷却后可析出固体物，析出物习称"脑"，如薄荷脑、樟脑，滤除析出物后的挥发油称"脱脑油"或"素油"，如薄荷油的脱脑油，习称"薄荷素油"。挥发油大多具有强烈的香气和辛辣味，少数有特殊气味，如鱼腥草油有腥味。

**2．挥发性**　挥发油具有挥发性，在常温下可挥散，即在常温下可自行挥发而不留油迹，此性质可将其与脂肪油相区别。

**3．溶解性**　挥发油为亲脂性成分，易溶于各种有机溶剂，如石油醚、乙醚、苯、三氯甲烷等，在高浓度乙醇中能全部溶解，在低浓度乙醇中只能溶解一定量。挥发油在水中只能溶解极少量，使水具有该挥发油特有的香气和生物活性，可根据这一性质制备芳香水与注射液，如薄荷水、柴胡注射液等。

**4．物理常数**　挥发油的成分虽复杂，但各种挥发油的组成基本稳定，其物理常数有一定的范围。挥发油的沸点一般为 70～300 ℃，有随水蒸气蒸馏的特性。挥发油相对密度一般为 0.85～1.065，多数比水轻，也有少数比水重，如丁香油、桂皮油等。挥发油都有光学活性，比旋光度为 +97°～+117°。有强烈的折光性，折光率为 1.43～1.61，折光率是鉴定挥发油质量的重要依据之一。

**5．不稳定性**　挥发油对空气、光线及温度比较敏感，经常接触会逐渐氧化变质，使挥发油的相对密度增加，颜色变深，原有香气失去，并逐渐聚合为树脂样物质，黏度增大。因此挥发油应贮于棕色瓶内密闭，并于阴凉处保存。

## 四、挥发油的生物活性

挥发油是中药中一类重要的有效成分，具有广泛的生物活性，临床主要用于抗炎、解热、镇痛、解痉、止咳、平喘、祛痰、健胃、抗癌、利尿、降压和强心等。例如薄荷油外用具有清凉、抗炎、镇痛、止痒作用，内服可用于头痛、鼻咽炎症等；芸香油、满山红油具有显著的止咳、平喘、祛痰、抗炎等作用；莪术挥发油具有抗肿瘤活性；小茴香、豆蔻、木香的挥发油具有驱风、健胃作用；当归、川芎挥发油有活血、镇静作用；柴胡挥发油有较好的退热效果；丁香挥发油有局部麻醉、镇痛作用等。挥发油不仅在医药上具有重要作用，在香料工业、日用食品及化学工业上也是重要的原料。

# 第三节 甾 体

## 一、甾体的含义

甾体化合物结构中具有一个母核（由 A、B、C、D 组成），这个母核像"田"字，并且在 $C_{10}$ 和 $C_{13}$ 处各有 1 个甲基（角甲基），在 $C_{17}$ 处有 1 取代基，这样在母核上的 3 个侧链像"巛"字，"甾"字十分形象地表示了这类化合物的基本结构。

环戊烷多氢化菲

甾体化合物基本结构

## 二、甾体的基本结构和分类

甾体化合物结构中都含有一个基本骨架——环戊烷多氢化菲，此基本骨架又称为甾环或甾烷。这个骨架是甾体化合物的结构母核，其中的 4 个环分别用 A、B、C、D 表示，环上的 17 个碳原子按特定顺序编号。大多数甾体化合物在环戊烷多氢化菲的母核上还有 3 个侧链，其中在 $C_{10}$、$C_{13}$ 上各有 1 个甲基，常称为角甲基，在 $C_{17}$ 上连有 1 个取代基，这样就构成了甾体化合物的基本结构。

甾体化合物（steroid）是广泛存在于动、植物中的重要天然产物，一般分为甾醇类、胆甾酸类、甾体激素等。

## 三、甾体化合物及其生物活性

（一）甾醇类

甾醇（sterol）又称为固醇，基本结构是胆甾烷，$C_3$ 上有 1 个羟基，常以游离状态或高级脂肪酸酯的形式存在于动、植物体内。甾醇根据它的来源可分为动物甾醇和植物甾醇两大类。

1. 胆固醇 胆固醇（cholesterol）又称胆甾醇，因为是从胆结石中发现的固体状醇而得名。其分子式是 $C_{27}H_{46}O$，分子结构 $C_3$ 上连有 1 个羟基、$C_5$ 和 $C_6$ 间为碳碳双键、$C_{17}$ 上连有 1 个含 8 个碳原子的侧链，其结构式如下：

胆固醇

胆固醇为无色或带黄色的结晶，熔点为 148 ℃，难溶于水，易溶于乙醚、氯仿、热乙醇等有机溶剂。

胆固醇存在于人和动物的血液、脂肪、脑、脊髓及神经组织中。人体中的胆固醇一部分从食物中摄取，一部分由体内组织细胞自身合成。正常人血液中胆固醇的含量为 2.82 ～ 5.95 mmol/L。当人体内胆固醇代谢发生障碍时，血液中胆固醇的含量就会增多，并从血液中析出，引起血管变窄、血液流速减慢，造成高血压、动脉硬化。在胆汁中，若有胆固醇沉积，则可形成胆结石。

2. 7-脱氢胆固醇　7-脱氢胆固醇（7-dehydrocholesterol）结构与胆固醇的不同之处在于 $C_7$ 和 $C_8$ 间为双键。7-脱氢胆固醇存在于人体皮肤中，当受到紫外线照射时，B 环开环而转变为维生素 $D_3$。因此多晒太阳是获得维生素 $D_3$ 最简单的方法。

7-脱氢胆固醇 → 紫外线 → 维生素$D_3$

3. 麦角固醇　麦角固醇（ergosterol）结构上比 7-脱氢胆固醇在 $C_{17}$ 的侧链上多 1 个甲基和 1 个双键。麦角固醇存在于酵母及某些植物中，属于植物固醇。麦角固醇在紫外线照射下，B 环开环而形成维生素 $D_2$。

麦角甾醇 → 紫外线 → 维生素$D_2$

维生素 D 又称为抗佝偻病维生素。维生素 D 广泛存在于动物体中，含量最多的是鱼肝油，也存在于牛乳、蛋黄中。维生素 D 是脂溶性维生素，对热和空气中的氧都比较稳定。

由于维生素 D 能促进肠道对钙、磷的吸收，使血液中钙、磷浓度增加，有利于新骨的形成和钙化，所以能防治佝偻病和软骨病。

（二）胆甾酸

在人和动物的胆汁中，含有几种结构与胆固醇类似的酸，称为胆甾酸。胆甾酸包括胆酸、脱氧胆酸、鹅脱氧胆酸和石胆酸等，其中在人体内重要的是胆酸、脱氧胆酸，它们的结构特征是 $C_{17}$ 的侧链较短，只有 5 个碳原子，末端有 1 个羧基，分子中没有双键。胆酸、脱氧胆酸的结构式如下：

胆酸　　　　　脱氧胆酸

在胆汁中，胆甾酸分别与甘氨酸（$H_2NCH_2COOH$）、牛磺酸（$H_2NCH_2CH_2SO_3H$）以酰胺方式结合形成甘氨胆酸、牛磺胆酸，它们总称为胆汁酸。甘氨胆酸、牛磺胆酸的结构式如下：

甘氨胆酸

牛磺胆酸

在机体中，胆汁酸以钠盐或钾盐的形式存在。胆汁酸盐是一种乳化剂，可使脂肪乳化为微粒并稳定地分散于消化液中，增加了脂肪与脂肪酶的接触机会，从而加速脂肪的水解，以利于脂肪的消化、吸收。乳化的脂肪不仅容易被消化，而且一部分高度乳化的脂肪微粒，可不经消化而直接被肠黏膜吸收。

（三）甾体激素

激素是由人和动物体内各种内分泌腺分泌的一类化学活性物质，具有调节机体代谢等生理功能。激素分为两大类，一类是含氮激素，如肾上腺素、甲状腺素和胰岛素等；另一类是甾体激素（steroid hormone）。甾体激素根据来源又可分性激素和肾上腺皮质激素两类。甾体激素具有极重要的医药价值，在维持生命、调节性功能、免疫、皮肤疾病治疗及生育控制方面有明显的作用。

1．性激素　性激素（sex hormone）可分为雄激素（androgen）、雌激素（estrogen）和孕激素（progestogen）。它们对生育功能及副性征（如声音、体形）的改变都有决定性作用。

（1）雄激素：是主要由睾丸所分泌的一类激素，肾上腺皮质也可分泌少量的雄激素。它们的结构特征是 $C_3$ 为酮基，$C_4 \sim C_5$ 之间为双键，$C_{17}$ 上连有羟基或酮基。雄激素能促进雄性器官的生长、发育，副性征的生长、发育及维持雄性特征的作用。雄性激素睾酮在消化道内容易被破坏，口服无效，多制成油剂经肌内注射，但作用不持久，临床上一般采用其衍生物，如甲基睾丸素（甲睾酮）、睾丸素丙酸酯等（睾酮）。

（2）雌激素和孕激素：主要由卵巢分泌，雌激素包括 $17\beta$- 雌二醇、雌三醇和雌酮，孕激素最主要的是孕酮。雌激素的结构特征是 A 环为苯环，$C_3$ 上连有酚羟基，$C_{10}$ 上无角甲基，$C_{17}$ 上连有羟基。活性最强的雌激素为雌二醇，它能促进雌性副性征发育和性器官最后形成，临床上用于治疗卵巢功能不全引起的疾病（如子宫发育不全、月经失调等）。孕酮的结构特征是 $C_3$ 为酮基，$C_4 \sim C_5$ 之间为双键，$C_{17}$ 上连有 $\beta$- 乙酰基。其生理作用是抑制排卵，并使受精卵在子宫内正常发育，临床上用于治疗先兆流产、习惯性流产、子宫功能性出血和月经失调等。

睾酮、雌二醇和孕酮的结构式如下：

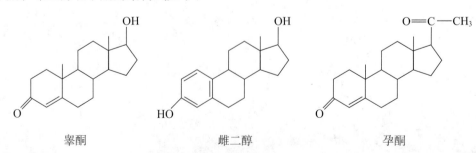

睾酮　　　　　　　　　　雌二醇　　　　　　　　　　孕酮

2．肾上腺皮质激素　肾上腺皮质激素（adrenal cortical hormone）是肾上腺皮质的分泌物，

其结构是在甾环 $C_3$ 上有酮基，$C_4 \sim C_5$ 之间为双键，$C_{17}$ 上连有 1 个 2- 羟基乙酰基。肾上腺皮质激素主要包括盐皮质激素和糖皮质激素。盐皮质激素具有调节糖或无机盐代谢等功能，如醛固酮、皮质酮等。糖皮质激素具有调节糖、脂肪和蛋白质代谢的功能，并具有抗炎、抗免疫、抗毒、抗休克等作用，如可的松。醛固酮、皮质酮和可的松的结构式如下：

醛固酮        皮质酮        可的松

## 自测题

### 一、单项选择题

1. 组成萜类结构骨架的基本单位是
   A. 异戊二烯
   B. 苯丙素
   C. 2- 苯基色原酮
   D. 甲戊二羟酸
   E. 苯骈 $\alpha$- 吡喃酮

2. 水解后易发生氧化聚合而产生黑色沉淀的是
   A. 强心苷
   B. 环烯醚萜苷
   C. 黄酮苷
   D. 皂苷
   E. 香豆素苷

3. 提取挥发油最常用的方法是
   A. 压榨法
   B. 乙醚回流法
   C. 水蒸气蒸馏法
   D. 升华法
   E. 吸收法

4. 分离沸点不同的成分宜采用
   A. 萃取法
   B. 冷冻法
   C. 升华法
   D. 硅胶色谱法
   E. 分馏法

5. 鉴定挥发油和油脂可采用的方法是
   A. 溶解性试验
   B. 观察颜色
   C. 测定相对密度
   D. 油迹试验
   E. 测定折光率

6. 利用气相色谱分析鉴定有效成分的中药是
   A. 黄酮
   B. 挥发油
   C. 生物碱
   D. 皂苷
   E. 强心苷

### 二、多项选择题

1. 下列有关萜类正确的说法是
   A. 可按异戊二烯数目分类
   B. 开链萜烯分子式符合 $(C_5H_8)_n$
   C. 碳原子数一般为 5 的倍数
   D. 氢原子数一般为 8 的倍数
   E. 由甲戊二羟酸衍生而成

2. 挥发油的化学组成包括
   A. 单萜及其含氧衍生物
   B. 倍半萜及其含氧衍生物
   C. 二萜及其含氧衍生物

　　D．脂肪族化合物

　　E．芳香族化合物

3．多数环烯醚萜苷类具有的性质有

　　A．挥发性

　　B．旋光性

　　C．亲水性

　　D．苦味

　　E．水解后易得到稳定的苷元

4．挥发油的一般性质为

　　A．稳定

　　B．有香味

　　C．多数比水轻

　　D．难溶于水

　　E．易挥发

5．挥发油的提取方法有

　　A．水蒸气蒸馏法

　　B．乙醚提取法

　　C．煎煮法

　　D．压榨法

　　E．$CO_2$ 超临界提取法

## 三、简答题

挥发油的提取、分离方法各有哪些？各有何特点？

（方应权）

# 第十六章

# 氨基酸和蛋白质

第十六章数字资源

## 第一节 氨 基 酸

### 一、氨基酸的结构、分类和命名

（一）氨基酸的结构和分类

羧酸分子烃基中的氢原子被氨基取代的化合物称为氨基酸（amino acid）。氨基酸分子中含有氨基和羧基，属于取代羧酸。为了研究方便，通常按氨基酸的结构特征进行分类：

1. $\alpha$- 氨基酸的结构　根据氨基酸分子中氨基连接的碳原子位置不同，可分为 $\alpha$-、$\beta$-、$\gamma$- 等氨基酸。其中组成人体蛋白质的氨基酸几乎都是 $\alpha$- 氨基酸。

$\alpha$- 氨基酸的结构通式可以表示为：

$$H_2N - \overset{\overset{\displaystyle H}{|}}{\underset{\underset{\displaystyle R}{|}}{C}} - COOH$$

最简单的氨基酸：

$$NH_2 - CH_2 - COOH$$

$\alpha$- 氨基乙酸

其他氨基酸，例如：

$$CH_3 - \overset{\overset{\displaystyle NH_2}{|}}{CH} - COOH$$

$\alpha$- 氨基丙酸

$$\underset{}{\phantom{}} - \overset{\overset{\displaystyle NH_2}{|}}{CH} - COOH$$

$\beta$- 氨基苯乙酸

2. 氨基酸的分类

（1）根据氨基酸分子中烃基的种类不同，可分为脂肪族氨基酸、芳香族氨基酸和杂环氨基酸。

脂肪族氨基酸：R 基为氢原子或脂肪烃基。例如：

$$NH_2-CH_2-COOH$$

α- 氨基乙酸

$$CH_3-\overset{\overset{\displaystyle NH_2}{|}}{CH}-COOH$$

α- 氨基丙酸

芳香族氨基酸：R 基含有芳香环。例如：

α- 氨基苯乙酸

β- 苯基 -α- 氨基丙酸

杂环氨基酸：R 基含有杂环。例如：

β- （3- 吲哚基） -α- 氨基丙酸

（2）根据氨基酸分子中氨基和羧基的相对数目不同，可分为中性氨基酸、酸性氨基酸和碱性氨基酸。

中性氨基酸：氨基的数目等于羧基的数目。例如：

$$CH_3-\overset{\overset{\displaystyle NH_2}{|}}{CH}-COOH$$

α- 氨基丙酸（丙氨酸）

酸性氨基酸：氨基的数目少于羧基的数目。例如：

$$HOOC-H_2C-H_2C-\overset{\overset{\displaystyle NH_2}{|}}{CH}-COOH$$

α- 氨基戊二酸（谷氨酸）

碱性氨基酸：氨基的数目多于羧基的数目。例如：

$$H_2N-H_2C-H_2C-H_2C-H_2C-\overset{\overset{\displaystyle NH_2}{|}}{CH}-COOH$$

α，ε- 二氨基己酸（赖氨酸）

（二）α- 氨基酸的命名

1．习惯命名法　α- 氨基酸常按其来源或某些性质而采用俗名。如天门冬氨酸因最初从天门冬植物中发现而得名，甘氨酸因具甜味而得名。

2．系统命名法　由于 α- 氨基酸是取代羧酸，所以按系统命名法命名时，以羧酸为母体、氨基为取代基，称为"α- 氨基某酸"，例如：

$$CH_3-\overset{\overset{\displaystyle NH_2}{|}}{CH}-COOH$$

α- 氨基丙酸（丙氨酸）

$$HOOC-H_2C-H_2C-\overset{\overset{\displaystyle NH_2}{|}}{CH}-COOH$$

α- 氨基戊二酸（谷氨酸）

组成人体蛋白质的 20 种 $\alpha$- 氨基酸如表 16-1 所列。

表 16-1　组成人体蛋白质常见的 20 种 $\alpha$- 氨基酸

| 名称 | 结构 | 英文缩写 | 等电点 |
|------|------|----------|--------|
| 甘氨酸<br>（$\alpha$- 氨基乙酸） | $\underset{\displaystyle H-CH-COOH}{\overset{\displaystyle NH_2}{\vert}}$ | Gly | 5.97 |
| 丙氨酸<br>（$\alpha$- 氨基丙酸） | $\underset{\displaystyle CH_3-CH-COOH}{\overset{\displaystyle NH_2}{\vert}}$ | Ala | 6.00 |
| * 缬氨酸<br>（$\alpha$- 氨基异戊酸） | $H_3C,\ H_3C-CH-\underset{\overset{\vert}{NH_2}}{CH}-COOH$ | Val | 5.96 |
| * 亮氨酸<br>（$\alpha$- 氨基异己酸） | $H_3C,\ H_3C-CH-CH_2-\underset{\overset{\vert}{NH_2}}{CH}-COOH$ | Leu | 5.98 |
| * 异亮氨酸<br>（$\beta$- 甲基 -$\alpha$- 氨基戊酸） | $H_3C-H_2C-\underset{\overset{\vert}{CH_3}}{HC}-\underset{\overset{\vert}{NH_2}}{CH}-COOH$ | Ile | 6.02 |
| 丝氨酸<br>（$\beta$- 羟基 -$\alpha$- 氨基丙酸） | $HO-CH_2-\underset{\overset{\vert}{NH_2}}{CH}-COOH$ | Ser | 5.68 |
| * 苏氨酸<br>（$\beta$- 羟基 -$\alpha$- 氨基丁酸） | $H_3C-\underset{\overset{\vert}{OH}}{CH}-\underset{\overset{\vert}{NH_2}}{CH}-COOH$ | Thr | 5.60 |
| * 甲硫氨酸<br>（$\gamma$- 甲硫基 -$\alpha$- 氨基丁酸） | $H_3C-S-H_2C-H_2C-\underset{\overset{\vert}{NH_2}}{CH}-COOH$ | Met | 5.74 |
| 半胱氨酸<br>（$\beta$- 巯基 -$\alpha$- 氨基丙酸） | $HS-H_2C-\underset{\overset{\vert}{NH_2}}{CH}-COOH$ | Cys | 5.05 |
| 天冬氨酸<br>（$\alpha$- 氨基丁二酸） | $HOOC-H_2C-\underset{\overset{\vert}{NH_2}}{CH}-COOH$ | Asp | 2.77 |
| 谷氨酸<br>（$\alpha$- 氨基戊二酸） | $HOOC-H_2C-H_2C-\underset{\overset{\vert}{NH_2}}{CH}-COOH$ | Glu | 3.22 |
| * 赖氨酸<br>（$\alpha$，$\varepsilon$- 二氨基己酸） | $H_2N-H_2C-H_2C-H_2C-H_2C-\underset{\overset{\vert}{NH_2}}{CH}-COOH$ | Lys | 9.74 |
| 精氨酸<br>（$\delta$- 胍基 -$\alpha$- 氨基戊酸） | $HN=\underset{\overset{\vert}{NH_2}}{C}-HN-H_2C-H_2C-H_2C-\underset{\overset{\vert}{NH_2}}{CH}-COOH$ | Arg | 10.76 |
| 天冬酰胺<br>（$\alpha$- 氨基丁酰胺酸） | $H_2N-CO-CH_2-\underset{\overset{\vert}{NH_2}}{CH}-COOH$ | Asn | 5.41 |
| 谷氨酰胺<br>（$\alpha$- 氨基戊酰胺酸） | $H_2N-OC-H_2C-H_2C-\underset{\overset{\vert}{NH_2}}{CH}-COOH$ | Gln | 5.65 |

续表

| 名称 | 结构 | 英文缩写 | 等电点 |
|------|------|---------|--------|
| *苯丙氨酸<br>(β-苯基-α-氨基丙酸) |  | Phe | 5.48 |
| 酪氨酸<br>(β-对羟苯基-α-氨基丙酸) | HO─〈苯环〉─H₂C─CH─COOH，NH₂ | Tyr | 5.66 |
| 脯氨酸<br>(α-羧基四氢吡咯) | 〈吡咯环〉─COOH，NH | Pro | 6.30 |
| *色氨酸<br>[β-(3-吲哚基)-α-氨基<br>丙酸] | 〈吲哚环〉─CH₂─CH─COOH，NH₂ | Trp | 5.89 |
| 组氨酸<br>[β-(4-咪唑基)-α-氨基<br>丙酸] | 〈咪唑环〉─CH₂─CH₂─CH─COOH，NH₂ | His | 7.59 |

注：表中标有 * 号的 8 种氨基酸为必需氨基酸，它在人体内不能合成或合成不足，必须依靠食物供给，为了维护人的健康，应合理饮食，科学营养，保证必需氨基酸的摄取。

　**知识链接**

### 蛋白质与生命活动

蛋白质于 19 世纪被发现，是食物中最重要的营养成分，同时也是组成人体一切细胞、组织的重要成分。其英文名字（protein）来源于希腊语"proteios"，是"第一""首要"的意思，意味着蛋白质是生物体内一类极为重要的功能大分子化合物。从最简单的病毒、细菌等微生物直至高等生物，一切生命过程都与蛋白质密切相关，它不仅是细胞的重要组成成分，并且具有多种生物学功能。例如，有近一半的蛋白质是体内生物化学反应的催化剂，另外结构蛋白起到维持人体的正常形态的功能，例如胶原蛋白主要保证细胞和组织紧密结合，角蛋白构成皮肤毛发和指甲，还有一些蛋白质主要构成肌肉组织，血液中物质的运输也由蛋白质完成。

氨基酸是组成蛋白质的基本结构单位，要认识蛋白质，必须首先了解氨基酸的结构和性质。

## 二、氨基酸的性质

（一）氨基酸的物理性质

天然氨基酸均为无色结晶，熔点较高，为 200 ~ 300 ℃，熔化时分解。它们能溶于强酸或强碱溶液中，除少数外一般都能溶于水，而难溶于乙醇、乙醚。

天然氨基酸一般情况下是 L- 型。

（二）氨基酸的化学性质

1. 两性电离和等电点　　氨基酸分子中既有酸性的羧基，又有碱性的氨基，所以，氨基酸溶于水时，存在酸式电离和碱式电离两种形式。

酸式电离：

$$H_2N-CH-COOH \rightleftharpoons H_2N-CH-COO^- + H^+$$
$$\quad\quad\quad |\qquad\qquad\qquad\qquad\quad |$$
$$\quad\quad\quad R\qquad\qquad\qquad\qquad\quad R$$

碱式电离：

$$H_2N-CH-COOH + H_2O \rightleftharpoons NH_3^+-CH-COOH + OH^-$$
$$\quad\quad\quad |\qquad\qquad\qquad\qquad\qquad\qquad |$$
$$\quad\quad\quad R\qquad\qquad\qquad\qquad\qquad\qquad R$$

（1）氨基酸与酸、碱作用生成盐：

$$R-CH-COOH + HCl \rightleftharpoons R-CH-COOH$$
$$\quad\quad |\qquad\qquad\qquad\qquad\quad\quad |$$
$$\quad\quad NH_2\qquad\qquad\qquad\qquad NH_3^+Cl^-$$

$$R-CH-COOH + NaOH \rightleftharpoons R-CH-COO^- + H_2O$$
$$\quad\quad |\qquad\qquad\qquad\qquad\qquad\quad |$$
$$\quad\quad NH_2\qquad\qquad\qquad\qquad\quad NH_2$$

氨基酸具有两性电离的性质，是两性化合物。其中，酸性基团—COOH 和碱性基团—NH$_2$ 也能相互作用形成内盐，氨基酸分子成为带有正电荷和负电荷的两性离子。

$$R-CH-COOH \rightleftharpoons R-CH-COO^-$$
$$\quad\quad |\qquad\qquad\qquad\qquad |$$
$$\quad\quad NH_2\qquad\qquad\qquad NH_3^+$$

（2）氨基酸的等电点：溶液的 pH 决定了氨基酸在水溶液中的存在形式。若将溶液的 pH 调至一特定值，使氨基酸的酸式电离的程度恰好等于碱式电离程度，氨基酸则全部以两性离子（兼性离子）存在，这时氨基酸分子的净电荷为零，呈电中性，在电场中，氨基酸分子既不向正极移动，也不向负极移动，此时溶液的 pH 称为氨基酸的等电点，用"pI"表示。

不同的氨基酸由于化学组成不同，等电点也不相同。由于羧基的酸式电离程度略大于氨基的碱式电离程度，所以中性氨基酸的等电点略小于 7，一般为 5 ~ 6.5；酸性氨基酸的等电点为 2.7 ~ 3.2，碱性氨基酸的等电点为 9.5 ~ 10.7。

部分氨基酸的等电点见表 16-1。

氨基酸在不同 pH 的溶液中的变化及存在形式，可表示如下：

$$R-CH-COO^- \underset{OH^-}{\overset{H^+}{\rightleftharpoons}} R-CH-COO^- \underset{OH^-}{\overset{H^+}{\rightleftharpoons}} R-CH-COOH$$
$$\quad\quad |\qquad\qquad\qquad\qquad\quad |\qquad\qquad\qquad\qquad\quad |$$
$$\quad\quad NH_2\qquad\qquad\qquad\quad NH_3^+\qquad\qquad\qquad\quad NH_3^+$$

　　阴离子　　　　　　　　　两性离子　　　　　　　　　阳离子
　　pH ＞ pI　　　　　　　　pH ＝ pI　　　　　　　　pH ＜ pI

从上式可知，加酸促进碱式电离，当 pH ＜ pI 时，氨基酸主要以阳离子的形式存在；加碱促进酸式电离，当 pH ＞ pI 时，氨基酸主要以阴离子形式存在；当 pH ＝ pI 时，氨基酸以两性离子形式存在，这时氨基酸的溶解度最小，易从溶液中析出。化学上常利用这个性质分离和提纯氨基酸。

2. 成肽反应　　2 个 α- 氨基酸分子，在酸或碱的催化下受热脱水，能生成二肽。

$$H-\underset{\underset{R}{|}}{\overset{H}{\underset{|}{N}}}-CH-\overset{O}{\overset{\|}{C}}-OH \ + \ H-\underset{\underset{R_1}{|}}{\overset{H}{\underset{|}{N}}}-CH-\overset{O}{\overset{\|}{C}}-OH \ \xrightarrow{-H_2O} \ H-\overset{H}{\underset{|}{N}}-\underset{\underset{R}{|}}{CH}-\overset{O}{\overset{\|}{C}}-\overset{H}{\underset{|}{N}}-\underset{\underset{R_1}{|}}{CH}-\overset{O}{\overset{\|}{C}}-OH$$

二肽分子中的酰胺键结构（—$\overset{O}{\overset{\|}{C}}$—$\overset{H}{\underset{|}{N}}$—），也称为肽键。由于二肽分子两端还存在羧基和氨基，二肽还可以继续和其他氨基酸分子脱水缩合生成三肽、四肽、五肽等。

$$H_2N-\underset{\underset{R_1}{|}}{CH}-\overset{O}{\overset{\|}{C}}-\overset{H}{\underset{|}{N}}-\underset{\underset{R_2}{|}}{CH}-\overset{O}{\overset{\|}{C}}-\overset{H}{\underset{|}{N}}-\underset{\underset{R_3}{|}}{CH}-\overset{O}{\overset{\|}{C}}\cdots\cdots\overset{H}{\underset{|}{N}}-\underset{\underset{R_n}{|}}{CH}-COOH$$

由上面结构式可知，肽是由 2 个或 2 个以上 $\alpha$- 氨基酸分子脱水后以肽键连接的化合物。通常将 10 个以上氨基酸分子以肽键结合形成的长链化合物称为多肽。由不同种类的 $\alpha$- 氨基酸分子按照不同的排列顺序以肽键相互结合，可形成成千上万种具有不同的理化性质和生物活性的多肽，一般情况下把分子量在 10 000 以上的多肽称为蛋白质。

3．脱羧反应　氨基酸氨基酸分子在 Ba(OH)$_2$ 存在下加热可发生脱羧反应，生成胺类化合物和二氧化碳。

$$R-\underset{\underset{NH_2}{|}}{CH}-COOH \ \xrightarrow[\triangle]{Ba(OH)_2} \ R-CH_2-NH_2 + CO_2\uparrow$$

在某些细菌的脱羧酶的作用下也可以发生脱羧反应。例如蛋白质在细菌作用下发生腐败，精氨酸脱羧生成腐胺，赖氨酸脱羧生成尸胺，两者均有毒。误食变质肉类而引起的食物中毒，其主要原因也是由于变质食物中存在的腐胺和尸胺。

4．脱氨反应　由于生物体内存在氧化酶，氨基酸在生物体内还可以发生脱氨基反应生成 $\alpha$- 酮酸。这是 $\alpha$- 氨基酸代谢的重要途径。

$$R-\underset{\underset{NH_2}{|}}{CH}-COOH \ \xrightarrow{氧化酶} \ R-\overset{O}{\overset{\|}{C}}-COOH$$

5．与亚硝酸反应　氨基酸（脯氨酸除外）与亚硝酸作用，可生成 $\alpha$- 羟基酸、氮气和水。

$$R-\underset{\underset{NH_2}{|}}{CH}-COOH \ + HNO_2 \ \longrightarrow \ R-\underset{\underset{OH}{|}}{CH}-COOH \ + N_2\uparrow + H_2O$$

由于脯氨酸分子中为亚氨基，亚氨基不能与亚硝酸反应放出氮气。

6．与茚三酮的显色反应　大多数氨基酸（除脯氨酸外）与茚三酮的水合物在溶液中共热，经过一系列反应，最终生成蓝紫色的化合物，称为罗曼紫，利用这个性质，可以鉴别氨基酸。

$$\text{（茚三酮）} + H_2N-\underset{\underset{R}{|}}{CH}-COOH \ \longrightarrow \ \text{（罗曼紫）}$$

$$+ \ RCHO + CO_2\uparrow + 3H_2O$$

由于 $\alpha$- 氨基酸与茚三酮反应所生成的蓝紫色化合物的深浅不同，以及释放 CO$_2$ 的体积不同，可用于定量测定氨基酸。

# 第二节　蛋　白　质

蛋白质与多肽均是由各种 $\alpha$-氨基酸残基通过肽键相连的多聚物，通常将分子量在 10 000 以上的称为蛋白质，10 000 以下的称为多肽。仅从分子量上来说，在小分子蛋白质与大分子多肽之间不存在绝对严格的分界线。例如：胰岛素（insulin）分子量为 6000，应是多肽，但在溶液中受金属离子（如 $Zn^{2+}$）作用后，能迅速形成二聚体，因此，胰岛素被认为是最小的一种蛋白质。蛋白质和多肽的主要区别在三维空间结构和生物活性上，多肽主要强调 $\alpha$-氨基酸的线性排列顺序，而蛋白质除了强调 $\alpha$-氨基酸的线性排列顺序外，还强调蛋白质的空间结构（包括二级、三级结构，有的还包含四级结构），这样蛋白质才具有相应的生物活性。

## 一、蛋白质的元素组成及分类

### （一）蛋白质的元素组成

蛋白质（protein）是一类非常重要的含氮生物高分子化合物，在人体内有 10 000 种以上的蛋白质，其质量占人体的 16% ~ 19%。对各种生物组织中提取的蛋白质进行元素分析后，发现其中主要的 4 种元素质量分数分别为：C，50% ~ 55%；H，6.0% ~ 7.0%；O，19% ~ 24%；N，15% ~ 17%。

有些蛋白质还含有 S 和 P，少量蛋白质还含有微量 Fe、Cu、Zn、Mn 和 I 等。

生物组织中绝大部分 N 元素都在蛋白质中，N 元素在不同蛋白质中的含量相差不大，平均为 16%，因此在蛋白质样品中，1g N 元素相当于 6.25 g 蛋白质，只要测定出蛋白质样品中的 N 的质量，即可换算出蛋白质的质量。

### （二）蛋白质的分类

按照化学组成，蛋白质可分为单纯蛋白质和结合蛋白质。单纯蛋白质仅由 $\alpha$-氨基酸组成，如血清球蛋白、组蛋白等；结合蛋白质由单纯蛋白质和非蛋白质两部分结合而成，如血红蛋白、核蛋白、糖蛋白等。

按照形状不同，蛋白质也可分为纤维状蛋白质和球状蛋白质两大类。

按照生理功能，蛋白质又能分为保护蛋白、酶蛋白、激素蛋白、受体蛋白等。

## 二、蛋白质的分子结构

在天然状态下，任何一种蛋白质分子都具有独特而稳定的构象，这是蛋白质分子在结构上最显著的特征。各种蛋白质的特殊功能和活性不仅取决于多肽链的氨基酸数目、种类及排列顺序，还与其特定的三维空间结构相关。为了表示蛋白质分子不同层次的结构，常将蛋白质结构分为一、二、三、四级。

### （一）蛋白质的一级结构

蛋白质分子中多肽链上 $\alpha$-氨基酸的排列顺序称为蛋白质的一级结构。构成蛋白质的主键是肽键（酰胺键）。例如，牛胰岛素是第一个被阐明结构的蛋白质，它是由 51 个氨基酸、2 条多肽链构成的。蛋白质中氨基酸的排列顺序是十分重要的，它对整个蛋白质起着决定性的作用，也是理解蛋白质作用机制及与其同源蛋白质生物功能的必要基础。

$$H_2N-CH-\overset{\overset{O}{\|}}{C}-\overset{\overset{H}{|}}{N}-CH-\overset{\overset{O}{\|}}{C}-\overset{\overset{H}{|}}{N}-CH-\overset{\overset{O}{\|}}{C}-\cdots\cdots-\overset{\overset{H}{|}}{N}-CH-COOH$$

$$\phantom{xxxx}R_1\phantom{xxxxxxxx}R_2\phantom{xxxxxxxx}R_3\phantom{xxxxxxxx}R_n$$

蛋白质的一级结构

（二）蛋白质的二级结构

多肽主链骨架原子沿一定的轴卷曲盘旋或折叠而形成特定的空间结构，称为蛋白质的二级结构，其主要形式包括$\alpha$-螺旋和$\beta$-折叠两种（图16-1）。一种蛋白质的二级结构并非单纯的$\alpha$-螺旋或$\beta$-折叠结构，而是这些不同类型构象的组合。

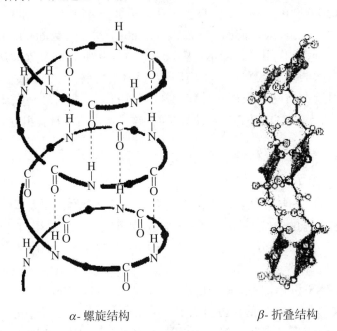

$\alpha$-螺旋结构　　　　　　　$\beta$-折叠结构

**图16-1　蛋白质的二级结构**

蛋白质二级结构的维持和固定主要依赖骨架上的羰基和酰胺基之间形成的氢键，此外，还存在其他化学键如盐键、二硫键（—S—S—）、酯键等，维系蛋白质空间结构的氢键、盐键、二硫键、酯键等统称为蛋白质结构中的副键（次级键）。

（三）蛋白质的三级和四级结构

蛋白质在二级结构基础上再以一定的方式进一步盘曲折叠，形成复杂的三级结构（图16-2）。

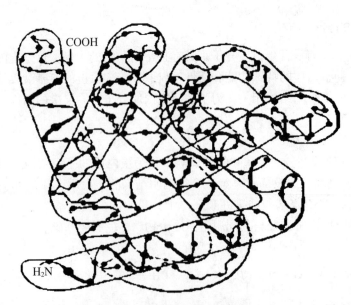

**图16-2　蛋白质的三级结构（鲸肌红蛋白分子）**

由 1 条多肽链形成的蛋白质只有一、二、三级结构，有 2 条或 2 条以上多肽链的蛋白质可进一步形成四级结构。

### 三、蛋白质的性质

#### （一）蛋白质的两性电离和等电点

蛋白质分子中仍存在自由的氨基与羧基，同时在氨基酸的 R 基侧链上还有咪唑基、胍基、酚基、巯基等，这些基团也可发生解离，因此蛋白质同氨基酸一样也具有两性电离的性质。蛋白质在水溶液中的存在形式，除由本身的结构所决定外，也与溶液的 pH 有关。调节溶液的 pH，可使蛋白质酸性解离与碱性解离程度相等。蛋白质分子呈两性离子状态时溶液的 pH，称为该蛋白质的等电点（isoelectric point，pI）。如果以 $P\begin{smallmatrix}COOH\\NH_2\end{smallmatrix}$ 代表蛋白质分子，则它在不同 pH 的溶液中的存在形式可表示如下：

$$P\begin{smallmatrix}COOH\\NH_2\end{smallmatrix}$$

$$P\begin{smallmatrix}COO^-\\NH_2\end{smallmatrix} \underset{OH^-}{\overset{H^+}{\rightleftharpoons}} P\begin{smallmatrix}COO^-\\NH_3^+\end{smallmatrix} \underset{OH^-}{\overset{H^+}{\rightleftharpoons}} P\begin{smallmatrix}COOH\\NH_3^+\end{smallmatrix}$$

阴离子　　　　　　两性离子　　　　　阳离子
溶液 pH > pI　　　溶液 pH = pI　　　溶液 pH < pI

不同的蛋白质具有不同的等电点。大多数蛋白质的等电点接近 5.0（表 16-2）。由于人体中的体液（如血液、组织液和细胞内液等）的 pH 约为 7.4，所以体内蛋白质分子大多以阴离子的形式存在，并与体液中的的 $K^+$、$Ca^{2+}$、$Na^+$、$Mg^{2+}$ 等阳离子结合成盐，称蛋白质盐。蛋白质盐可与蛋白质组成缓冲对，在体液中起重要的缓冲作用。

在等电点时，蛋白质以两性离子存在，很容易聚集成较大的聚集体而析出。在一定 pH 的溶液中，不同蛋白质分子为带不同电荷的胶体颗粒，在电场中发生电泳现象。利用此性质来分离混合的蛋白质，目前在临床上已广泛使用。

表 16-2　部分蛋白质的等电点

| 蛋白质 | 等电点（pI） | 来源 | 蛋白质 | 等电点（pI） | 来源 |
|---|---|---|---|---|---|
| 胃蛋白酶 | 2.88 | 猪胃 | 肌蛋白酶 | 5.3 | 猪胰液 |
| 乳清蛋白 | 4.12 | 牛乳 | 血红蛋白 | 6.7 | 血液 |
| 卵清蛋白 | 4.86 | 鸡蛋 | 肌球蛋白 | 7.0 | 肌肉 |
| 血清蛋白 | 4.88 | 马血 | 细胞色素 C | 10.7 | 组织细胞 |
| 尿酶 | 5.00 | 人尿 | 鱼精蛋白 | 12.3 | 鲑鱼精 |

#### （二）蛋白质的性质

1. 透析　蛋白质属于高分子化合物，不能透过半透膜，而小分子物质可自由穿过。将蛋白质装到由半透膜组成的透析袋内，并放置在一定体积的缓冲液中，小分子物质通过扩散作用进入外部缓冲溶液中，蛋白质则留在透析袋内，这称为蛋白质的透析，利用这个性质可进行蛋白质的纯化。

2．盐析　当向蛋白质溶液中加入如硫酸铵、硫酸钠、氯化钠等中性盐类，使溶液达到一定浓度时，蛋白质的溶解度降低而从溶液中析出，这种作用称为盐析。盐析作用主要破坏了溶液中蛋白质的水化膜和同电荷的排斥作用，从而使蛋白质分子失去水化膜的保护作用和同电荷的排斥作用，稳定性降低而发生聚沉，这样析出的蛋白质如果再次加水稀释后仍能溶解，并不影响原来的蛋白质的性质。利用多次盐析和溶解，也可以分离提纯蛋白质。

3．变性　在某些物理因素（加热、加压、搅拌、振荡、紫外线照射、超声波等）或化学因素（强酸、强碱、重金属盐、三氯乙酸、乙醇、丙酮等）作用下，蛋白质分子的空间结构发生变化，从而使蛋白质的理化性质和生物活性发生变化的现象，称为蛋白质的变性。

蛋白质变性主要是由维系多肽链空间结构的副键（如氢键、二硫键、酯键）发生断裂，即二级结构、三级及四级结构的破坏而引起的，变性一般不会导致一级结构的破坏。变性后的蛋白质表现为溶解度降低，凝结或沉淀，同时失去原有的生物活性。

蛋白质的变性有许多实际应用。如在临床上抢救重金属盐（$Cu^{2+}$盐、$Pb^{2+}$盐、$Hg^{2+}$盐等）中毒的患者时，服用大量含蛋白质丰富的生鸡蛋、牛奶或豆浆使重金属盐与之结合而生成变性蛋白质，减少了人体蛋白质的受损，以达到解毒的目的；用乙醇、蒸煮、高压和紫外线等方法进行消毒杀菌；利用蛋白质受热凝固的性质来检验尿液中的蛋白质等。在食品加工中腌制松花蛋等也是利用蛋白质变性作用。同时，在制备和存放血清、疫苗、酶、激素等蛋白制剂时，应避免其变性失去生物活性。

4．水解　蛋白质在酸、碱或酶的作用下，先逐步水解成分子量较小的肽类，再水解后最终得到各种α-氨基酸。食物中的蛋白质就是在人体消化道内各种蛋白酶的作用下水解成各种α-氨基酸，然后被肠壁吸收进入血液，再在体内重新合成人体所需要的各类蛋白质。

5．颜色反应

（1）双缩脲反应：由于蛋白质分子中存在大量肽键（酰胺键），在碱性溶液（如NaOH）中与硫酸铜反应呈现紫红色，称为双缩脲反应。蛋白质的含量越多，产生的颜色也越深。医学上常利用这个反应来测定血清蛋白的总量及其中白蛋白和球蛋白的含量。氨基酸分子中没有肽键，不能发生双缩脲反应。

（2）黄蛋白反应：在蛋白质溶液中加入浓硝酸就会有白色沉淀产生，加热后沉淀变黄色，再冷却碱化后沉淀变橙色，这个反应称为黄蛋白反应。含有苯基的蛋白质均能发生这个反应。皮肤、指甲不慎沾上浓硝酸会出现黄色就是这个缘故。

（3）与茚三酮的反应：与氨基酸相似，蛋白质也与茚三酮反应，生成蓝紫色的化合物，可利用此反应进行蛋白质的定性定量测定。

 **知识链接**

### 蛋白质测序

蛋白质的生物活性与蛋白质的一级结构关系密切，测定蛋白质的氨基酸顺序对于了解蛋白质的结构和性质有重要意义。1953年F. Sanger第一个测定了由51个氨基酸残基组成的胰岛素的氨基酸序列。目前，蛋白质测序可用蛋白质序列仪完成，其原理是Edman降解，即N端测序法。

N端，即蛋白质中多肽的第一个保留氨基的氨基酸，在中性pH环境下，通过加入异硫氰酸苯酯，与氨基酸残留的氨基反应，然后用温和酸水解，发生环化反应，生成

PTH（苯乙内酰硫脲）衍生物，去掉1个氨基酸分子，其余肽链未反应，通过测定该衍生物可知氨基酸的种类，如此循环，即可完成蛋白质的测序。

## 自测题

**一、单项选择题**

1. 构成蛋白质的氨基酸中，人体营养必需的氨基酸有
   A. 10种
   B. 9种
   C. 8种
   D. 7种
   E. 6种

2. 蛋白质溶液中，加入碱性 $CuSO_4$ 溶液显紫红色的反应是
   A. 黄蛋白反应
   B. 双缩脲反应
   C. 成肽反应
   D. 水解反应
   E. 缩合反应

3. 某蛋白质在人体体液中主要以阴离子形式存在，该蛋白质的等电点（pI）最合理的数值为
   A. 8.4
   B. 4.9
   C. 9.0
   D. 7.4
   E. 10.0

4. 在烹制动物性蛋白质的过程中都要有加热过程，破坏蛋白质的空间结构达到味美并利于吸收，这主要是利用蛋白质的
   A. 盐析
   B. 水解
   C. 变性
   D. 电离
   E. 溶解性

5. 同一草场上的牛和羊吃了同样的草，可牛肉和羊肉的口味却有差异，这是由于
   A. 同种植物对不同生物的影响不同

   B. 牛和羊的消化功能强弱有差异
   C. 牛和羊的蛋白质结构有差异
   D. 牛和羊的亲缘关系比较远
   E. 以上都对

6. 鸡蛋煮熟后，蛋白质变性失活，这是由于高温破坏了蛋白质的
   A. 肽键
   B. 肽链
   C. 空间结构
   D. 氨基酸
   E. 酰胺键

7. 下列关于蛋白质的叙述中，正确的是
   A. 蛋白质是酶，其基本组成单位是氨基酸
   B. 蛋白质都是由20种氨基酸组成的
   C. 蛋白质是肽链以一定的方式形成的具有复杂空间结构的高分子化合物
   D. 各种蛋白质都含有C、H、O、N、P等元素
   E. 蛋白质都具有四级结构

8. 生物体的蛋白质千差万别，其原因不可能是
   A. 组成肽键的化学元素不同
   B. 组成蛋白质的氨基酸种类和数量不同
   C. 氨基酸排列顺序不同
   D. 蛋白质的空间结构不同
   E. 蛋白质中的化学键不同

9. 下列关于蛋白质的叙述中，不正确的是
   A. 蛋白质是生命活动的主要承担者
   B. 蛋白质只含有C、H、O、N四种元素
   C. 蛋白质是一种高分子有机化合物

D. 蛋白质被消化的终产物是氨基酸

E. 蛋白质都有三级结构

C. 蛋白质可具有四级结构,多肽不能

D. 没什么区别

10. 蛋白质和多肽的主要区别在于

　　A. 蛋白质含氨基酸比多肽多

　　B. 蛋白质分子量比多肽大

E. 蛋白质中肽键比多肽多

## 二、多项选择题

1. 关于蛋白质的说法正确的是

　　A. 有 C、H、O、N 等多种元素组成

　　B. 可水解成肽或氨基酸

　　C. 含氮量约为 16%

　　D. 由 $\alpha$- 氨基酸组成

　　E. 都有四级空间结构

2. 下列关于氨基酸和蛋白质的叙述,正确的是

　　A. 甲硫氨酸的 R 基是 $—CH_2CH_2SCH_3$,则它的分子式是 $C_5H_{11}O_2NS$

　　B. 分子式为 $C_{65}H_{105}O_{45}N_{17}S_2$ 的多肽化合物中,最多含有的肽键数目是 16 个

　　C. 2 个氨基酸脱水缩合过程中失去的 $H_2O$ 中的氢来源于氨基和羧基中的氢

　　D. 如果有 3 种足量的氨基酸,则它们能形成多肽的种类最多有 6 种

　　E. 蛋白质都具有四级空间结构

3. 下列关于组成生物体的氨基酸和蛋白质的叙述,不正确的是

　　A. 氨基酸分子中只含有 1 个氨基和

1 个羧基

　　B. 蛋白中不同肽链之间是通过肽键连接的

　　C. 蛋白质的一级结构是 $\alpha$- 氨基酸的排列顺序

　　D. 由 1001 个氨基酸脱水缩合形成的环状肽链含有 1001 个肽键

　　E. 蛋白质中只有 C、H、O、N 四种元素

4. 能发生双缩脲反应的物质是

　　A. 多肽

　　B. 蛋白质

　　C. 淀粉

　　D. 丙氨酸

　　E. 尿素

5. 欲使蛋白质质变性可选用

　　A. 氯化钠

　　B. 重金属盐

　　C. 强酸

　　D. 乙醇

　　E. 加热

## 三、填空题

1. 氨基酸是_____分子中烃基上的氢原子被_____取代后生成的产物。氨基酸分子中既有酸性基团_____又有碱性基团_____,所以氨基酸是_____。

2. 蛋白质主要由_____四种元素构成,它的一级结构是多个 $\alpha$- 氨基酸通过_____结合而成的。

3. 某氨基酸在电泳仪中不移动,此时溶液的 pH 应等于_____。若向溶液中加酸,此氨基酸应向_____极移动。

4. 人体血液的 pH 约为_____,血清白蛋白 pI = 4.64. 其在血液中的存在形式为_____离子。

5. 将谷氨酸(pI = 3.22)溶于水中,其溶液显_____性,此时谷氨酸以_____离子存在,欲使其达到等电点,应适当加_____调节。

**四、简答题**

1．用化学方法鉴别下列各组物质。

（1）苯酚、苯胺、蛋白质

（2）葡萄糖、尿素、蛋白质

2．蛋白质为什么具有两性，正常人血液的 pH 在 7.4 左右，若蛋白质的等电点为 pI = 5 时，血液中蛋白质以什么状态存在？

3．将 pI = 4.6 的胱氨酸放在 pH = 6.5 的水溶液中，在电场作用下，向何极移动？

（宋煜伟）

# 第十七章

## 医学化学实验指导

---

## 第一节　医学化学实验基础知识

化学是一门建立在实验基础上的学科，化学实验在医用化学教学中占有重要的地位，是医用化学教学的重要环节。开设医用化学实验可以帮助学生理解和巩固医用化学的基本理论知识，学会和训练医用化学实验的基本操作技能，为学习医学的后续课程奠定实验基础。通过实验训练，可以培养学生独立观察问题、分析问题和解决问题的能力，还可以培养学生理论联系实际、严谨求实的科学态度，培养学生的创新意识，使学生养成爱护公物、遵守纪律和团结协作的良好品质，形成良好的学习习惯和工作作风。为此，要做好如下工作：

课前认真预习。安全是化学实验的基本要求，实验前应认真阅读实验内容和实验所涉及的有关知识，明确实验的目的和要求，了解实验原理、方法和实验注意事项，了解所用药品和试剂的毒性和其他性质，总体上把握实验全过程，做到"心中有数"。

实验过程中，应严格按照实验内容规定的方法、步骤和试剂用量进行实验，每一个步骤都要认真操作，仔细观察实验现象，及时、如实地做好实验记录。若发现实验现象和理论不符，应首先尊重实验事实，并认真分析检查其原因，也可以做对照实验、空白实验或自行设计的实验来核对，必要时多次重做验证，从中得到有益的科学结论。实验过程中应细心观察、勤于思考、仔细分析，尽力自己解决问题。若遇到疑难问题而自己难以解决，可请老师指导。在实验过程中应保持肃静，严格遵守实验室规则。

实验完成后，立即将实验记录或产物一同交与实验指导教师评审。根据实验记录和数据按时独立完成实验报告，不得拼凑或抄袭他人数据。

### 一、实验室规则

1. 实验前应认真预习实验的全部内容，明确实验的目的要求、基本原理、内容、步骤和方法，并简要地写出预习报告。

2. 实验开始前要检查仪器、药品是否齐全，如有破损或短缺，立即报告老师，要求补齐。认真清洗好所用的仪器，并摆放整齐。

3. 指导教师讲解时，要认真听讲，积极思考。正确使用各种仪器、设备，按规定量取用药品，规范操作，仔细观察，认真思考，随时简明正确地记录观察到的现象、实验数据和结论等。不得涂改、编造实验数据，严禁抄袭他人的实验记录。

4. 爱护公共财物，小心使用和维护实验室的仪器和设备，注意节约用药、用水、用电等，实验室的所有药品不得带出室外。公用仪器和试剂等应在指定地点使用，用毕后随时放回原处。

5. 在实验过程中要始终保持实验室内安静、整洁、有序，不得大声喧哗、随意走动。保持实验台面、地面清洁干燥，废物、废液等倒入指定容器内，严禁随意丢弃或倒入水槽内，以免堵塞或腐蚀管道，造成污染。

6．实验过程中要注意安全，了解消防设施和安全通道的位置，遇到意外事故应立即采取紧急措施，并及时报告教师。

7．实验完毕，将试剂归位，仪器洗净，放回原处，放置整齐，将实验台和实验室进行清洁和整理。仪器如有破损必须报损补充，并按规定赔偿。

8．值日生在实验课结束后，对实验室进行全面整理、清扫，离开实验室前，检查煤气、自来水、电源及门窗是否关好。

9．实验课不得迟到、早退，不得无故旷课，因病、因事不能按时上课要及时向教师请假。实验课期间不能擅自离开实验室，不得将食物带入实验室，进入实验室上课前及时关闭手机。

10．做完实验后，根据实验内容的要求，认真写出实验报告，及时交与教师批阅。

## 二、实验室安全规则与意外事故的预防和处理

化学实验所用试剂、药品多数是易燃、易爆、有毒或有腐蚀性的试剂，所用仪器大部分是易破、易碎的玻璃制品，稍有不慎，就容易发生割伤、烧伤、中毒，甚至爆炸等意外事故。所以应该采取必要的安全防护措施，才能保证实验的顺利进行。

（一）实验室安全规则

1．进入实验室先了解安全通道和消防设施的位置，熟悉各种安全用具如灭火器、沙桶、急救箱等的使用方法。

2．实验进行中，不得擅自离开岗位。水、电、天然气、酒精灯等使用完立即关闭。

3．操作加热实验时要特别小心，易燃药品应远离火源，以防失火。加热试管时，不能将试管口对着自己或他人。

4．闻气体气味时，应该用手轻轻地在瓶口扇动，仅使少量的气体飘入鼻孔，禁止把鼻子凑到容器口去闻气体。

5．倾注试剂或加热液体时，切勿俯视容器，免得飞沫溅在脸上或眼中。

6．实验室中的任何药品不得进入口中或接触伤口。严禁在实验室中饮食。

7．稀释浓硫酸时，应将浓硫酸沿器壁慢慢注入水中，并用玻璃棒不断搅拌，切勿把水注入浓硫酸中。

8．浓酸、浓碱等具有强腐蚀性的试剂，切勿溅在皮肤或衣物上，尤其不可溅入眼中。

9．称取和使用有毒、异臭或强烈刺激性药品时，必须在通风橱中操作。对反应产生的有害气体应按规定处理，以免污染环境，影响身体健康。

（二）实验室意外事故的预防与处理

1．火灾　熟悉灭火器等安全用具的放置地点和使用方法，一旦发生事故，掌握一般的处理方法。实验过程中一旦起火，切不可惊慌，首先立即切断火源（关闭煤气、切断电源），并快速移开附近的易燃物质，防止火势蔓延。一般的小火可用湿布、石棉网或沙子盖灭；火势较大时，应立即使用灭火器灭火，但要注意根据起火原因选择相应的灭火器。有机溶剂着火时，应立即用灭火器或湿布、细沙灭火，切勿用水浇泼。如果是衣服起火，切勿惊慌乱跑，以免引起火势蔓延，应立即就地打滚将火熄灭。

2．试剂灼伤

（1）试剂不慎溅入眼中：应立即用生理盐水冲洗。若是酸性试剂，再用1% 碳酸氢钠溶液冲洗；若是碱性试剂，则再用1% 硼酸溶液或1% 的醋酸溶液冲洗。若无上述溶液，则用大量蒸馏水或自来水冲洗，然后送医务室处理。

（2）皮肤灼伤：如果强酸、强碱触及皮肤时，应先用干布抹去酸、碱，再用大量自来水冲

洗，然后用饱和碳酸氢钠溶液或硼酸溶液洗涤；若皮肤被溴灼伤，立即用2%硫代硫酸钠溶液冲洗至伤处呈白色，也可用75%乙醇冲洗，然后涂上甘油；若皮肤被苯酚灼伤，先用大量水冲洗，再用70%的乙醇和三氯化铁（4:1）的混合液洗涤。

3．割伤　玻璃割伤后，要仔细检查伤口处有无玻璃碎片，若有应先取出，用蒸馏水冲洗，再用医用双氧水洗净伤口，涂上碘酊后包扎好。如伤势较严重，应先止血，然后送医院处理。

4．烫伤　在伤口上涂抹烫伤药物，或用5%的苦味酸溶液涂抹伤口，也可用10% $KMnO_4$ 溶液润湿伤口至皮肤变为棕色。

### 三、化学药品使用规则

1．准确使用试剂，使用前要看清试剂名称、所需浓度，切勿用错。

2．严格按照实验指导中规定的剂量称取所用试剂、药品，取完后，应立即盖上瓶塞，放回原处。已取出来的试剂、药品不得再倒回原容器内，以免造成污染。

3．取用固体试剂要用清洁、干燥的药匙，药匙用过后应立即擦拭干净。

4．一般的固体试剂放在干净的纸或表面皿上称量，具有腐蚀性、强氧化性或易潮解的固体药品，应放在玻璃容器内称量。

5．用吸管移取液体试剂时，不得用未经洗净或吸过其他试剂的吸管去吸取，也不可将吸管伸到试剂瓶里去，应先将试剂从试剂瓶中倒入小烧杯，再吸取之，以免污染试剂或改变试剂的浓度。

6．从滴瓶中取用液体试剂时，滴管应始终保持垂直，不可倒立或平放，不能接触容器，更不能插错滴管，以免污染试剂。

7．定量取用液体时，用量筒或移液管量取。可根据实验所需量取液体的体积选择合适规格的量筒或移液管。

### 四、化学实验常用仪器

在化学实验过程中，要用到许多化学实验仪器。认识各种化学仪器、选择合适的仪器进行化学实验、会正确使用各种化学仪器是培养学生实践能力的基本要求。化学实验仪器种类很多，常用的主要以玻璃仪器为主，根据其用途可分为量器类仪器、容器类仪器和其他类仪器。

（一）量器类仪器

量器类仪器主要有量筒、温度计、移液管、吸量管、容量瓶、滴定管等，且每种仪器有不同的规格，需要根据实验要求选择合适的度量容器。这些量器类仪器不能作为实验容器，不能用于溶解固体、稀释液体、量取热的液体、加热、长期存放试剂，只能用来度量液体的体积。量器类仪器主要用途和注意事项如表17-1所列。

（二）容器类仪器

容器类仪器包括试管、烧杯、烧瓶、锥形瓶、滴瓶、试剂瓶（细口瓶、广口瓶）等，且每种仪器又有不同的规格，使用时可根据其用途和用量选择不同种类和不同规格的容器。这些容器类仪器可作为试剂的储存容器，也可作为常温或加热条件下的反应容器。使用时，要特别注意仪器的加热方法，避免损坏仪器。容器类仪器主要用途和注意事项如表17-2所列。

（三）其他类仪器

其他类仪器是指除量器类、容器类仪器之外的一些仪器，如酒精灯、漏斗、分液漏斗、冷凝管、熔点测定管、坩埚、蒸发皿、表面皿、点滴板等。其他类仪器主要用途和注意事项如表17-3所列。

表 17-1 量器类仪器

| 仪器 | 主要用途 | 注意事项 |
|---|---|---|
| 量筒 | 用于粗略量取液体的体积（可精确到 0.1 ml） | 1. 量筒规格越大，精确度越低；<br>2. 量筒规格越接近量取液体的体积，误差越小；<br>3. 量筒不能加热，也不能用于量取过热的液体，更不能在量筒中进行化学反应；<br>4. 量筒不能用于存储液体；<br>5. 量筒不用润洗 |
| 温度计 | 用于测量液体或蒸汽的温度 | 1. 不能超量程使用；<br>2. 不能当搅拌棒使用；<br>3. 测量液体的温度时，温度计的液泡要位于液体中，不能触及容器的器壁或底部；<br>4. 蒸馏实验时，温度计的液泡要位于蒸馏烧瓶的支管口略下部位 |
| 吸量管　移液管 | 用于精确量取一定体积的液体（精确到 0.01 ml） | 1. 取液体时，先用蒸馏水洗净，然后用待取液淋洗 3 次；<br>2. 未标"吹"或"快"字的，最后一滴液体不要吹出 |
| 20 ℃ 100 ml 容量瓶 | 用于配制一定体积浓度准确的溶液 | 1. 使用之前要检查是否漏水；<br>2. 不能用于溶解固体、稀释液体、储存液体，更不能作为反应容器；<br>3. 要选择合适的容量瓶 |
| 酸式滴定管　碱式滴定管 | 用于滴定操作或准确量取一定体积的液体（精确到 0.01 ml） | 1. 滴定管使用之前必须检查是否漏液；<br>2. 酸式滴定管不能盛放碱性试剂，碱式滴定管不能盛放酸性试剂、氧化性试剂和有机试剂等 |

续表

| 仪器 | 主要用途 | 注意事项 |
|------|---------|---------|
| 称量瓶 | 用于准确称量一定量的固体 | 1. 不能直接用火加热；<br>2. 用前应洗净烘干，不用时应洗净，在磨口处垫一小纸条以免粘连；<br>3. 盖子是磨口配套的 |
| (2)─(1)<br>(5) (3)<br>(4)<br>托盘天平 | 1. 粗称物质（精确度0.1 g）。<br>2. 托盘天平构造：<br>(1) 指针；(2) 称盘；<br>(3) 平衡调节螺丝；<br>(4) 游码标尺；(5) 游码 | 1. 最小砝码质量为标尺游码最大质量；<br>2. 易潮解、有腐蚀性的药品必须放在玻璃器皿里称量；<br>3. 首先调定零点 |

表 17-2　容器类仪器

| 仪器 | 主要用途 | 注意事项 |
|------|---------|---------|
| 试管　离心试管 | 1. 常温或加热条件下，用于少量试剂反应的容器；<br>2. 用于收集少量气体和检验气体的纯度；<br>3. 离心试管用于沉淀的分离 | 1. 盛液量加热时不能超过试管容积的1/3，不加热时不能超过1/2；<br>2. 加热时用试管夹夹持，外壁无水滴，加热后不能骤冷，以防试管破裂；<br>3. 加热时试管口不能对着人，固体加热时，试管口要略向下倾斜；<br>4. 离心试管只能用于水浴加热 |
| 烧杯 | 1. 用作大量试剂反应的容器；<br>2. 用作配制溶液或水浴加热的容器 | 1. 放在石棉网上加热；<br>2. 液体加热时，液体体积不得超过烧杯容积的2/3；<br>3. 溶解或稀释时，用玻璃棒搅拌，玻璃棒不要触及杯壁或杯底 |
| 平底烧瓶　蒸馏烧瓶 | 1. 用作试剂量较大且有液体参加的反应容器；<br>2. 用于装配气体发生装置；<br>3. 蒸馏烧瓶用于分离互溶且沸点相差较大的液体 | 1. 加热时须垫石棉网，并固定在铁架台上，且烧瓶外壁无水滴；<br>2. 平底烧瓶不能长时间加热，以免破裂；<br>3. 防止骤冷，以免烧瓶破裂 |

续表

| 仪器 | 主要用途 | 注意事项 |
|------|---------|---------|
| 锥形瓶 | 1. 装配气体发生器；<br>2. 蒸馏实验中，用作承接馏分的接收器；<br>3. 用作中和滴定的反应器 | 1. 加热时，需垫石棉网，且外壁要擦干；<br>2. 注入的液体不得超其容积的1/2，过多易造成喷溅；<br>3. 一般不用来存储液体；<br>4. 振荡时同向旋转 |
| 滴瓶 | 盛放少量液体试剂 | 1. 滴管不能平放或倒立，防止液体流入胶头；<br>2. 不能长期存放碱性试剂 |
| 广口 细口<br>试剂瓶 | 1. 细口瓶用于盛放液体试剂；<br>2. 广口瓶用于盛放固体试剂 | 1. 试剂瓶不能加热；<br>2. 酸性试剂、氧化性试剂和有机溶剂要用玻璃塞，碱性试剂要用橡胶塞；<br>3. 见光易变质的试剂应存放在棕色试剂瓶 |

### 表 17-3 其他类仪器

| 仪器 | 主要用途 | 注意事项 |
|------|---------|---------|
| 酒精灯 | 化学实验室常用的热源 | 1. 酒精的量不能超过容积的3/4，不能少于容积的1/4；<br>2. 严禁用燃着的酒精灯去点燃另一个酒精灯；<br>3. 酒精灯熄灭时，用灯帽盖灭，不能用嘴吹 |
| 普通漏斗 | 1. 用于过滤；<br>2. 用于向小口容器中注入液体；<br>3. 用于组装防倒吸装置 | 1. 不能直接加热；<br>2. 过滤时，漏斗下端应紧贴烧杯内壁，防止滤液进溅 |

续表

| 仪器 | 主要用途 | 注意事项 |
|---|---|---|
| 分液漏斗 | 1. 球形：用于组装气体发生器；<br>2. 梨形：用于萃取分液，分离两种互不相溶且分层的液体 | 1. 使用前需检查是否漏水；<br>2. 分液操作时，下层液体由下口放出，上层液体由上口倒出；<br>3. 用完后，洗净，活塞和磨砂口之间垫纸片，玻璃塞用薄纸包裹后塞回 |
| 直形 蛇形 球形<br>冷凝管 | 用于蒸馏液体或有机制备中，起冷凝或回流作用 | 1. 冷凝管的下口为进水口，上端为出水口，且上端出水口应向上；<br>2. 实验时，用铁架台的铁夹夹住冷凝管的中上部；<br>3. 蒸馏时，先向冷凝管中通冷却水，再加热 |
| 坩埚 | 灼烧固体药品 | 1. 根据被加热的物质不同，选用不同材质的坩埚；<br>2. 坩埚要放在泥三角上直接加热；<br>3. 加热过程中，取放坩埚需用坩埚钳，高温时，坩埚钳需预热；<br>4. 加热后的坩埚应放在石棉网上或干燥器中冷却 |
| 蒸发皿 | 1. 用于溶液的蒸发、浓缩和结晶；<br>2. 用于焙干物质 | 1. 盛液量不得超过容积的2/3；<br>2. 可直接加热，受热后不能骤冷；<br>3. 实验过程中，用坩埚钳取放，热的蒸发皿要放在石棉网上，不能直接放在实验台上 |
| 表面皿 | 1. 可用作称量试剂的容器；<br>2. 用来盖在烧杯或蒸发皿等容器上，防止液体溅出或落入灰尘；<br>3. 可用于极少量药品的反应，观察细小晶体的生成 | 1. 不能用于加热；<br>2. 用于称量时应洗净、烘干 |
| 点滴板 | 进行少量试剂、便于观察沉淀生成和颜色变化的反应 | 1. 不能加热；<br>2. 试剂用量为 1～2 滴；<br>3. 不能用于有氢氟酸或浓碱液的反应；<br>4. 常用白色点滴板，有白色沉淀生成时用黑色点滴板 |

## 五、化学实验报告书写格式

　　实验报告是实验结束后学生对本次实验的书面总结。它是对实验过程的情况总结、归纳和整理，是对实验现象和实验结果进行分析和讨论，是将感性认识提高到理性认识的必要步骤。

在实验报告中，还应总结自己的实践体会和实验成败的经验教训，对存在的问题提出改进意见或解决办法。实验报告要求简明扼要，条理清楚，字迹工整，图表清晰，格式规范。化学实验报告基本格式如下。

**实验报告**

课程：_____　　　　日期：_____

| 专业 | | 班级 | | 分组 | | 姓名 | |
|---|---|---|---|---|---|---|---|

实验名称：

实验目的：

实验原理：

实验内容和步骤：

实验数据与现象：

问题与讨论：

（蔡玉萍）

## 第二节　医学化学实验

### 实验一　溶液的配制和稀释

【实验目的】

1. 掌握溶液浓度的计算方法及常见溶液的配制方法。
2. 熟练使用移液管、容量瓶、电子分析天平、量筒等。

【实验原理】

溶液的浓度是指一定量的溶液（或溶剂）中所含溶质的量。常用的表示方法有以下几种：

1. 物质的量浓度

$$c_B = \frac{n_B}{V}$$

2. 质量浓度

$$\sigma_B = \frac{m_B}{V}$$

3. 质量分数

$$\omega_B = \frac{m_B}{m}$$

4. 体积分数

$$\varphi_B = \frac{V_B}{V}$$

配制溶液时，首先要了解所配制溶液的体积、浓度单位、溶质的纯度（一般为分析纯或优级纯试剂）和溶质的摩尔质量。通过计算出的所需溶质的量，或称取或量取到容器中，加水溶解到一定体积，摇匀即可。

溶液的稀释是指在原溶液中加入溶剂，使原溶液的浓度降低的过程。溶液稀释的特点是溶液的体积变大，而溶质的量不变。

$$c_1V_1 = c_2V_2$$

【实验用品】

仪器：电子天平、烧杯、50 ml 容量瓶、量筒（10 ml、50 ml）、玻璃棒、移液管、滴管。

试剂：氯化钠、浓硫酸、1.2 mol/L NaOH 溶液，医用酒精（$\varphi_B = 0.95$）。

【实验内容】

一、用氯化钠配制 9 g/L 的生理盐水 50 ml

1. 计算　算出配制质量浓度为 9 g/L 氯化钠溶 50 ml 所需 NaCl 的克数。
2. 称量　用天平称量 NaCl，放入小烧杯中。
3. 溶解　将适量的蒸馏水倒入烧杯中，用玻璃棒搅拌使 NaCl 完全溶解。
4. 转移　将烧杯中的氯化钠溶液用玻璃棒引流转移入容量瓶中。用少量蒸馏水洗涤烧杯和玻璃棒 2～3 次，洗涤液一并转移至容量瓶中。轻轻摇动容量瓶，使溶液初步混合均匀。
5. 定容　向容量瓶中加入蒸馏水，液面离容量瓶瓶颈刻度线下 1～2 cm 时，改用胶头滴管滴加蒸馏水至平视时液面与刻度线相切。
6. 混匀　盖好瓶塞反复上下颠倒，摇匀，倒入指定的回收瓶中。

二、用 1.2 mol/L NaOH 溶液稀释 0.1 mol/L NaOH 溶液 50 ml

1．计算　计算所需 1.2 mol/L NaOH 溶液的体积。

2．量取　用移液管量取所需 NaOH 溶液放入容量瓶中。

3．定容　继续往容量瓶中加入纯化水，当加到液面距离刻度线 1～2 cm 时，改用滴管加纯化水，直至平视时溶液凹液面与刻度线相切，混匀，倒入指定的回收瓶中。

三、由市售浓硫酸配制 3 mol/L 硫酸溶液 50 ml

1．计算　计算配制 50 ml 3 mol/L 硫酸溶液，需密度 $\rho = 1.84$ kg/L，质量分数 $\omega_B = 0.96$ 的浓硫酸的体积。

2．量取　用干燥的 10 ml 量筒量取所需浓硫酸的体积。

3．稀释　用烧杯盛蒸馏水 20 ml，将浓硫酸缓缓倒入烧杯中（配制时一定要注意将浓硫酸缓缓倒入水中，切不可把水倒入浓硫酸中），边倒边搅拌，冷却后倒入 50 ml 量筒中，用少量蒸馏水洗涤烧杯 2～3 次，并将洗涤液一并倒入量筒中，再用蒸馏水稀释至 50 ml，混匀，即得 3 mo/L 硫酸溶液。倒入指定的回收瓶中。

四、用 95% 的酒精配制 50 ml 消毒酒精

1．计算　计算所需 95% 的酒精的体积。

2．量取　用量筒量取所需 95% 的酒精的体积注入 50 ml 量筒中。

3．稀释　继续往量筒中加入纯化水，至 50 ml，混匀。倒入指定的回收瓶中。

【问题与讨论】

1．氯化钠溶液定容摇匀后，如果液面下降是否需要再加水定容？

2．配制浓硫酸时如果不慎溅到手上应如何处理？

（赵桂欣）

## 实验二　电解质溶液及缓冲溶液

【实验目的】

1．熟悉强弱电解质解离的差别及同离子效应。

2．掌握缓冲溶液的配制方法，加深对缓冲溶液性质的理解。

3．了解酸碱指示剂的变色范围、pH 试纸测定溶液的酸碱性的方法。

4．培养严谨的工作作风和分析问题的能力。

【实验原理】

1．根据解离程度的不同，将电解质分为强电解质和弱电解质。强电解质在水中完全解离，弱电解质在水中部分解离。

弱电解质在水溶液中存在解离平衡，如弱酸 HB 的解离平衡如下：

$$HB \rightleftharpoons H^+ + B^-$$

弱电解质达到解离平衡时，已解离的各离子浓度的系数幂次方的乘积与未解离的分子浓度之比是一常数，称为解离平衡常数，表示为：

$$K_1 = \frac{[H^+][B^-]}{[HB]}$$

在上述平衡体系中，若加入含有相同离子的强电解质，即增加 $H^+$ 或 $B^-$ 离子的浓度，则平衡向生成 HB 分子的方向移动，使弱电解质的电离度降低，这种效应称为同离子效应。

2．缓冲溶液能抵抗外加的少量酸、碱或适当稀释而保持本身的 pH 基本不变。

缓冲溶液 pH 的计算公式为：

$$pH = pK_a + \frac{c_b}{c_a}$$

若配制缓冲溶液的共轭酸碱对的原始浓度相同，则缓冲溶液的 pH 可通过下式计算：

$$pH = pK_a + \lg \frac{V_b}{V_a}$$

即用相同浓度的共轭酸碱对配制缓冲溶液，只需按计算值量取共轭酸（或碱）溶液的体积 $V_a$（$V_b$），混合后即可得到一定 pH 的缓冲溶液。

缓冲容量的大小取决于缓冲溶液的总浓度（$c_a + c_b$）和缓冲比（$\frac{c_b}{c_a}$）。

当缓冲比一定时，总浓度越大，缓冲容量越大；反之，总浓度越小缓冲容量越小。

当缓冲溶液的总浓度一定时，若 $\frac{c_b}{c_a} = 1$，缓冲容量最大；若 $c_a$ 与 $c_b$ 不相等，$c_a$ 与 $c_b$ 相差越大，缓冲容量越小。

缓冲溶液的缓冲范围为 $pH = pK_a \pm 1$。

【实验用品】

仪器：10 ml 吸量管、试管、烧杯、量筒、玻璃棒等。

试　剂：0.1 mol/L HCl、0.1 mol/L HAc、1 mol/L HAc、0.1 mol/L NaAc、1 mol/L NaAc、0.1 mol/L NaOH、2 mol/L NaOH、0.1 mol/L $NH_3 \cdot H_2O$、0.1 mol/L $NH_4Cl$、0.1 mol/L $Na_2HPO_4$、0.1 mol/L $NaH_2PO_4$、NaAc 固体、锌粒、甲基橙（0.1%）、广泛 pH 试纸、精密 pH 试纸。

【实验内容】

一、电解质溶液

1. 强弱电解质溶液的比较　用 pH 试纸分别测定 0.1 mol/L HAc、0.1 mol/L HCl 溶液的 pH。然后在两支试管中分别加入 1ml 上述溶液，再各加入一小颗锌粒，观察哪支试管中产生氢气的反应比较剧烈。

2. 同离子效应　在两支试管中，各加 1 ml 0.1mol/L HAc 溶液和 1 滴甲基橙指示剂，摇匀，观察溶液颜色；在一支试管中加入少量 NaAc 固体，振荡使之溶解，观察溶液颜色有何变化，与另一支试管溶液进行比较，指出同离子效应对解离度的影响。

二、缓冲溶液的配制

按下表配制 3 种缓冲溶液各 10 ml，计算所需各组分的体积填入实验表 2-1 中。

用吸量管分别按表中用量吸取相应溶液，配制 3 种缓冲溶液于已经标号的 3 支大试管中，将溶液混合均匀，用广泛试纸测定所配制的缓冲溶液的 pH，也填入表中，并与理论进行比较（保留溶液，留作下面实验用）。

实验表 2-1　缓冲溶液的配制与 pH 测定

| 编号 | pH 理论值 | 组分 | 体积（ml） | pH 测定值 |
| --- | --- | --- | --- | --- |
| 1 | 3 | 0.1 mol/L HAc | | |
| | | 0.1 mol/L NaAc | | |
| 2 | 7 | 0.1 mol/L $NH_3 \cdot H_2O$ | | |
| | | 0.1 mol/L $NH_4Cl$ | | |
| 3 | 10 | 0.1 mol/L $Na_2HPO_4$ | | |
| | | 0.1 mol/L $NaH_2PO_4$ | | |

三、缓冲溶液的性质

1. 缓冲溶液对强酸强碱的缓冲能力

(1) 在 2 支试管中各加入 3 ml 纯化水，用广泛 pH 试纸测定其 pH，然后分别加入 3 滴 0.1 mol/L HCl 和 0.1 mol/L NaOH 溶液，再用广泛 pH 试纸测定其 pH 填入实验表 2-2 中。

(2) 将上述配制的 3 种缓冲溶液依次各取 3 ml，每种 2 份，分别加入 3 滴 0.1 mol/L HCl 和 0.1 mol/L NaOH 溶液，再用广泛 pH 试纸测定其 pH 并填入实验表 2-2 中。

**实验表 2-2  缓冲溶液的缓冲能力**

| 溶液 | 纯水 | 溶液 1 | 溶液 2 | 溶液 3 |
|---|---|---|---|---|
| 起始 pH | | | | |
| 加 HCl 后 pH | | | | |
| 加 NaOH 后 pH | | | | |

四、缓冲容量

1. 缓冲容量与总浓度 $(c_a + c_b)$ 的关系  取 2 支试管，用吸量管在一支试管中加 0.1 mol/L HAc 和 0.1 mol/L NaAc 溶液各 3 ml，另一支试管中加 1 mol/L HAc 和 1 mol/L NaAc 各 3 ml，摇匀。

用广泛 pH 试纸测定两试管内溶液的 pH 是否相同。在两试管中分别滴入 2 滴甲基橙指示剂，观察溶液的颜色。然后在两试管中分别滴加 2 mol/L NaOH 溶液，每加 1 滴均需充分混合，直到溶液的颜色变成黄色。记录每支试管所加的滴数并填入实验表 2-3。解释所得的结果。

**实验表 2-3  缓冲容量与总浓度的关系**

| 缓冲溶液 | pH | 甲基橙滴数 |
|---|---|---|
| 0.1 mol/L HAc 和 0.1 mol/L NaAc | | |
| 1 mol/L HAc 和 1 mol/L NaAc | | |

2. 缓冲容量与缓冲比 $(\frac{c_b}{c_a})$ 的关系  取 2 支试管，用吸量管在一支试管中加 0.1 mol/L $Na_2HPO_4$ 和 0.1 mol/L $NaH_2PO_4$ 溶液各 5 ml，另一支试管中加 9 ml 0.1 mol/L $Na_2HPO_4$ 和 1 ml 0.1 mol/L $NaH_2PO_4$，摇匀。用精密 pH 试纸测定两试管内 pH。然后在每支试管中加入 0.1 mol/L NaOH 溶液各 10 滴，再用精密 pH 试纸测定其 pH。每一试管加 NaOH 溶液前后两次的 pH 是否相同？解释原因。

**实验表 2-4  缓冲容量与缓冲比的关系**

| 缓冲溶液 | 加入 NaOH 前 pH | 加入 NaOH 后 pH |
|---|---|---|
| 5 ml $Na_2HPO_4$ 和 5 ml $NaH_2PO_4$ | | |
| 9 ml $Na_2HPO_4$ 和 1 ml $NaH_2PO_4$ | | |

【讨论】

1. 缓冲溶液缓冲能力的大小与什么有关？

2. 使用 pH 试纸检验溶液的 pH 时，应注意哪些问题？

3. 为什么在通常情况下配制的缓冲溶液中酸（或碱）的浓度与其共轭碱（或共轭酸）的浓度接近？这种缓冲溶液的 pH 主要取决于什么？

（赵桂欣）

## 实验三　醇、酚、醛、酮的化学性质

【实验目的】

1．加深对醇、酚、醛、酮化学性质的理解。

2．比较醇、酚、醛和酮化学性质的异同。

3．熟悉水浴加热的方法。

【实验原理】

1．醇能和活泼的金属钠反应生成醇钠并放出氢气，醇钠遇水能生成氢氧化钠和醇，溶液显碱性，能使酚酞试液变红。

2．无水氯化锌的浓盐酸溶液称为卢卡斯试剂，卢卡斯试剂与叔醇在室温下立刻反应生成难溶于水的卤代烃而呈现浑浊，与仲醇需要数分钟后才能变浑浊，与伯醇在室温下几小时也无变化，此反应可用于鉴别伯醇、仲醇和叔醇。

3．丙三醇具有邻二醇结构，能够和氢氧化铜沉淀反应，生成深蓝色的溶液，此反应可用于鉴别含有邻二醇结构的物质。

4．苯酚常温下微溶于水，在 68 ℃以上可与水以任意比例互溶。

5．苯酚室温下微溶于水，溶液呈浑浊状态。苯酚具有弱酸性，能和氢氧化钠反应生成苯酚钠而使溶液变澄清，加入硫酸后，重新生成室温下不溶于水的苯酚，溶液重新变浑浊。

6．苯酚与三氯化铁反应显紫色，此反应可用于鉴别含有酚羟基的物质。

7．乙醛或甲基酮与碘的氢氧化钠溶液反应生成碘仿，碘仿为具有特殊气味的黄色晶体，难溶于水，此反应可用于鉴别乙醛或甲基酮。

8．硝酸银的氨溶液称为托伦试剂，是弱氧化剂，能氧化醛，自身被还原为单质银，若单质银均匀整齐地附着在容器壁上，则能看到银镜。

9．费林试剂包括甲和乙两种溶液，费林试剂甲是硫酸铜溶液，费林试剂乙是酒石酸钾钠的氢氧化钠溶液，使用时等体积混合形成的深蓝色溶液。费林试剂能够氧化脂肪醛，自身被还原为砖红色的氧化亚铜沉淀，芳香醛和酮不被氧化，此反应可用于鉴别脂肪醛和芳香醛及酮。

10．品红水溶液中通入二氧化硫气体，可以得到无色的溶液即品红亚硫酸试剂，又称希夫试剂。希夫试剂与醛反应呈紫红色，加硫酸后甲醛所显示的颜色不消失，其他醛所显的颜色褪去，希夫试剂与酮不反应，此反应也可用于区别甲醛和其他醛及酮。

11．丙酮与亚硝酰铁氰化钠的氢氧化钠溶液反应，溶液呈鲜红色，此反应可用于鉴别丙酮。

【实验用品】

仪器：试管、恒温水浴锅、酒精灯、试管夹、烧杯等。

试剂：无水乙醇、正丁醇、仲丁醇、叔丁醇、金属钠、酚酞、卢卡斯试剂、0.2 mol/L NaOH、2 mol/L NaOH、2 mol/L $H_2SO_4$、0.2 mol/L $CuSO_4$、甘油、苯酚、0.2 mol/L 苯酚、0.2 mol/L 邻苯二酚、0.1 mol/L $FeCl_3$、40% 甲醛、乙醛、苯甲醛、丙酮、95% 乙醇、碘试液、0.3 mol/L $AgNO_3$、2 mol/L $NH_3·H_2O$、希夫试剂、费林试剂甲、费林试剂乙、浓硫酸、0.05 mol/L 亚硝酰铁氰化钠。

【实验内容】

一、醇的性质

1．醇钠的生成及水解　在一干燥的试管中加入 2 ml 无水乙醇，投入 1 粒绿豆大小的金属钠，观察现象。待反应完毕，在试管中加入 2 ml 蒸馏水，滴入 1 滴酚酞指示剂，观察溶液颜色的变化，并解释原因。

2．醇与卢卡斯试剂的作用　在 3 支干燥的试管中，分别加入 10 滴正丁醇、仲丁醇、叔丁醇，然后各加入 1 ml 卢卡斯试剂，振荡后静置，记录各试管出现混浊或分层的时间，并解释原因。

3．多元醇的特性　取 1 支试管，加入 1 ml 0.2 mol/L NaOH 溶液，然后再滴加配制好的 0.2 mol/L $CuSO_4$ 试液至生成 $Cu(OH)_2$ 沉淀，静置，将上述沉淀摇匀后分装于 2 个试管中，在两试管中再分别滴入甘油和 95% 乙醇各 2 滴，振荡，观察现象，并解释原因。

二、酚的性质

1．苯酚的溶解性　在 1 支试管中加入少量苯酚固体和约 2 ml 蒸馏水，振荡，观察溶解情况；将试管加热，观察溶解情况；再冷却，再观察溶解情况，解释观察到的现象。

2．苯酚的弱酸性　取 1 ml 上述冷却后试管中的溶液，滴加 2 mol/L NaOH，边加边振荡，观察溶解情况。然后再滴加 2 mol/L $H_2SO_4$ 溶液，边加边振荡，观察溶解情况，并解释观察到的现象。

3．苯酚与 $FeCl_3$ 作用　取 3 支试管，在第 1 支试管中加入 1 ml 的 0.2 mol/L 苯酚溶液，第 2 支试管中加入 1 ml 的 0.2 mol/L 邻苯二酚溶液，第 3 支试管中加入 1 ml 95% 乙醇，然后各加入 2 滴 0.1 mol/L $FeCl_3$ 溶液，振荡，比较 3 支试管中溶液的颜色，解释观察到的现象。

三、醛和酮的化学性质

1．碘仿反应　取 3 支试管，加入 0.5 ml 碘试液和 1 ml 蒸馏水，再分别加入 5 滴乙醛、丙酮、95% 乙醇，边振荡逐滴加 2 mol/L NaOH 试液至碘色恰好褪去，观察并记录现象。若无沉淀，则放在水浴中微热几分钟，冷却后再观察。

2．与托伦试剂的反应　取 2 支洁净的试管，加入 1 ml 0.3 mol/L $AgNO_3$ 和 1 滴 2 mol/L NaOH 溶液，边振荡边滴加 2 mol/L 氨水至沉淀刚好消失，再分别加入 5 滴 40% 的甲醛、丙酮，摇匀，放置在 60 ~ 80 ℃ 水浴中加热数分钟，观察现象并解释之。

3．与费林试剂的反应　在 1 支试管中加入费林试剂甲和费林试剂乙各 2.5 ml，混匀，所得深蓝色溶液即为费林试剂。将费林试剂分装在 3 支试管中，分别加入 5 滴 40% 甲醛、苯甲醛、丙酮，然后把 3 支试管放在沸水浴中加热几分钟，观察反应现象，说明原因。

4．与希夫试剂的反应　取 3 支试管，各加入 1 ml 希夫试剂，然后分别滴加 3 滴 40% 甲醛、乙醛、丙酮，振荡摇匀，观察现象。在显色的试管中，边振荡边逐滴加入浓硫酸，观察和记录反应现象并解释。

5．丙酮的显色反应　在 1 支试管中加入 2 ml 丙酮，滴入 10 滴 0.05 mol/L 亚硝酰铁氰化钠和 5 滴 2 mol/L NaOH，振荡，观察试管中的反应情况。解释观察到的现象。

【讨论】

1、如何用化学方法鉴别甲醛、乙醛和丙酮？

2、与钠反应的乙醇为什么要用无水乙醇？

（宋煜伟）

## 实验四　羧酸和糖类的性质

【实验目的】

1．验证羧酸和取代羧酸的主要化学性质，理解物质结构与性质的关系。

2．熟悉糖类的还原性、水解反应等主要化学性质。

3．了解脱羧反应和酯化反应的基本操作方法。

4．了解甲酸和草酸的特殊反应。

5．学会还原糖与非还原糖的鉴别方法。

【实验原理】

1．羧酸分子中含有羧基，具有酸性，能与碱或碳酸钠发生反应。

2．羧酸的酸性强弱受烃基的结构和烃基上其他取代基的影响，斥电子基（+I 效应）使羧基的酸性减弱，吸电子基（−I 效应）使羧基的酸性增强。

3．甲酸和草酸的特殊结构使它们具有还原性，能使高锰酸钾溶液褪色。甲酸还能与托伦试剂发生反应。

4．草酸是二元羧酸，加热易脱羧生成二氧化碳和甲酸。甲酸受热可进一步分解生成二氧化碳和水。

5．羧酸和醇在酸催化下可发生酯化反应，生成羧酸酯。酯类具有特殊的气味，且不溶于水。

6．糖是多羟基醛、多羟基酮及其脱水缩合产物。单糖包括葡萄糖、果糖、核糖和脱氧核糖等，由于它们的结构中均含有苷羟基，所以都具有还原性和变旋光现象，能与班氏试剂反应生成砖红色 $Cu_2O$ 沉淀，与托伦试剂发生银镜反应。双糖中除蔗糖是非还原糖外，麦芽糖、乳糖含有苷羟基，为还原糖，具有还原性和变旋光现象。淀粉、糖原、纤维素等多糖不具有还原性。双糖和多糖均能发生水解，水解最终产物是具有还原性的单糖，所以双糖、多糖的水解液具有还原性。

7．淀粉与碘作用呈现蓝紫色。当淀粉逐渐水解时，分子由大逐渐变小，水解过程中不同产物遇碘后颜色也由蓝色向紫、红色变化。当淀粉水解为麦芽糖、葡萄糖时，遇碘则不显色。因此可用碘液来检验淀粉的水解程度。

8．糖在浓硫酸存在条件下，与 $\alpha$- 萘酚反应显紫色，此颜色反应称为莫里许反应，常用于糖类化合物的鉴别。

【实验用品】

仪器：试管（大、小）、试管夹、药匙、带塞导管、铁架台、铁夹、酒精灯、100 ml 烧杯、250 ml 烧杯、50 ml 锥形瓶、温度计、量筒、石棉网、玻璃棒、白色点滴板、红色石蕊试纸。

试剂：甲酸、醋酸、草酸、苯甲酸、1 mol/L NaOH 溶液、无水碳酸钠、乳酸、酒石酸、水杨酸、三氯乙酸、2 mol/L 醋酸溶液、2 mol/L 一氯乙酸溶液、2 mol/L 三氯乙酸溶液、2.5 mol/L NaOH 溶液、0.03 mol/L $KMnO_4$ 溶液、3 mol/L $H_2SO_4$ 溶液、澄清石灰水、甲醇、浓硫酸、乙酰水杨酸、0.1 mol/L $FeCl_3$ 溶液、pH 试纸、100 g/L 葡萄糖溶液、20 g/L 果糖溶液、20 g/L 蔗糖溶液、50 g/L 淀粉溶液、托伦试剂、班氏试剂、莫里许试剂、100 g/L 氢氧化钠、碘试液。

【实验内容】

一、羧酸的酸性

1．酸性比较　取 3 支试管，分别加入甲酸、醋酸、草酸各少许，再各加 1 ml 水，振荡。用 pH 试纸测其近似 pH，解释 3 种羧酸的酸性强弱顺序。

2．与碱反应　在 1 支试管中加入少许苯甲酸晶体，再加 1ml 水，振荡。在所得的浑浊液中滴加 1 mol/L NaOH 溶液至澄清，观察现象并写出化学反应式。

3．与碳酸盐反应　在 1 支试管中加入少量无水碳酸钠，再滴加醋酸数滴，观察现象并写出化学反应式。

二、取代羧酸的酸性

1．在 3 支试管中分别加入乳酸、酒石酸、三氯乙酸各少许，再各加 1 ml 水，振荡。观察是否溶解，并用 pH 试纸测其 pH，解释酸性强弱顺序。

2．在 3 支试管中分别加入 2 mol/L 醋酸、2 mol/L 一氯乙酸、2 mol/L 三氯乙酸溶液各 10 滴，用 pH 试纸检验 pH，解释酸性强弱顺序。

三、甲酸和草酸的还原性

1. 在两支试管中分别加入甲酸和草酸各少许，再各加入 0.03 mol/L KMnO₄ 溶液 0.5 ml 和 3 mol/L H₂SO₄ 溶液 0.5 ml，振荡后加热至沸，观察现象并加以解释。

2. 在一支洁净试管中加入 2 ~ 3 滴甲酸，用 2.5 mol/L NaOH 溶液中和至溶液呈碱性。然后加入 1 ml 新制备的托伦试剂，摇匀后放入 80 ℃ 的水浴中加热数分钟。观察有无银镜生成，解释发生的现象。

四、脱羧反应

在一支干燥的大试管中放入约 3 g 草酸，用带有导管的塞子塞紧，试管口稍微向下倾斜并固定在铁架台上。另取一只小烧杯加入约 20 ml 澄清石灰水，将导管插入石灰水中，小心加热试管，观察烧杯中石灰水的变化。解释发生的现象并写出化学反应式。

五、酯化反应

在干燥的小锥形瓶中加入 0.5 g 水杨酸和 5 ml 甲醇溶液，使水杨酸溶解于甲醇溶液中。加入 10 滴浓硫酸，摇匀后放在水浴中温热 5 min。然后将锥形瓶中的混合物倒入盛有 10 ml 水的小烧杯中，充分振荡，静置几分钟后观察生成物的外观并闻气味。解释发生的现象并写出化学反应式。

六、与三氯化铁的反应

取两支试管，分别加入 0.1 mol/L FeCl₃ 溶液 1 ~ 2 滴，各加水 1 ml。然后在第一支试管中加入少许水杨酸晶体，在第二支试管中加入少许乙酰水杨酸晶体，振荡。加热第二支试管。观察现象并加以解释。

七、单糖的还原性

1. 与托伦试剂反应（银镜反应）　取四支洁净的试管，依次编号，各加托伦试剂 2 ml，再分别加入葡萄糖、果糖、蔗糖、淀粉溶液各 1 ml，把试管放入 60 ~ 70 ℃ 的水浴中加热数分钟。观察现象，并解释原因。

2. 与班氏试剂反应　取四支试管，依次编号，各加班氏试剂 1 ml，再分别加入葡萄糖、果糖、蔗糖、淀粉溶液各 1 ml，摇匀，将各试管同时置沸水浴加热 3 ~ 5 min，观察颜色的变化及沉淀的生成并解释原因。

八、糖的颜色反应

1. 与莫里许试剂反应　取四支试管，依次编号，分别加入葡萄糖、果糖、蔗糖、淀粉溶液各 1 ml，再分别滴入 2 滴莫里许试剂，摇匀。把试管倾斜 45°，沿管壁慢慢加入浓硫酸 1 ml，使硫酸和糖溶液有明显的分层，观察两层界面的颜色变化。数分钟后若无颜色出现，可在水浴中温热再观察变化（注意不要摇动试管）。解释观察到的现象。

2. 淀粉与碘的反应　在点滴板的凹穴中滴入淀粉溶液 2 滴，滴入碘试液 1 滴，观察有何现象发生。

九、蔗糖和淀粉的水解

1. 蔗糖的水解　取试管 1 支，加入蔗糖溶液 4 ml、浓硫酸 2 滴，摇匀，加热数分钟，使蔗糖水解。待溶液冷却，用氢氧化钠中和至弱碱性，加入班氏试剂 1 ml，摇匀，继续加热。观察有何变化，并解释原因。

2. 淀粉的水解　取试管 1 支，加入淀粉溶液 4 ml、浓硫酸 2 滴，摇匀，放在沸水浴中加热 3 ~ 5 min 后，每隔 1 ~ 2 min 用玻璃棒蘸取溶液 1 滴，放入滴有碘试液的点滴板凹穴中，观察其颜色变化，直至不再呈现颜色时停止加热。取出溶液 2 ml，用氢氧化钠中和至弱碱性，加入班氏试剂 1 ml 摇匀，继续加热。观察有何现象，解释原因。

【讨论】

1. 如何鉴别甲酸、乙酸和草酸？

2．酯化反应为何要加硫酸？为什么酯的碱性水解比酸性水解效果好？

3．用什么方法可证明化合物是糖类？用什么方法可鉴别还原糖与非还原糖？用什么方法可鉴别醛糖与酮糖？

4．在糖的还原性实验中，蔗糖与班氏试剂和托伦试剂长时间加热后，也会发生反应，为什么？

5．如何证明淀粉已完全水解？

（刘艳艳）

# 实验五　乙酸乙酯的制备

## 【实验目的】

1．掌握蒸馏、萃取、洗涤、干燥等基本操作。

2．学会利用酯化反应制备乙酸乙酯的方法。

## 【实验原理】

在少量酸（$H_2SO_4$ 或 HCl）催化下，羧酸和醇反应生成酯，称为酯化反应。该反应通过加成 - 消去过程，质子活化的羰基被亲核的醇进攻发生加成，在酸作用下脱水成酯。该反应为可逆反应，为使平衡向生成酯的方向移动，一般采用过量的反应试剂（根据反应物的价格，选取过量酸或过量醇）。也可以把反应中生成的酯或水及时蒸出，或是两者并用（即减小产物的浓度）。在实验室中也可以采用分水器来完成。

在本实验中，利用冰乙酸和乙醇反应，得到乙酸乙酯。反应式如下：

$$RCOOH + R'OH \xrightarrow{\text{浓 } H_2SO_4} R-\overset{\displaystyle O}{\overset{\displaystyle \|}{C}}-OR' + H_2O$$

## 【实验用品】

仪器：恒压漏斗、三口圆底烧瓶、温度计、韦氏（刺形）分馏柱、蒸馏头、直形冷凝管、接引管和锥形瓶。

药品：冰醋酸、95% 乙醇、浓硫酸、饱和碳酸钠溶液、饱和氯化钠溶液、饱和氯化钙溶液、无水硫酸镁。

## 【实验内容】

一、合成乙酸乙酯

1．在三口烧瓶中放入 12 ml 乙醇，2～3 粒沸石，慢慢加入 6 ml 浓硫酸，摇匀。

2．在 125 ml 三口烧瓶的一侧口固定一个温度计，末端应进入液面以下 0.5～1 cm；三颈烧瓶的另一侧口装配恒压滴液漏斗，滴液漏斗末端应进入液面以下 0.5～1 cm；三颈烧瓶的中口装配一刺形分馏柱、蒸馏头、温度计及直形冷凝管。冷凝管的末端连接接引管及锥形瓶。

3．配制 12 ml 乙醇和 12 ml 冰醋酸的混合溶液倒入滴液漏斗中。

4．经由滴液漏斗向三口烧瓶内加入混合液 3～4 ml，开始加热，保持温度在 110～120 ℃，反应体系温度为 120 ℃左右。当有流出液流出时，慢慢从滴液漏斗继续滴加剩余的反应混合液，控制滴液速度和馏出速度大致相等。滴加完毕后，继续加热约 10 min，直到温度升高到 130 ℃时不再有液体馏出为止。

二、纯化乙酸乙酯

先用 10 ml 饱和 $Na_2CO_3$ 溶液中和馏出液中的酸，边加边振摇，直到无 $CO_2$ 气体溢出为止。然后混合液转移到分液漏斗中，充分振摇后（注意不断通过活塞放气），静置。分去下层水溶液，酯层依次用 10 ml 饱和 NaCl 溶液（洗涤碳酸钠溶液）洗涤 1 次、10 ml 饱和 $CaCl_2$ 溶液（洗涤醇，$CaCl_2$ 可与醇生成配合物）洗涤 2 次。弃去下层溶液，将上层的乙酸乙酯倒入干燥的小锥形瓶中，加入无水硫酸镁干燥。

三、蒸馏精制乙酸乙酯

将干燥的粗乙酸乙酯滤入干燥的 30 ml 蒸馏烧瓶中，加入沸石后在水浴上进行蒸馏，收集 73 ～ 78 ℃的馏分，称量，计算产率。

纯乙酸乙酯为无色、有水果香味的液体，沸点 77.1 ℃，折光率 $n_D^{20}$ 1.3722。测定产品折光率并与纯品比较。

【讨论】

1. 酯化反应有什么特点？本实验如何创造条件使酯化反应尽量向生成物的方向进行？

2. 本实验有哪些可能的副反应？杂质是如何除去的？

（刘艳艳）

# 实训六　茶叶中咖啡因的提取

【实验目的】

1. 学习从植物中提取生物碱的一般原理和方法。

2. 熟悉索氏提取器的原理和操作，掌握从茶叶中提取咖啡因的方法。

3. 巩固回流、蒸馏、升华等基本操作。

4. 了解咖啡因的鉴别方法。

【实验原理】

咖啡因又称咖啡碱，具有刺激大脑神经和利尿作用，常作为中枢神经的兴奋药，也是复方阿司匹林等药物的组分。

茶叶中含有多种生物碱，其中以咖啡因为主，占 1 ～ 5%。茶叶中还含有鞣酸、茶多酚、色素、纤维素和蛋白质等。

咖啡因化学名称：1,3,7- 三甲基 -2,6- 二氧嘌呤，属于嘌呤衍生物，为白色针状结晶，无臭，味苦，弱碱性化合物，能溶于氯仿、水、乙醇。无水咖啡因的熔点为 235 ℃，在 100 ℃时即失去结晶水，并开始升华，随温度升高升华加快，120 ℃时升华显著，178 ℃时迅速升华而不分解。利用升华法可以将咖啡因从提取物中与其他生物碱和杂质相分离。

本实验方法采用索氏提取器提取，通过回流，用乙醇提取出茶叶中的咖啡碱，然后蒸馏去大部分乙醇，最后利用升华得到咖啡碱晶体。索氏提取器由提取瓶、提取管、冷凝器三部分组成，提取管两侧分别有虹吸管和连接管。各部分连接处要严密不能漏气。提取时，将待测样品包在脱脂滤纸包内，放入提取管内。提取瓶内加入 95% 乙醇，加热提取瓶，乙醇气化，由连接管上升进入冷凝器，凝成液体滴入提取管内，浸提样品中的有机物质。待提取管内乙醇面达到一定高度，溶有咖啡碱的乙醇经虹吸管流入提取瓶。流入提取瓶内的乙醇继续被加热气化、上升、冷凝，滴入提取管内，如此循环往复，直到抽提完全为止。

【实验用品】

仪器：索氏提取器、研钵、蒸馏装置、圆底烧瓶、蒸发皿、玻璃漏斗、滤纸、玻璃棒等。

试剂：茶叶、95% 乙醇、生石灰。

【实验内容】

1. 咖啡因的提取　称取 15 g 预先研碎的茶叶末，装入滤纸套筒中，再将滤纸套筒小心地插入索氏提取器中。在圆底烧瓶中加入 90 ml 95% 乙醇和几粒沸石，安装好装置（图 17-1），

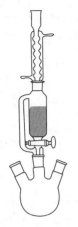

**图 17-1　连续回流萃取装置**

用电热套加热，控制乙醇流速，使回流速度等于乙醇的流出速度，持续 50 min，停止加热。

把连续回流萃取装置改为蒸馏装置，重新加入几粒沸石，进行蒸馏，蒸出大部分乙醇（要回收），至提取液为黏稠状（5 ～ 10 ml），趁热倒入蒸发皿中，加入 4 g 研细的生石灰粉，在玻璃棒不断搅拌下将溶剂蒸干。

取一个合适的玻璃漏斗，罩在由有许多小孔的滤纸盖着的蒸发皿上，小心地加热升华，若漏斗上有水汽则用滤纸迅速擦干。当滤纸上出现白色针状物时，要控制温度，缓慢升华。当大量白色结晶出现时，暂停加热，稍冷后仔细收集滤纸正反两面的咖啡因晶体。残渣搅拌后可再次升华。合并两次收集的咖啡因，称量，计算产率。

2．咖啡因的鉴别　紫脲酸铵反应：在小磁匙内放入咖啡因结晶少许，加入 2 ～ 3 滴浓盐酸使之溶解，再加入约 50 mg（绿豆大小）氯酸钾，在酒精灯上加热使液体蒸发至干，放冷，加入 1 滴浓氨水，有紫色出现说明有嘌呤环的生物碱存在。

【实验注意事项】

1．索氏提取器的虹吸管易断裂，拿取时要小心。

2．提取时间主要依据萃取溶剂的颜色判断，当颜色较淡时，即大部分物质已被萃取到溶剂内了，此时可停止萃取。

3．滤纸套的大小要适宜，其高度不得超过虹吸管，滤纸包茶叶时要严实，以防止茶叶漏出堵塞虹吸管，滤纸套的上面折成凹形，以保证回流液均匀浸润被提取物。

4．升华操作是实验成败的关键。升华过程中严格控制温度维持在 120 ～ 178 ℃，温度太高会发生炭化现象，导致产品不纯和损失。若升华开始时在漏斗内出现水珠，则用滤纸迅速擦干漏斗内的水珠并继续升华。

【讨论】

1．为什么可以用升华法提纯咖啡因？

2．要得到较纯的提取物，在实验过程中应注意些什么？

3．生石灰的作用是什么？

（刘江平）

# 实验七　熔点的测定

【实验目的】

1．掌握用毛细管法测定熔点的操作。

2．了解熔点测定的意义。

【实验原理】

物质的熔点是指物质的固液两相在大气压下达成平衡时的温度。当温度高于熔点时，所有的固相将全部转化为液相；若低于熔点时，则由液相转变为固相。

纯粹的固态物质通常都有固定的熔点，但在一定压力下，固液两相之间的变化对温度是非常敏锐的，从开始熔化（始熔）至完全熔化（全熔）的温度范围（熔程）较小，一般不超过 0.5 ～ 1 ℃。若物质中含有杂质，则其熔点往往较纯粹物质的熔点低，而且熔程也较大。因此，熔点的测定常常可以用来识别和定性地检验物质的纯度。

用毛细管法测定熔点时，温度计上的熔点读数与真实熔点之间常有一定的偏差，原因是多方面的，温度计的影响是一个重要因素。如温度计中的毛细管孔径不均匀，有时刻度不精确。温度计刻度有全浸式和半浸式两种。全浸式温度计的刻度是在温度计的汞线全部均匀受热的情况下刻出来的，在使用这类温度计测定熔点时仅有部分汞线受热，因而露出来的温度当然较全部受热者为低。另外长期使用的温度计，玻璃也可能发生体积变形而使刻度不准。

【实验用品】

仪器：提勒（Thiele）管、毛细管、酒精灯、铁架台、玻璃棒、表面皿、温度计、缺口软木塞。

试剂：液状石蜡、尿素、桂皮酸。

【实验内容】

1. 毛细管封口　　毛细管以向上倾斜45°角伸入酒精灯火焰中，边烧边不停转动，以使毛细血管顶端受热均匀，直到顶端熔化为一光亮小球，说明已经封好。

2. 填装样品　　取 0.1～0.2 g 样品，置于干净的表面皿中，用玻璃棒研成粉末，聚成小堆，将毛细管开口一端插入粉末堆中，样品便被挤入管中，再把开口一端向上，通过一根长约 40 cm 的玻璃管，使其自由落下，使粉末落入管底，重复操作，直至样品高 2～3 mm 为止。

3. 安装仪器　　熔点测定装置如图 17-2 所示。将提勒管夹在铁架台上，往其中装入液状石蜡至刚能没过提勒管的上侧管口。管口配一缺口单孔软木塞。把毛细管紧附在温度计旁用橡皮筋固定，样品部分应靠在温度计水银球的中部。要注意使橡皮圈置于距液状石蜡 1 cm 以上的位置。将附有毛细管的温度计小心地插入提勒管中，插入的深度以水银球恰在提勒管两侧管的中部为准。加热时火焰须与提勒管的倾斜部分接触。

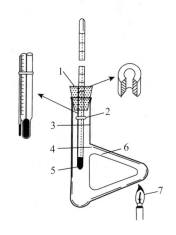

**图 17-2　Thiele 管熔点测定装置**
1. 缺口胶塞；2. 橡皮圈；3. 200 ℃时热载体液面；
4. 室温时热载体液面；5. 熔点毛细管；6. 热载体；7. 酒精灯

4. 测定熔点　　初始加热时，可按每分钟 3～4 ℃的速度升高温度。当温度升高至与待测样品的熔点相差 10～15 ℃时，减弱加热火焰，使温度缓慢而均匀地以每分钟 1 ℃的速度上升。注意观察毛细管中样品的变化。在加热过程中，样品将依次出现发毛、收缩、液滴、澄清等现象。当毛细管中样品开始收缩并有液滴出现时，为始熔，记下温度；继续加热至全部样品消失为液体时，为全熔，记下温度，即为熔点。例如某一化合物在 115 ℃时开始收缩，在 116 ℃时有液滴出现，在 117 ℃时全部成为透明液体，应记录为：熔点 116～117 ℃。

用此方法分别测定尿素、桂皮酸及尿素和桂皮酸混合物的熔点。

【注意事项】

1. 提勒管内无水。

2．温度计的量程高于待测化合物的熔点

3．塞子一定是缺口的胶塞。

4．样品研得要细，装样要结实。

5．实验完毕，从液状石蜡中取出温度计放冷至接近室温，用水冲洗后收藏。液状石蜡放冷至接近室温后倒回原瓶中。

6．每一次测定必须用新的毛细管另装样品。因为实验中，样品受热可能部分分解，有些经加热，会转变为具有不同熔点的其他结晶形式。

7．再次测定时，须等浴液冷却至低于此样品熔点的20～30 ℃时，才能开始。

8．测定未知物的熔点时，应先对样品粗测1次，加热可以稍快，找出大概熔程后，再认真测2次。

【讨论】

1．什么是固体物质的熔点？如何判断固体物质是否为纯品？

2．加热的快慢为什么会影响熔点？在什么情况下加热可以快一些？什么情况下加热则要慢一些？如果样品混合不均匀会产生什么不良结果？

3．能否用第一次熔点测定时用过的毛细管进行第二次测定？为什么？

（刘江平）

## 实验八　沸点的测定和常压蒸馏

【实验目的】

1．掌握常量法测定沸点的原理和方法。

2．掌握常压蒸馏的基本操作方法。

3．了解沸点测定的意义。

【实验原理】

液态物质受热，由于分子运动使其从液体表面逃逸出来，形成蒸气压。随着温度升高，蒸气压加大，当蒸气压和大气压相等时，液体沸腾，此时的温度即为该液体的沸点。每一种纯液态有机化合物在一定压力下均具有固定的沸点，沸程0.5～1.5 ℃。利用这一点，可以测定纯液体有机物的沸点，又称常量法。

蒸馏就是将液态物质加热至沸腾变为蒸气，然后将蒸气移到别处，再使蒸气冷凝变为液体的一种操作过程。

蒸馏的原理是利用物质中各组分的沸点差别（相差大于30 ℃）而将各组分分离。

【实验用品】

仪器：温度计、酒精灯、蒸馏烧瓶、蒸馏头、直形冷凝管、接液管、锥形瓶。

试剂：乙酸乙酯、沸石。

【实验内容】

1．常压蒸馏装置和安装方法　常压蒸馏装置主要由水浴加热装置（或电热套）、蒸馏烧瓶、温度计、直形冷凝管、接液管和锥形瓶组成。常压蒸馏及常量法测定沸点的装置如图17-3所示。常压蒸馏装置的安装步骤如下：

（1）根据加热器具有的高度，将圆底烧瓶固定在铁架台上，铁夹夹在圆底烧瓶支管上部的瓶颈处，温度计通过塞子插入瓶颈。调整温度计的位置，使水银球的上限恰好与圆底烧瓶支管的下限在同一水平线上。

（2）用另一铁架台固定冷凝管，铁夹夹在冷凝管的中部，调整冷凝管的位置，使冷凝管与

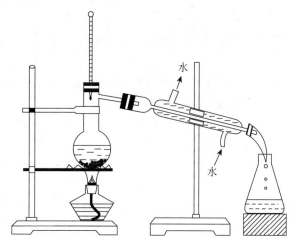

**图 17-3　一般蒸馏装置**

圆底烧瓶紧密连接，冷凝管的中心线与蒸馏支管的中心线同轴。

（3）冷凝管的尾部与接液管连接，接液管直接插入作为接收器的锥形瓶中。

（4）冷凝管下端的进水口与自来水龙头连接，上端出水口用胶管连接后导入水槽。

2．沸点测定

（1）使用漏斗或沿蒸馏烧瓶颈无支管的一侧，将待蒸馏的乙酸乙酯转移到圆底烧瓶中，注意不要使液体从支管流出。加入沸石 2～3 粒。

（2）安装好温度计，全面仔细检查整套装置，接通冷凝水后，开始加热。注意观察蒸馏瓶中的现象和温度计读数的变化。液体逐渐沸腾，蒸气逐渐上升。当蒸气顶端到达温度计水银球时，温度急剧上升。水银球上出现液滴时，蒸馏瓶支管末端遂会出现第一滴馏出液，蒸馏开始。在达到待蒸馏物沸点之前，常有少量低沸点液体先蒸出，称之为前馏分。温度趋于稳定后，更换一个洁净、干燥的接收瓶，此时收集的就是较纯的物质。

（3）蒸馏过程中，应控制加热速度。开始加热时火焰可以稍大些，当液体沸腾，蒸气前沿迅速上升时，适当调小火焰，控制流出液滴的速度每秒 1～2 滴为宜。在整个蒸馏过程中应使水银球处于被冷凝液包裹状态。

（4）若维持原来的水浴温度（或加热），温度计读数突然下降，即可停止加热。即使液体中杂质很少，温度计的读数不出现变化时，也不应将瓶内的液体蒸干，以免发生意外。当蒸馏瓶内只剩下少量（约 1 ml）液体时，停止加热。

（5）记录蒸出前馏分后温度计的读数，温度趋于恒定时更换蒸馏瓶，再记录蒸出最后 5 滴馏分时温度计的读数，即为该馏分的沸点范围。

（6）稍冷却后，关闭冷凝水，按与装配仪器相反的顺序拆卸仪器。根据所收集馏分的重量或体积，计算回收率。

**【实验注意事项】**

1．安装仪器的一般原则：自下而上，从左到右。要准确端正，横平竖直。无论从正面或侧面观察，全套仪器装置的轴线都要在同一平面内。铁架台应整齐地置于仪器背面。各仪器之间的装配要严密，防止蒸馏过程中蒸气逸出，使产品损失或发生火灾。

2．温度计的位置应恰当。

3．不要忘记加沸石。如果忘记，应使沸腾的液体冷却至沸点以下后才能加入沸石。

4．有机溶剂均应用小口接收器。

5．系统要与大气相通，否则造成封闭体系，可引起爆炸事故。

**【讨论】**

1. 什么是沸点? 液体的沸点和大气压有什么关系? 文献里记载的某物质的沸点是否即为实验者所在地的沸点?

2. 蒸馏时加入沸石的作用是什么? 如果蒸馏前忘记加沸石,能否立即将沸石加至将近沸腾的液体中? 当重新蒸馏时,用过的沸石能否继续使用?

3. 在蒸馏装置中,温度计水银球的位置不符合要求会带来什么结果?

（刘江平）

# 自测题参考答案

## 第一章 绪 论

**一、单项选择题**

1. E 2. A 3. B 4. D 5. D

**二、多项选择题**

1. ABCDE 2. ACDE 3. BE 4. CE 5. AC

**三、填空题**

1. 组成、结构、性质、变化规律、应用
2. 门捷列夫
3. 一氧化二氮
4. 弗莱明
5. 葡萄糖、丙酮、氨基转移酶

**四、简答题**

答：化学在医学上的应用主要体现在以下四个方面。

（1）化学是研究人体内一切生理现象和病理现象的基础。人体的生命活动如呼吸、消化、循环、排泄及各种器官的生理活动，都是以体内的化学反应为基础的。人体内糖、蛋白质、脂肪、维生素、无机盐等物质代谢遵循化学基本原理和规律。

（2）物质的化学结构及其性质决定药物的作用和疗效。例如，氯化钾用于治疗低钾血症；碳酸氢钠、乳酸钠水解呈碱性，用于治疗酸中毒；枸橼酸钠能将体内的铅转变为性质稳定且无毒的 $[Pb(C_6H_5O_7)]^-$ 配离子，经肾排出体外，用于治疗铅中毒。

（3）药物的研制、生产、提纯、鉴定及保存都有赖于化学知识。例如，1928 年，英国细菌学家弗莱明发现了青霉素，随后澳大利亚病理学家弗洛里、德国生物化学家钱恩用化学方法提纯了青霉素。又如，1932 年，德国生物化学家多马克发现了能治疗细菌性感染的偶氮磺胺药物，随后化学家研究出许多新型的磺胺类药物，作为抗菌、抗病毒及抗肿瘤药物。

（4）化学原理和方法是诊断疾病的重要手段。例如，测定尿液中葡萄糖、丙酮的含量可诊断是否患糖尿病；测定血液中氨基转移酶活性的变化可判断肝和心肌的功能。

## 第二章 溶 液

**一、单项选择题**

1. D 2. A 3. D 4. D 5. B 6. B 7. D 8. E 9. D 10. A

**二、多项选择题**

1. ABE 2. AB 3. ABCE 4. BDE 5. AB

### 三、简答题

1．答：水分子透过半透膜从纯溶剂进入溶液或从稀溶液进入浓溶液的现象，称为渗透现象。

产生渗透现象必须具备两个条件：一是要有半透膜存在；二是半透膜两侧存在溶液的浓度差。

2．答：晶体渗透压的功能是调节细胞内、外水和无机盐的相对平衡及维持细胞的正常形态和功能，而胶体渗透压的功能是调节毛细血管内、外水和电解质的相对平衡及维持血容量。

### 四、计算题

解：已知 $m(NaC_3H_5O_3) = 2.24\ g$，$M(NaC_3H_5O_3) = 112\ g/mol$

$$n_B = \frac{m_B}{M_B} = \frac{2.24\ g}{112\ g/mol} = 112\ g/mol$$

$$V = 20\ ml = 0.02\ L$$

$$c_B = \frac{n_B}{V} = \frac{0.02\ mol}{0.02\ L} = 1\ mol/L$$

答：该注射液的物质的量浓度是 1mol/L。

## 第三章　物质结构与元素周期律

### 一、单项选择题

1．B　2．A　3．C　4．B　5．B　6．A　7．D　8．A　9．C　10．D

### 二、多项选择题

1．BCE　2．ABD　3．BCD　4．BE　5．CD

### 三、填空题

1．$n^2$，$2n^2$

2．空轨道，孤对电子

3．$Cu^{2+}$，$[Cu(NH_3)_4]^{2+}$，$NH_3$，$N$，$4$，硫酸四氨合铜（Ⅱ）

4．$Pt^{2+}$，$Cl$ 和 $N$，4，三氯·一氨合铂（Ⅱ）酸

5．$Co^{3+}$，en，三氯化三（乙二胺）合钴（Ⅲ）

6．（1）$H_3[AlF_6]$，（2）$[Ni(en)_3]Cl_2$，（3）$[CoCl_2(H_2O)_4]Cl$，（4）$H_2[PtCl_4]$

7．$Fe$，$H_2SO_4$，$FeSO_4$，$H_2$

8．泡利不相容原理、能量最低原理、洪特规则

9．相等

10．相等

### 四、简答题

1．答：分子或晶体中原子（或离子）间强烈的相互作用称为化学键，主要包括离子键、共价键和金属键三种类型。

2．答：氧化还原反应的特征：反应前后，元素化合价有升降变化。

3．答：氧化还原反应的实质：反应中发生了电子的得失或共用电子对的偏移（统称为反应中发生了电子的转移）。

## 第四章　化学反应速率和化学平衡

### 一、单项选择题

1．B　2．E　3．B　4．B　5．D　6．C　7．C

**二、多项选择题**

1．ABCD  2．ABC  3．ACDE

**三、简答题**

1．答：影响化学反应速率的因素分为内因和外因。内因主要是活化能，活化能越大，活化分子数越少，反应速率越慢；外因主要有浓度、压强、温度、催化剂。其他条件不变时，增大反应物浓度，反应速率加快；在有气体参加的反应中，则增大压强，反应速率加快；一般情况下，升高温度可以加快反应速率；对于正催化剂来说，催化剂可以加快反应速率。

2．答：影响化学平衡的因素主要有浓度、温度和压强。在其他条件不变的情况下，增大反应物的浓度或减小产物的浓度，平衡向正反应方向进行；减小反应物的浓度或增大产物的浓度，平衡向逆反应方向进行。对于任一可逆反应，升高温度，化学平衡向着吸热反应的方向移动；降低温度，化学平衡向着放热反应的方向移动。对于有气体参加的可逆反应，在其他条件不变的情况下，增大压强，化学平衡向着气体分子数减少（气体体积缩小）的方向移动；减小压强，化学平衡向着气体分子数增加（气体体积增大）的方向移动。

3．答：因反应条件的改变，使可逆反应从一种平衡状态转变到另一种平衡状态的过程，称为化学平衡的移动。

## 第五章　电解质溶液

**一、选择题**

1．C  2．E  3．A  4．B  5．D

**二、多项选择题**

1．ABDE  2．ABCDE  3．ACDE  4．ABCD  5．BE

**三、填空题**

1．pH 保持不变

2．与弱电解质具有相同离子的强电解质，解离度

3．弱酸的解离常数，平衡时的缓冲比

4．$OH^-$，$H_3O^+$，共轭酸碱对之间的质子传递反应

5．变小，同离子效应

6．$NH_3$，$NH_4^+$

7．$HCO_3^- + H^+ \rightleftharpoons H_2CO_3$，$H_2CO_3 + OH^- \rightleftharpoons HCO_3^- + H_2O$

8．7.35 ~ 7.45，7.45，7.35，$H_2CO_3$-$NaHCO_3$，$NaH_2PO_4$-$Na_2HPO_4$，H- 蛋白质 -Na- 蛋白质，$H_2CO_3$-$NaHCO_3$

**四、简答题**

1．答：根据缓冲溶液的计算公式，缓冲溶液的 pH 与弱电解质的电离常数及共轭酸碱对之间的浓度比有关系。

2．答：不是。任何缓冲溶液都有缓冲容量，超过这个限度，缓冲溶液就会失去缓冲能力，所以如果加入大量强酸或强碱，或者用大量的水稀释时，缓冲溶液的 pH 会发生改变，缓冲溶液会失去缓冲作用。

3．答：共轭酸碱对是指在组成上仅仅相差一个质子氢的酸和碱。酸碱反应的实质就是两个共轭酸碱对之间的质子传递反应。

4．答：在 $NH_3 \cdot H_2O$-$NH_4Cl$ 缓冲溶液中存在下列电离过程：

$$NH_3 \cdot H_2O \rightleftharpoons NH_4^+ + OH^-$$

当向这一混合溶液中加入少量强酸时，溶液中 $NH_3 \cdot H_2O$ 电离出来的 $OH^-$ 就与外来少量

$H^+$ 结合成 $H_2O$，使 $NH_3 \cdot H_2O$ 的电离平衡向右移动。当建立新的化学平衡时，$NH_4^+$ 的浓度略有增高，$NH_3 \cdot H_2O$ 浓度略有降低，溶液中的 $OH^-$ 的浓度没有明显降低，溶液的 pH 几乎不变，$NH_3 \cdot H_2O$ 为此缓冲溶液的抗酸成分。当向这一混合溶液中加入少量强碱时，溶液中的 $NH_4^+$ 与外来少量 $OH^-$ 结合成 $NH_3 \cdot H_2O$ 分子，使 $NH_3 \cdot H_2O$ 的电离平衡向左移动。当建立新的化学平衡时，$OH^-$ 的浓度没有明显增大，溶液的 pH 几乎不变，$NH_4Cl$ 为此缓冲溶液的抗碱成分。

### 五、计算题

1. 解：已知 $K_a = 1.37 \times 10^{-4}$，pH = 2.43

$$则 \quad [H^+] = \sqrt{K_a \cdot c} \Rightarrow 10^{-2.43} = \sqrt{1.37 \times 10^{-4} \cdot c} \Rightarrow c = 0.10 \text{（mol/L）}$$

答：牛奶中乳酸浓度是 0.10 mol/L。

2. 解：在 HCl 溶液中，$[H^+] = 0.10$ mol/L

pH = $-\lg 0.10 = 1.00$

在 HAc 溶液中，$[H^+] = \sqrt{K_a \cdot c} = \sqrt{1.76 \times 10^{-5} \times 0.10} = \sqrt{1.76 \times 10^{-6}} = 0.00132$（mol/L）

pH = $-\lg 0.00132 = 2.88$

答：0.10 mol/L HCl 溶液的 pH 为 1.00，0.10 mol/L HAc 溶液的 pH 为 2.88。

3. 解：$NH_3 \cdot H_2O + HCl \rightleftharpoons H_2O + NH_4Cl$

反应后，$c_{NH_3 \cdot H_2O} = \dfrac{0.10 \times 50 - 0.10 \times 25}{50 + 25} = 0.033$（mol/L）

$c_{NH_4Cl} = \dfrac{0.10 \times 25}{75} = 0.033$（mol/L）

$pH = pK_a + \lg \dfrac{c_{NH_3 \cdot H_2O}}{c_{NH_4Cl}} = pK_a = 9.25$

答：该溶液是缓冲溶液，其 pH 为 9.25。

#### 第六章 胶体溶液

### 一、单项选择题

1. B　2. B　3. D　4. A　5. C　6. E　7. A

### 二、多项选择题

1. ABCD　2. ABC　3. ABD　4. AC

### 三、填空题

1. 高

2. 1 ～ 100，不能，稳定性强，黏度较大

3. 胶体粒子，胶体粒子不动而分散介质

4. AgI，$I^-$，负

### 四、简答题

1. 答：（1）胶粒带电；（2）胶粒表面水化膜的保护作用；（3）胶粒的布朗运动。

2. 答：（1）加入电解质；（2）加入带相反电荷的溶胶；（3）加热。

3. 答：高分子化合物之所以对溶胶具有保护作用，一方面是由于加入的高分子化合物被吸附在胶粒表面，将整个胶粒包裹起来，形成一个保护层，使胶粒不能聚集；另一方面是高分子化合物有很强的溶剂化能力，这就等于在胶粒外面又形成一层致密的溶剂化膜，因而阻止了胶粒从溶液中吸附异电荷离子，减少了胶粒之间的碰撞机会，使胶粒不易聚集，从而提高了溶

胶的稳定性。

## 第七章　烃

**一、单项选择题**

1. D　2. B　3. C　4. B　5. C

**二、多项选择题**

1. ABC　2. BCDE　3. BCE　4. CDE

**三、填空题**

1. 碳碳单键，碳碳双键，碳碳三键，$\diagdown C = C \diagup$，$- C \equiv C -$

2. 碳（或 C），氢（或 H）

3. $C_nH_{2n+2}$（$n \geqslant 1$），$C_nH_{2n}$（$n \geqslant 2$），$C_nH_{2n-2}$（$n \geqslant 2$），$C_nH_{2n-6}$（$n \geqslant 6$）

4. 白，红棕

**四、写出下列化合物的结构式或命名下列化合物**

1. $\underset{\underset{CH_3}{|}}{CH_3-CH}-CH_2-CH_2-CH_3$

2. $\underset{\underset{CH_3}{|}}{CH_2=C}-CH_2-CH_2-CH_2-CH_3$

3. $CH_3-C \equiv C-CH_2-CH_3$

4.

5. 甲苯

6. 1- 戊烯

7. 3- 甲基 -1- 丁炔

8. 4- 甲基 -2- 戊烯

**五、完成下列反应方程式**

1. $CH_3CH_3$

2. $\underset{\underset{Br}{|}}{CH_3-CH}-CH_3$

3. $CH_3CH_2OH$

4. $CH_3-CH_2-COOH + CO_2$

5. $\underset{\overset{||}{O}}{H_3C-C}-H$

6. $CH_2Cl + HCl$

7. $NO_2 + H_2O$

8. $COOH$

**六、用化学方法鉴别下列各组化合物**

1. 取 3 支试管，分别加入适量丙烷、丙烯和丙炔 3 种未知化合物，向 3 支试管中分别滴加适量高锰酸钾酸性溶液，无反应现象的为丙烷，紫色消失的为丙烯和丙炔，继续向紫色消失的 2 支试管滴加硝酸银的氨溶液，无反应现象的为丙烯，有白色沉淀的为丙炔。

2. 取 3 支试管，分别加入适量乙烯、苯和甲苯三种未知化合物，向 3 支试管中分别滴加适量溴水溶液，无反应现象的为苯和甲苯，红棕色消失的为乙烯，继续向无现象 2 支试管滴加高锰酸钾酸性溶液，无反应现象的为苯，紫色褪去的为甲苯。

## 第八章　醇、酚、醚

**一、单项选择题**

1. A　2. B　3. C　4. C　5. B　6. C　7. A　8. B　9. E　10. A　11. E　12. B

13．B　14．C　15．C

二、多项选择题

1．ABCE　2．ACE　3．CDE　4．ACE　5．AB

三、写出下列化合物的结构简式或名称

1．2- 丁醇　　　　　　　　　2．3- 甲基 -1- 丁醇

3．2- 苯基 -2- 丁醇　　　　　4．甲乙醚

5．3- 甲氧基 -1- 丁醇

6． 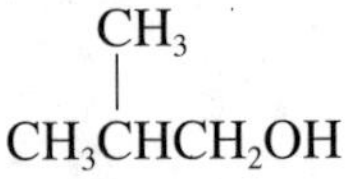
$$CH_3CH CH_2OH$$
（上方 $CH_3$）

7．
$$\begin{array}{l} CH_2-OH \\ | \\ CH\ -OH \\ | \\ CH_2-OH \end{array}$$

8．
2,4,6-三溴苯酚结构（苯环上 OH，邻位两个 Br，对位一个 Br）

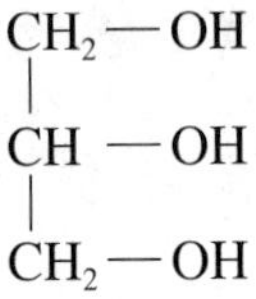

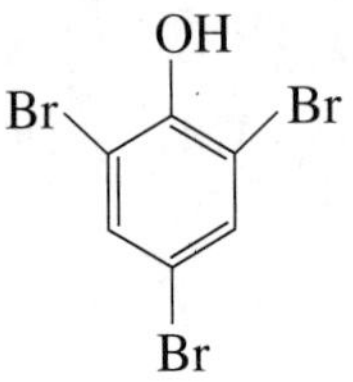

9．苯酚（苯环上 OH）

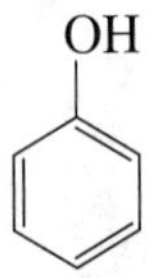

10．$CH_3CH_2OCH_2CH_3$

四、完成下列反应式

1．$CH_3CH_2CH_2OH + Na \longrightarrow CH_3CH_2CH_2ONa + H_2\uparrow$

2． 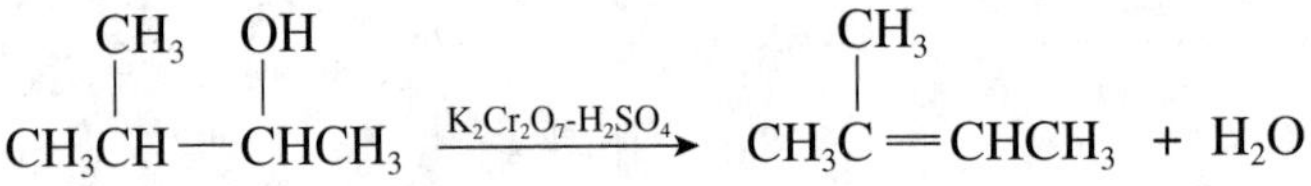
$$CH_3CH-CHCH_3 \xrightarrow{K_2Cr_2O_7\text{-}H_2SO_4} CH_3C=CHCH_3 + H_2O$$
（左侧上方 $CH_3$、$OH$；右侧上方 $CH_3$）

3．$2CH_3CH_2OH \xrightarrow[140\,℃]{H_2SO_4} CH_3CH_2OCH_2CH_3 + H_2O$

4． 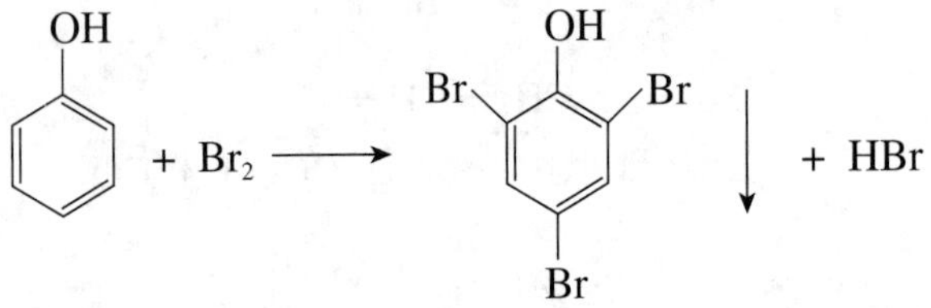
苯酚 $+ Br_2 \longrightarrow$ 2,4,6-三溴苯酚 $+ HBr$

五、用化学方法鉴别下列各组化合物

1．分别向 3 种物质中加入氢氧化铜，蓝色沉淀溶解的物质是甘油，向剩下的 2 种物质中分别加入金属钠，有气体生成的是乙醇。

2．分别向 2 种物质中加入氢氧化铜，蓝色沉淀溶解的物质是 1,2- 丙二醇。

3．分别向 2 种物质中加入三氯化铁溶液，溶液变蓝色的物质是苯酚。

六、推断题

1．该化合物的结构简式和名称如下：

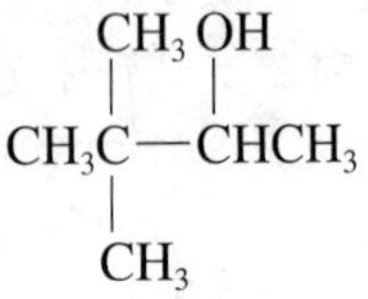

$$CH_3C-CHCH_3 \qquad 3,3\text{- 二甲基 -2- 丁醇}$$
（上方 $CH_3$、$OH$；下方 $CH_3$）

2．A：$CH_3OCH_2CH_3$；B：$CH_3CH_2CH_2OH$；C：$CH_3CHCH_3$（上方 OH）

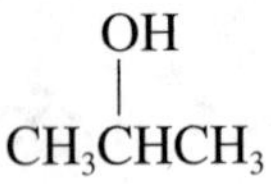

### 第九章　醛、酮、醌

**一、单项选择题**

1．C　2．C　3．C　4．A　5．B　6．D　7．B　8．B　9．B　10．C　11．B　12．A
13．C　14．A　15．A　16．B　17．C　18．D

**二、多项选择题**

1．ABCE　2．ABCDE　3．CDE　4．ACDE　5．CDE　6．AC　7．ABD

**三、命名下列化合物**

1．2- 甲基丁醛（$\alpha$- 甲基丁醛）　　　　2．4- 甲基 -2- 己酮

3．邻甲基苯甲醛（2- 甲基苯甲醛）　　　4．苯丙酮

5．2- 丁烯醛（$\alpha$- 丁烯醛）　　　　　6．1- 戊烯 -3- 酮

7．环己基乙醛　　　　　　　　　　　8．4- 甲基环己酮

**四、写出下列各化合物的结构简式**

1．$CH_2 = CHCHO$

2．

3．$CH_3-\overset{O}{\underset{\phantom{O}}{C}}-CH_2-\underset{\underset{CH_3}{|}}{CH}-CH_3$

4．

5．

6．

**五、简答题**

1．答：（2）环戊酮、（3）丙醛。

2．答：（4）、（5）、（7）、（9）、（10）。

3．答：可与饱和 $NaHSO_3$ 溶液加成的是（2）、（3）、（5）。

能发生碘仿反应的是（1）、（3）、（8）。

两种反应均能发生的是（3）。

**六、完成下列反应式**

1．

2．

3．

4．

5. $\underset{\overset{\displaystyle O}{\parallel}}{CH_3-C-H} + H_2 \xrightarrow{Ni} CH_3CH_2OH$

6. $\underset{\overset{\displaystyle O}{\parallel}}{CH_3-C-CH_3} + H_2 \xrightarrow{Ni} CH_3CH(OH)CH_3$

### 七、用化学方法鉴别下列各组化合物

1. 取 3 支试管,加适量 3 种未知化合物,分别滴加 $I_2$ 和 NaOH 溶液,有黄色沉淀出现的为乙醇和丙酮,无反应现象的为正丙醇。继续向有黄色沉淀的 2 支试管中加入少许金属钠,有气体放出的为乙醇,无反应现象的为丙酮。

2. 取 3 支试管,加适量 3 种未知化合物,分别滴加希夫试剂,显紫红色的为苯乙醛,无反应现象的为丙酮和 3-戊酮。继续向无反应现象的 2 支试管滴加 $I_2$ 和 NaOH 溶液,有黄色沉淀出现的为丙酮,无反应现象出现的为 3-戊酮。

3. 取 3 支试管,加适量 3 种未知化合物,分别滴加费林试剂,有铜镜现象的为甲醛,有砖红色沉淀的为乙醛,无反应现象的为丙酮。

4. 取 3 支试管,加适量 3 种未知化合物,分别滴加 $FeCl_3$ 溶液,显紫色的为邻甲苯酚,无反应现象的为苯甲醇和苯甲醛。继续向无反应现象的 2 支试管滴加托伦试剂,有银镜反应的为苯甲醛,无反应现象的为苯甲醇。

### 八、推断题

甲:$CH_3CH_2CH_2CHO$    乙:$CH_3COCH_2CH_3$    丙:$CH_3CH(OH)CH_2CH_3$

## 第十章　有机酸

### 一、单项选择题

1. A 2. C 3. D 4. E 5. A 6. B 7. B 8. A

### 二、多项选择题

1. ABDE 2. ABC

### 三、填空题

1. 醋酸;冰醋酸

2. 羧基;羰基;吸电子;强

3. 醛基;醛的性质;还原

4. 醇酸;酚酸

5. 草酸

### 四、根据名称写出结构式

1. (环己基)$CH_2COOH$

2. $CH_3CH_2-\underset{\underset{\displaystyle CH_3}{|}}{\overset{\overset{\displaystyle H}{|}}{C}}-CH_2COOH$

3. $H_3C-\underset{\underset{\displaystyle OH}{|}}{\overset{\overset{\displaystyle H}{|}}{C}}-CH_2COOH$

4. $CH_3CH_2-\underset{}{\overset{\overset{\displaystyle O}{\parallel}}{C}}-COOH$

5. $HOOC-COOH$

### 五、完成下列化学反应式

1. $HOOC-COOH \xrightarrow{\triangle} HCOOH + CO_2\uparrow$

2. $CH_3CH_2COOH + SOCl_2 \longrightarrow CH_3CH_2COCl + SO_2\uparrow + HCl\uparrow$

3. $2CH_3COOH + Na_2CO_3 \longrightarrow 2CH_3COONa + CO_2\uparrow + H_2O$

4. $CH_3\overset{\overset{\displaystyle OH}{|}}{C}HCH_2COOH \xrightarrow[\triangle]{H^+} CH_3CH = CHCOOH$

5. $CH_3COOH + CH_3CH_2OH \xrightarrow{H^+} CH_3COOCH_2CH_3 + H_2O$

**六、简答题**

答：羧酸沸点之所以偏高，是因为两个羧酸分子间通过氢键形成双分子缔合体。

## 第十一章　对映异构

**一、单项选择题**

1. A　2. D　3. A　4. B　5. C

**二、多项选择题**

1. BCDE　2. BD

**三、简答题**

1. 答：费歇尔投影式的投影方法如下。

（1）把含有手性碳原子的主链直立，编号最小的基团放在上端；（2）用十字交叉点代表手性碳原子；（3）手性碳原子的两个横键所连的原子或原子团，表示伸向纸平面的前方，两个竖键所连的原子或原子团，表示伸向纸平面的后方。

## 第十二章　酯和脂类

**一、单项选择题**

1. A　2. C　3. C

**二、多项选择题**

1. ABCDE　2. ABC　3. ABCD

**三、简答题**

1. 答：卵磷脂及其合成原料能促进甘油三酯向肝外组织转运，所以常用作抗脂肪肝的药物。

2. 答：胆盐可降低脂肪的表面张力，使脂肪乳化成许多微滴，利于吸收；胆盐还可以与脂肪酸甘油酯结合，形成水溶性复合物，促进脂肪消化产物的吸收。

## 第十三章　糖　类

**一、单项选择题**

1. C　2. C　3. D　4. A　5. D　6. D

**二、多项选择题**

1. ABCE　2. ABCE　3. ABDE　4. ABCE

**三、填空题**

1. 血液中的葡萄糖；3.9 ~ 6.1 mmol/L

2. 苷羟基

3. 直链淀粉；支链淀粉；蓝

4. 单糖；低聚糖；多糖

#### 四、用化学方法鉴别下列各组化合物

1. 取 2 支试管，分别加己醛和葡萄糖，分别向 2 支试管里滴加莫里许试剂，无变化的为己醛，有紫色环的为葡萄糖。

2. 取 2 支试管，分别加果糖和蔗糖，分别向 2 支试管里滴加托伦试剂，无变化的为蔗糖，有银镜的为果糖。

3. 取 2 支试管，分别加麦芽糖和果糖，分别向 2 支试管里滴加塞利凡诺夫试剂，无变化的为麦芽糖，显红色的为果糖。

#### 五、简答题

1. 答：在溶液中比旋光度自行改变的现象称为变旋光现象。葡萄糖、果糖、麦芽糖、乳糖有变旋光现象。

2. 答：托伦试剂、费林试剂或班氏试剂都属于碱性弱氧化剂，果糖在碱性条件下发生了互变异构反应，转化出了醛糖葡萄糖，所以托伦试剂、费林试剂或班氏试剂能氧化葡萄糖和果糖，溴水是弱氧化剂，只能氧化葡萄糖。

### 第十四章　含氮有机化合物

#### 一、单项选择题

1．B　2．D　3．A　4．C　5．E

#### 二、多项选择题

1．ABCD　2．ABCDE　3．BD　4．ABE　5．BD

#### 三、简答题

1. 答：（1）生物碱是一类存在于生物体内具有生物活性的含氮碱性有机化合物。（2）吡咯中的 N 原子上孤对电子参与环的共轭体系，使 N 原子的电子云密度降低，使氮氢电子向氮原子方向偏移，碱性很弱，具有一定的酸性；吡啶分子中的氮原子上孤对电子处于 $sp^2$ 杂化轨道上，没有参与环的共轭，它能作为电子给予体接受质子，因此吡啶显碱性。由此可见，吡啶的碱性要比吡咯的碱性强。

2. 答：胺容易被氧化，而胺制成盐类则很稳定；胺难溶于水，而胺的盐类易溶于水，所以临床用药中常将一些胺类药物制备成盐使用，可以增加稳定性和水溶性。

#### 四、将下列化合物按照碱性从强到弱的顺序排列

1. 氢氧化四甲铵＞甲胺＞氨＞苯胺＞二苯胺＞三苯胺

2. 乙胺＞氨＞苯胺＞N-甲基苯胺＞二苯胺

3. 二甲胺＞甲胺＞三甲胺＞苯胺＞甲酰胺

### 第十五章　萜类、挥发油、甾体

#### 一、单项选择题

1．A　2．B　3．C　4．E　5．D　6．B

#### 二、多项选择题

1．ABCDE　2．ABDE　3．BCD　4．BCDE　5．ABDE

#### 三、简答题

答：（1）挥发油的提取技术包括以下几种。①水蒸气蒸馏法：蒸馏法设备简单、操作简便、成本低、挥发油提取率高，是提取中药中挥发油最常用的方法。②溶剂提取法：此法提取温度低，但由于其他脂溶性成分如树脂、油脂、蜡、叶绿素等也同时被提出，故所得挥发油含杂质较多，须进一步精制提纯。③压榨法：此法于常温下进行，不易引起成分的分解变化，可

保持挥发油的原有气味，但中药中的水分、黏液质及细胞组织等杂质也随挥发油一同被挤压出来，而使产品不纯，常呈浑浊状态，同时不易将中药中全部挥发油压榨出来。④吸收法：常用于提取某些贵重的挥发油。⑤二氧化碳超临界流体提取法：其提取温度低，可防止挥发油成分氧化分解而提高品质；萃取过程几乎不用有机溶剂，萃取物中无溶剂残留；提取效率高，节约能耗。但该法设备费用投资大，工艺技术要求高，目前主要限于实验室研究和中小规模生产。

（2）挥发油的分离技术包括以下几种。①冷冻法：优点是操作简单，缺点是分离不完全，且大部分挥发油冷冻后不能析出结晶。②分馏法：经分馏所得的每一馏分仍可能是混合物，需进一步精馏或采用色谱法分离，可得到单一成分。③化学法：根据挥发油中各成分的结构或功能基的不同，用化学方法进行处理，使各成分分离。④色谱法：由于挥发油组成成分复杂，多数挥发油用上述方法分离后难以得到单体化合物，需进一步结合色谱法进行分离。

### 第十六章　氨基酸和蛋白质

**一、单项选择题**

1．C　2．B　3．B　4．C　5．C　6．C　7．C　8．A　9．B　10．C

**二、多项选择题**

1．ABCD　2．ABC　3．ABE　4．AB　5．BCDE

**三、填空题**

1．羧酸，氨基，羧基，氨基，两性化合物

2．C，H，O，N；肽键

3．氨基酸的等电点（pI），负

4．7.4，阴

5．酸，负电荷，酸

**四、简答题**

1．答：（1）向 3 种物质中分别加入三氯化铁，溶液显紫色的为苯酚，向剩余 2 种物质中分别加入茚三酮，溶液显蓝紫色的为蛋白质。

（2）向 3 种物质中分别加入茚三酮，溶液显蓝紫色的为蛋白质，向剩余 2 种物质加入银氨溶液，有银镜出现的是葡萄糖。

2．答：蛋白质分子中仍存在自由的氨基与羧基，同时在氨基酸的 R 基侧链上还有咪唑基、胍基、酚基、巯基等，这些基团也可发生解离，因此蛋白质同氨基酸一样也具有两性。

血液中蛋白质以阴离子状态存在。

3．答：由于 pI < pH，胱氨酸以阴离子状态存在，故在电场作用下，向阳极移动。

# 中英文专业词汇索引

## A

阿伏伽德罗常数（Avogadro number） 8
氨基酸（amino acid） 207
胺（amine） 176

## B

布朗运动（Brownian motion） 75

## C

沉降（sedimentation） 75
沉降平衡（sedimentation equilibrium） 75

## D

蛋白质（protein） 213
等电点（isoelectric point，pI） 215
电解质（electrolyte） 55
电渗（electroosmosis） 76
电泳（electrophoresis） 76
丁铎尔现象（Tyndall phenomenon） 74
对映异构体（enantiomers） 151
对映异构现象（enantiomerism） 151

## F

芳香胺（aromatic amine） 177
芳香烃（aromatic hydrocarbon） 95
非极性分子（non-polar molecule） 37
非极性共价键（nonpolar covalent bond） 37
费歇尔投影式（Fischer projection） 153
分散介质（disperse medium） 73
分散系（disperse system） 73
分散相（disperse phase） 73

## G

共轭碱（conjugate base） 59
共轭酸（conjugate acid） 59
共轭酸碱对（conjugate acid-base pair） 59
共价键（covalent bond） 35
官能团（functional group） 86

## H

化学键（chemical bond） 34
还原反应（reduction reaction） 42
还原剂（reducing agent） 42
缓冲容量（buffer capacity） 68
缓冲溶液（buffer solution） 65
挥发油（volatile oils） 200

## J

极性分子（polar molecule） 37
极性共价键（polar covalent bond） 37
加成反应（addition reaction） 91
甲戊二羟酸（mevalonic acid，MVA） 199
胶核（colloidal nucleus） 76
胶体分散系（colloid disperse system） 73
胶团（micelle） 76
解离（dissociation） 55
解离度（degree of dissociation） 57
精油（essential oils） 200
聚沉（coagulation） 77

## L

离子化合物（ionic compound） 35
离子键（ionic bond） 34

## M

摩尔质量（molar mass） 9

## P

配位化合物（coordination compound） 39
配位键（coordination bond） 37
配位数（coordination number） 40

## Q

强电解质（strong electrolyte） 55
氢键（hydrogen bond） 38
取代反应（substitution reaction） 89
炔烃（alkyne） 93

## R

弱电解质（weak electrolyte） 55

## S

渗透浓度（osmotic concentration） 16
渗透现象（diosmose） 15
生物碱（alkaloid） 192
手性分子（chiral molecule） 152
手性碳原子（chiral carbon atom） 152

## T

碳氢化合物（hydrocarbon） 82
萜类化合物（terpenoids） 199
同分异构体（isomer） 85
同分异构现象（isomerism） 85
同离子效应（common ion effect） 58

## W

烷烃（alkane） 87

物质的量浓度（amount of substance concentration） 10

## X

烯烃（alkene） 90

## Y

氧化反应（oxidation reaction） 42
氧化剂（oxidizing agent） 42
有机化学（organic chemistry） 83
有机物（organic compound） 82

## Z

杂环化合物（heterocyclic compound） 186
甾体化合物（steroid） 202
脂肪胺（aliphatic amine） 176
质量浓度（mass concentration） 11
质子传递平衡（proton transfer balance） 62

# 主要参考文献

1. 李杰红，曾琦斐．医学化学．2 版．北京：北京大学医学出版社，2016.
2. 刘俊义，董陆陆．有机化学．北京：北京大学医学出版社，2015.
3. 刘德云，李平忠．医用化学．4 版．北京：科学出版社，2016.
4. 张威，李明梅．医用化学．北京：化学工业出版社，2016.
5. 陈常兴，秦子平．医用化学．8 版．北京：人民卫生出版社，2018.
6. 王志江，刘建升．有机化学．2 版．北京：中国医药科技出版社，2015.
7. 王宁，张韶虹．有机化学．南京：江苏凤凰科学技术出版社，2015.
8. 范洪琼，沈泽智．基础化学．重庆：重庆大学出版社，2015.
9. 李炳诗，李煜．基础化学．武汉：华中科技大学出版社，2018.
10. 林胜，朱道林．化学基础．合肥：安徽大学出版社，2017.
11. 陈任宏，董会钰，潘育方．药用基础化学（上册）．北京：化学工业出版社，2018.
12. 陈任宏，王秀芳，卫月琴．药用基础化学（下册）．北京：化学工业出版社，2018.